OBSERVATIONS DE MÉDECINE ET DE CHIRURGIE, D'ACCOUCHEMENS ET DE MALADIES VÉNÉRIENNES,

OBSERVATIONS

SUR DIFFÉRENS CAS SINGULIERS, relatifs à la Médecine-pratique, à la Chirurgie, aux Accouchemens, & aux Maladies Vénériennes, auxquelles on a joint quelques Réflexions en faveur des Étudians.

PAR M. PH. FICHET DE FLÉCHY, Docteur en Médecine, ancien Médecin des Armées du Roi en Allemagne, ci-devant Médecin & Chirurgien-Major civil & en chef des Troupes de son Altesse Sérénissime Électorale Palatine à Dusseldorp, Inspecteur Général de ses Hôpitaux, Accoucheur de sa Cour, Professeur en Chirurgie & Démonstrateur d'Anatomie.

A PARIS,

Chez MICHEL LAMBERT, Imprimeur-Libraire, rue & à côté de la Comédie Françoise, au Parnasse.

M. DCC. LXI.

PRÉFACE.

JE ne m'étendrai pas ſur ce que cet Ouvrage peut avoir d'utile & d'avantageux pour les Étudians ; il ſuffit de dire que ce Livre renferme la pratique des plus habiles Maîtres en Médecine & en Chirurgie, ſous leſquels j'ai étudié : c'eſt à eux que je ſuis redevable des connoiſſances que j'ai acquiſes. Une application & une pratique de trente années dans les Hôpitaux & dans les Armées du Roi, en Allemagne, au Siége de Philisbourg, en Flandres, au Siége de Maëſtricht, &

à l'Armée du Bas-Rhin, me donnent la confiance de les présenter au Public. Elles ne sont qu'une extension de leur travail, si je peux m'exprimer ainsi, & une preuve de la reconnoissance que j'en conserverai toute ma vie. A l'égard du style, j'avoue que je me suis peu appliqué à le soigner; j'espère que le Public voudra bien ne faire attention qu'aux choses, & non aux mots. J'ai divisé cet Ouvrage en quatre Parties.

La première contient quarante-cinq Observations sur des fièvres, sur des accidens singuliers occasionnés par les vers, sur l'apoplexie, la manière d'y remédier & de s'en préserver, sur les pertes de sang, crachement de sang, les petites véroles, les vapeurs & autres accidens de maladies internes.

La seconde Partie comprend quarante-cinq Observations de Chirurgie, très-utiles pour la pratique ; la manière de traiter & de guérir les maladies scrophuleuses, communément dites humeurs froides, maladies qui, pour l'ordinaire, sont abandonnées, faute d'en connoître la véritable cause, & parce qu'on attribue le principe d'autres maladies à celles-ci, qui souvent ne sont que des maladies dégénérées, & qu'on peut, par cette raison, entreprendre de guérir avec succès, en ne s'arrêtant pas aux apparences, mais en combattant le vice dominant &

caché, qui se reconnoît d'abord, si on l'attaque comme il faut.

On doit se comporter de même pour le traitement & la guérison de différentes maladies, pour la gonorrhée, & pour l'écoulement des fleurs blanches aux femmes.

La troisième Partie renferme vingt Observations d'accouchemens laborieux & contre nature; accompagnés d'accidens singuliers & très-fâcheux; & la manière d'y remédier avec succès.

La quatrième Partie propose une méthode très-sûre pour le traitement & la guérison des maladies vénériennes, accompagnée d'une Observation très-curieuse, & qui n'a guères d'exemples. J'y ai joint quelques Observations qui prouvent la bonté & la sûreté de ma méthode.

Je donnerai une ſuite d'Obſervations ſur les mêmes matières, & un Traité particulier d'une méthode facile & utile pour ceux & celles qui ſe deſtinent à la pratique des accouchemens, par laquelle les uns & les autres pourront facilement apprendre, ſans le ſecours des Maîtres, à accoucher les femmes par les connoiſſances certaines que je donnerai ſur cette matière ; connoiſſances que j'ai pratiquées, avec ſuccès, dans toutes les occaſions d'accouchemens naturels, laborieux, & contre nature.

Ce petit Traité ſera accompagné d'inſtructions ſur la manière de prévenir & de remédier à plusieurs indiſpoſitions qui arrivent aux femmes groſſes & à celles qui ſont en couche. Il pourra être auſſi d'une grande utilité pour les Dames qui ſe trouveroient dans leur maiſon de campagne, ou en Province : par ce moyen elles ſeront en état, au défaut de leur Médecin, de remédier aux petites indiſpoſitions qui pourroient leur arriver dans la groſſeſſe. Celles qui ſeront en travail, ou en couche, ſans autre ſecours que celui d'une Sage-femme, même peu entendue, y trouveront des moyens sûrs pour ſuppléer aux ſecours, & pour ne point accoucher avant le tems, pour ainſi dire, fixé par les opérations de la nature.

OBSERVATIONS DE MÉDECINE ET DE CHIRURGIE.

PREMIÈRE PARTIE.

MALADIES INTERNES.

I. OBSERVATION.

Fièvre continue putride, vomissement bilieux.

EN 1754, Madame la Comtesse de Ricé, en couche depuis huit jours, à deux lieues de Mâcon, me fit dire de l'aller voir.

Cette Dame avoit été traitée par deux Médecins, elle avoit été saignée deux fois du pied à cause des maux de tête violens & du transport qu'elle avoit la nuit, occasionnés par une fièvre continue putride, avec redoublement, joint à la suppression des vuidanges. On craignoit beaucoup pour les suites, elle étoit en grand danger, le redoublement étoit précédé d'un frisson, elle avoit la langue fort chargée, & la bouche amère; elle me dit qu'elle avoit eu des envies de vomir. Je pensai que la première cause de la maladie règnoit dans l'estomac, & qu'il étoit rempli d'humeurs.

J'examinai la malade, l'état de la fièvre & celui du bas-ventre. Je proposai de lui faire boire souvent d'une ptisanne simple & nitrée, de lui donner des lavemens émolliens. On ne conçut pas de grandes espérances d'une Ordonnance aussi simple; néanmoins ce fut ce qui lui sauva la vie. Cette boisson abondante & apéritive, détrempa les humeurs, & les fit évacuer dans la suite.

Je recommandai que le bouillon fût très-léger & rafraîchissant, & même coupé avec de l'eau. L'eau de veau ou l'eau de poulet, dans ce cas, étoient ſuffiſantes pour ſoutenir la malade. Le bouillon nourriſſant avoit augmenté la fièvre & les humeurs, par la mauvaiſe digeſtion que faiſoit l'eſtomac. Le peu de boiſſon que la malade prenoit avoit occaſionné l'épaiſſiſſement des humeurs, la chaleur, & des irritations dans les nerfs, ainſi que la tranſpiration qui étoit ralentie ; la nature ne pouvoit pouſſer à la circonférence, & procurer des ſueurs & une bonne évacuation d'urine, & des humeurs en général, joint à ce que l'évacuation du lait ne ſe faiſoit pas ; il fermentoit avec le ſang & avec les humeurs, & augmentoit la fièvre & ſes accidens.

La malade but beaucoup pendant la journée ; elle vomit ſur les neuf heures du ſoir, ſans efforts, une bile verte porracée.

Les Médecins me proposèrent de lui donner le lendemain trois grains d'émétique.

Je fus d'avis, ſuppoſé qu'il en fût beſoin, de ne lui en donner qu'un grain en quatre priſes ; qu'il falloit attendre & voir ce que la nature opéreroit ; que dans le cas préſent où l'eſtomac étoit déja agacé par l'âcreté des humeurs qu'il contenoit ; le moindre vomitif pourroit cauſer des accidens très-fâcheux, & expoſer la vie de la malade, ou du moins que cela pourroit occaſionner un abcès au foie, ce qui ne ſeroit pas moins dangereux, & pourroit avoir des ſuites.

La malade vomit dans la nuit, par intervalles & ſans efforts, aidée ſeulement par la priſanne & le bouillon coupé. A ſix heures du matin nous trouvâmes que la malade avoit rempli trois pots d'humeurs bilieuſes, porracées, & mêlées de glaires, ſans être affoiblie. Cette bonne opération de la nature empêcha le retour du redoublement de la fièvre, débarraſſa la tête & le corps des humeurs qui dérangeoient ſes fonctions, ce qui augmenta auſſi la tranſpiration, procura de la ſueur, & une évacuation abondante d'urine. Le lendemain matin les Médecins me proposèrent, comme la veille, de donner l'émétique à la malade; je n'y pus conſentir, & que s'il étoit beſoin de la faire vomir davantage, je préférerois de lui donner de l'huile mêlée avec de l'eau chaude. Ce remède adoucit & évacue les humeurs en même tems. Il fut réſolu de lui donner une potion cordiale animée & absorbante pour prendre dans la journée, afin de soutenir la malade, & de corriger l'acrimonie des humeurs, & de calmer l'irritation des nerfs de la membrane nerveuse de l'estomac. On lui donna des lavemens émolliens & purgatifs, pour attirer les humeurs & engager la nature à évacuer par le bas. Le lendemain matin on lui donna deux onces de manne avec un gros de rhubarbe dans cinq onces d'eau de plantin.

Le vomissement devint moins fréquent pendant la journée & la nuit suivante, desorte que le troisième jour la malade avoit encore rendu, par le haut, deux pots de matières bilieuses en vingt-quatre heures.

Elle prit la médecine dans la matinée, & ne la vomit pas; elle alla du ventre, & évacua beaucoup d'humeurs bilieuses, putrides, & de forte odeur.

La malade se trouva mieux de jour en jour, & le vomissement cessa entièrement.

Je fis continuer la dière & la même quantité de boisson à la malade, de même que les lavemens; elle prit une seconde médecine; par ce moyen les humeurs continuèrent de s'évacuer doucement par le bas, ce qui termina la fièvre. La malade, hors de tout danger, fut délivrée de cette dangereuse maladie, dès le huitième jour; il lui survint un dépôt critique ou abcès à un genou, occasionné par un reste d'humeurs & le défaut d'évacuation des vuidanges & du lait pendant la couche.

Elle fut purgée plusieurs fois pour évacuer le reste du lait & des humeurs, & pour terminer plus promptement la guérison du dépôt, & la préserver de tout autre accident, qui auroit pû arriver sans cette précaution.

RÉFLEXION.

Cette maladie est fort commune, elle se présente souvent dans la pratique ; mais la manière de la bien traiter est assez rare. On ne sçauroit user de trop de précaution dans le choix & l'administration des remèdes, comme on verra que j'ai fait dans plusieurs cas semblables, & que je rapporterai dans la suite de cet Ouvrage. Je ferai remarquer que lorsque le vomissement persévère, & qu'on s'apperçoit que les humeurs ont été suffisamment évacuées,

& que le malade eſt foible, on peut employer avec sûreté les calmans, les aſtringens, & même les anodins, excepté à une femme qui ſeroit en couche, & qui auroit des évacuations utérines, ce qui pourroit en occaſionner le dérangement ou la ſuppreſſion par la continuité, ou par la quantité du remède, & la diſpoſition de la nature. Je m'en ſuis ſervi avec ſuccès dans pluſieurs occaſions, j'ai obſervé que les gouttes anodines de ſydenham, ſont un remède fort calmant, & un antiſpaſmodique très-puiſſant, & qu'on ne doit néanmoins employer que ſur la fin, & jamais au commencement de la maladie. D'ailleurs, on a lieu d'eſpérer un bon ſuccès pour un malade, ſi on s'applique dès le commencement à connoître ſa maladie, & à ſuivre la nature de près, ſans la troubler, car tout dépend de là. L'art du Médecin conſiſte à ſçavoir l'obſerver, puiſqu'il eſt vrai qu'elle nous indique preſque toujours ce que nous avons à faire, & qu'elle corrige même les fautes ou inadvertances qui échappent quelquefois aux Médecins les plus expérimentés.

II. OBSERVATION.

Fièvre, dévoiement.

EN 1746, à Manheim, S. A. S. Madame la Princesse de Deux-Ponts me fit dire de l'aller voir. Elle étoit grosse de sept mois, malade depuis deux. Elle avoit un dévoiement, accompagné de fièvre, de maux de tête, de tranchées, d'insomnie, de défaillances & de fréquentes foiblesses.

Ses Médecins lui faisoient espérer que ces accidens se passeroient avec l'accouchement. Je lui fis quitter l'usage des alimens solides, & la réduisis au bouillon. Je lui ordonnai pour boisson une eau de ris ferrée, avec un peu de canelle en bâton, & le syrop de coings. Je proposai à la Princesse de se faire saigner du bras, elle ne l'avoit pas encore été. Je lui recommandai de garder le lit. Je lui fis donner deux lavemens de lait par jour; on y ajoûtoit quatre jaunes d'œufs & deux onces d'huile d'olive. Je lui ordonnai une potion huileuſe abſorbante, avec le ſyrop de coquelicot, ce qui calma d'abord les tranchées, & adoucit l'âcreté des humeurs du canal inteſtinal, & les fit évacuer doucement par le bas.

En trois jours la Princeſſe ſe trouva très-ſoulagée. Comme elle n'avoit point la langue chargée, ni la bouche amère, que l'eſtomac n'étoit point chargé d'humeurs, & qu'il n'y avoit aucune indication qui marquât qu'il falloit la faire vomir, ou lui donner l'ipécacuhana; je lui ordonnai le quatrième jour une médecine compoſée de manne, de catholicon double & de rhubarbe, dans de l'eau de plantin. Elle évacua par le bas beaucoup d'humeurs bilieuſes & des glaires. Je lui donnai une priſe de diaſcordium avec la thériaque le ſoir, & de la rhubarbe torréfiée le matin, de deux jours l'un. Je lui fis continuer les lavemens & la ptiſanne, de même que la potion dans la journée. Le ſixième jour, je lui permis la crême de ris, dans ſon bouillon, & deux œufs frais le ſoir.

Les humeurs achevèrent de s'évacuer par l'uſage de ces remèdes. La fièvre & les accidens du dévoiement ceſsèrent. Je la mis à l'usage de la viande blanche le dixième jour, & de la gelée de coings. Je lui permis de boire un peu de vin. Je lui conseillai de se purger encore une fois, & de vivre de régime pendant quelque tems. Elle se porta ensuite à merveille ; elle dormoit bien, elle avoit bon appétit & des forces.

Ce peu de remèdes la rétablit parfaitement en douze jours, ce qui prévint & empêcha aussi tous les accidens qui auroient pû arriver. Peut-être seroit-elle accouchée avant terme, & dans un état de maladie, ce qui auroit pû avoir des suites fâcheuses.

III. OBSERVATION.

Fièvre, dévoiement.

En 1743, Madame de Blounendale, belle-fille du Gouverneur du Royaume de Prusse, étant à Dusseldorp, me fit appeller. Elle étoit grosse d'environ six mois & demi, & depuis cinq mois elle étoit incommodée d'un dévoiement, accompagné de ténesme, de fièvre, de maux de tête, & d'insomnie. Elle alloit du ventre plusieurs fois le jour & la nuit; elle avoit des tranchées, des foiblesses & des défaillances de tems en tems; elle jettoit un peu de sang par les selles, mêlé de glaires, occasionné par les tranchées, les éprintes, & l'acrimonie des humeurs. Elle avoit la bouche amère, la langue chargée, & du dégoût, son estomac étoit en mauvais état, ce qui n'étoit occasionné que par une cacochymie générale d'humeurs qu'il falloit évacuer. Elle étoit d'une maigreur extrême, & d'une si grande pâleur, qu'on ne pouvoit distinguer la couleur de ses lèvres.

Les Médecins de Postdam lui avoient fait quelques remèdes, qui la soulagèrent, de manière qu'elle put se mettre en voyage pour venir à Dusseldorp.

Je lui prescrivis un régime, je la réduisis au bouillon, avec un peu de crême de ris, & un œuf frais le soir.

Ce régime étoit plus substantieux que je n'aurois voulu, mais il falloit avoir égard à sa foiblesse, & la mettre en état de pouvoir soutenir les remèdes.

Cette Dame avoit le tempérament bon & sain, ce qui est d'une grande ressource pour le traitement & la guérison des maladies. Je commençai par lui ordonner une prisanne d'eau de ris, ferrée, & des lavemens émolliens ; je la saignai du bras, deux jours après je lui donnai l'ipécacuhana. Elle vomit quatre fois, & rendit beaucoup d'humeurs bilieuses. Elle alla un peu du ventre. Le soir elle prit une prise de diascordium avec de la thériaque ; elle le continua pendant quelques jours, de même que la rhubarbe torréfiée, le matin de deux jours l'un. Je lui donnai une légère médecine, trois jours après le vomitif, composée avec de la manne & le catholicon, dans une infusion de rhubarbe. Elle alla du ventre, & rendit beaucoup d'humeurs.

Après ces évacuations la fièvre diminua, le mal de tête aussi, la malade ne jetta plus de sang avec les selles.

Je lui ordonnai au commencement de faire bassiner son lit, & de se garder du froid, qui est très-contraire à cette maladie, il resserre les pores, ralentit la transpiration, & empêche l'évacuation d'une partie des humeurs peccantes qui se reportent dans le sang, & qui entretiennent la fièvre & le dévoiement. Le quinzième jour la malade ne se levoit plus la nuit comme auparavant, elle n'avoit point de fièvre, ni de mal de tête.

Je lui permis la soupe à midi, & du ris le soir. Je lui ordonnai des lavemens de lait pour adoucir & calmer les petites tranchées, & une ptisanne ferrée astringente, avec la rapure de corne de cerf & d'ivoire, pour fortifier l'estomac & les intestins.

J'ajoute le symaraba à la ptisanne quand la dysenterie est considérable, ou qu'elle persévère.

Le vingtième jour cette Dame se trouvoit assez bien. Elle avoit plus de force, & dormoit bien. Elle ne se trouvoit plus si incommodée la nuit des mouvemens de son enfant, comme auparavant ; il se trouvoit bien aussi des remèdes que la mère faisoit.

Le vingt-cinq la malade se plaignoit d'avoir encore la bouche amère. Je lui donnai encore une prise d'ipécacuhana, elle vomit deux fois, elle rendit presqu'autant d'humeurs que la première fois. Son appétit se rétablit. Je lui permis de manger un peu de pain à ses repas avec de la gelée de coings, & de boire un peu de vin.

Je lui ordonnai une médecine le trente. Elle lui fit très-bien.

Néanmoins le dévoiement continuoit encore un peu, elle avoit quelques petites tranchées. Je lui fis donner des lavemens d'eau, ou bouillon de tripes de mouton, & au lieu de diascordium & de la thériaque, le soir je lui donnai du *laudanum opiatum* dans de la confection de hyacinthe, avec deux cuillerées de vin d'Alicante par dessus, pour calmer & pour fortifier l'estomac, ce qu'elle continua pendant quelques jours. Les humeurs me paroissant avoir été suffisamment évacuées, & considérant que ce qui restoit de la maladie, n'étoit plus qu'une suite de la foiblesse des organes & d'un reste d'acrimonie dans le sang & dans les humeurs, j'ordonnai à la malade des lavemens de l'eau de la forge des Forgerons, afin de donner plus de ressorts aux intestins & de les fortifier. Je lui fis prendre par jour une pinte de lait, dans lequel on faisoit fondre gros comme un œuf de suif de mouton, pour remédier à la seconde indisposition; c'est à dire, pour corriger l'acrimonie, & adoucir le sang; la malade le prenoit en quatre doses dans la journée. L'estomac qui étoit vuidé de toutes ses humeurs, & bien préparé,

se

ſe trouvoit en état d'en faire une bonne digeſtion ; & ce qui, ſans cela, ſeroit préjudiciable, il ne pouvoit lui être que très-ſalutaire. Le lait adoucit le ſang & l'acrimonie des humeurs qui paſſent par les glandes des inteſtins, & qui ſe dépoſent dans le canal inteſtinal. Il calma le reſte des tranchées, après qu'elle en eût fait uſage pendant quinze jours. Elle le continua néanmoins encore quinze jours, ce qui acheva de corriger le reſte d'acrimonie, & d'adoucir le ſang, fit ceſſer le dévoiement, rétablit le corps, lui procura plus de ſucs nourriciers, & plus d'embonpoint.

Après l'uſage du lait, je permis à la malade de manger de la viande blanche à midi, du potage ou de la crême de ris le ſoir.

Elle reprit de l'embonpoint, un bon teint, des forces, & guérit parfaitement, ce qui la mit auſſi en état d'accoucher très-heureuſement; elle a joui enſuite d'une très-parfaite ſanté.

Remarques.

Quant aux remèdes que j'ai adminiſtrés à la malade, je l'ai fait avec précaution, ayant égard à ſon état de groſsesse, & à sa foiblesse, comme j'ai dit au commencement. Néanmoins cette raison ne m'a jamais empêché de faire les remèdes qui conviennent aux maladies des femmes grosses, comme à celles qui ne le sont pas. J'en fais de même pour celles qui sont en couche, lorsque des accidens pressans le demandent, & qu'il seroit plus préjudiciable de les négliger, puisqu'il ne s'agit de rien moins que de conserver la vie de la mère, & celle de l'enfant, & de le préserver du dernier des malheurs. J'ai tiré de grands avantages de cette pratique.

J'ai vû, au contraire, que quelques Médecins ayant plus d'égard pour l'état de la grossesse, ou de l'accouchement, qu'aux accidens des maladies qui les accompagnent, il est arrivé qu'en négligeant d'y appliquer d'abord les remèdes convenables, la maladie avoit des suites, elle faisoit du progrès, elle devenoit de conséquence ou mortelle, parce qu'en retardant, ou en usant de trop de ménagement, il n'étoit plus possible dans la suite d'y pouvoir remédier, parce qu'il se présentoit d'autres accidens & des circonstances qui en empêchoient, *periculum in morâ*.

IV. OBSERVATION.

Fièvre putride, vomissement bilieux.

AU moins de Juin 1758, en faisant ma visite du matin dans l'Hôpital Royal de Coblentz, je trouvai un Soldat qu'on avoit amené la veille ; il vomissoit sans efforts cinq à six fois par jour une bile verte porracée, il avoit de la fièvre, mal de tête, & le hoquet.

On me proposa de lui donner l'émétique ; je fis observer qu'il n'y avoit rien de plus dangereux dans le cas où l'estomac étoit agacé par l'humeur âcre qu'il contenoit, & que l'évacuation s'en faisoit bien. Que tout remède irritant augmenteroit non-seulement le vomissement, mais aussi qu'il occasionneroit des mouvemens convulsifs à l'estomac & au diaphragme, qu'on auroit beaucoup de peine à calmer, ce qui exposeroit la vie du malade, ou du moins occasionneroit un abcès au foie.

Je lui fis donner des lavemens, & de l'eau chaude avec de l'huile mêlées ensemble, pour adoucir & engager la nature à rendre par le haut ou par le bas avec moins d'agacement & plus de facilité.

J'ordonnai une ptisanne adoucissante, le malade la rendoit presqu'aussitôt, il ne pouvoit même garder le bouillon, coupé avec de l'eau, & pris en petite quantité.

L'eau de poulet convient, elle adoucit, elle tient lieu de ptisanne & de bouillon, puisqu'il n'est pas nécessaire de beaucoup nourrir le malade, mais seulement de le soutenir. Les deux premiers jours il évacua par le haut beaucoup de bile verte, noirâtre, de mauvaise odeur, & très-âcre. Je lui fis donner des lavemens purgatifs, afin d'attirer l'humeur par le bas. Le malade qui ne pouvoit garder le bouillon, s'affoiblissoit. Je lui ordonnai une potion cordiale animée; j'y ajoutai les gouttes anodines de sydenham.

Le quatrième jour le malade étoit si foible qu'il étoit en danger. Il ne se soutenoit que par la potion, quoiqu'il vomît plus rarement, & moins abondamment. Le soir, le danger étoit encore plus évident, il paroissoit que le malade ne passeroit pas la nuit.

Je lui fis donner une potion composée d'une once d'eau de canelle orgée, avec un gros d'eau thériacale, demi-gros de confection d'alkermes, quarante gouttes anodines, avec une demi-once de syrop d'œillets, mêlés ensemble, pour deux prises dans la nuit. Le vomissement s'arrêta. Le lendemain le malade alla beaucoup mieux. Je lui fis continuer la potion cordiale, animée & astringente, avec les gouttes anodines, comme auparavant; il la prenoit par cuillerées dans le cours de la journée.

On continua la ptisanne & les lavemens purgatifs; les humeurs de l'estomac étant évacuées, la douleur de tête & la fièvre cessèrent.

Le malade commença à évacuer par le bas, & son estomac reprit la faculté de garder & digérer le bouillon, que je lui fis donner pur.

Le six, je lui ordonnai une médecine de deux onces de manne, & un gros de rhubarbe, dans quatre onces d'eau de plantin.

Il évacua par le bas beaucoup d'humeurs bilieuses & putrides. Je le mis à l'usage de l'eau de ris ferrée, pour boifson ; on y mettoit un peu de canelle en bâton pour la rendre plus stomachale. On mit aussi de la crême de ris dans le bouillon pour le rendre plus nourrissant. Le malade avoit de l'appétit, il demandoit à manger, les humeurs continuèrent de couler par le bas, le foie se dégorgea, toutes les humeurs peccantes contenues dans les premières voies s'évacuèrent aussi. Je purgeai le malade une seconde fois. Il avoit encore le hoquet de tems en tems. Je lui fis donner une cuillerée de vinaigre pur le matin, & autant le soir. Le hoquet cessa. Ce remède réussit souvent, lorsque l'estomac est vuidé & nettoyé des humeurs âcres, il arrête le hoquet d'abord ; c'étoit la pratique du célèbre M. Lémery. Je permis les œufs frais au malade, & l'usage du vin.

Le vin d'Alicante est très-salutaire dans ce cas ; il fortifie & réchauffe l'estomac. On en donne quelques cuillerées au malade dans la journée. Je purgeai le malade encore deux fois. Après huit jours de convalescence, c'est-à-dire le dix-septième jour de la maladie, je le mis à l'usage de la viande blanche. Le malade se portant de mieux en mieux, il sortit de l'Hôpital le vingt-cinquième jour, & en parfaite santé.

J'ai vû beaucoup de ces maladies; la moindre faute pourroit décider de la vie du malade : en voici un exemple.

Un Capitaine d'un Régiment, attaqué d'un vomissement bilieux, le Chirurgien-Major lui donna deux grains d'émétique; on ne put arrêter le vomissement, le malade mourut le cinquième jour. A l'ouverture du corps, nous trouvâmes un dépôt ou abcès au foie, assez considérable. L'abcès étoit au moyen lobe du foie, qui avoit plus souffert des secousses pendant l'effet du remède, à cause qu'il est situé & appuyé sur l'estomac qu'il recouvre.

On doit user de beaucoup de précautions en traitant les malades attaqués de vomissement bilieux. J'ai vû un Soldat qui vomissoit sans efforts beaucoup d'humeurs bilieuses, putrides, vertes, ou porracées. Il n'avoit point de fièvre. Le Médecin me consulta pour sçavoir s'il lui donneroit quinze grains d'ipecacuhana, ou seulement huit. Je conseillai de lui donner de l'eau chaude avec de l'huile mêlées ensemble.

Le malade s'en trouva bien, & fut quitte de son accident quelques jours après.

V. OBSERVATION.

Sur le même sujet.

UN Apothicaire de l'Hôpital Militaire de Coblentz, fort âgé, retomba dans une fièvre putride, qui avoit été traitée trois semaines auparavant ; on avoit négligé d'évacuer à fond toutes les humeurs. Le malade avoit une fièvre continue, accompagnée de redoublement, précédé de frisson ; il avoit un mal de tête continuel, & vomissoit plusieurs fois le jour & la nuit avec beaucoup d'efforts. Il rendoit une bile noirâtre & très-âcre.

Je le fis saigner du bras, & ensuite du pied ; je lui fis donner des lavemens & une ptisanne adoucissante émultionnée, pour boisson. J'ordonnai de couper son bouillon avec de l'eau ; le lendemain de la saignée du pied, je lui donnai une prise d'ipecacuhana, afin d'aider la nature à évacuer les humeurs, puiſqu'elle ne pouvoit s'en débarraſſer d'elle-même qu'avec beaucoup d'efforts.

Le malade vomit plus facilement, il alla beaucoup par le bas, & évacua en deux jours trois à quatre pintes d'humeurs bilieuſes, noires comme du caffé, & ſi âcres qu'il en avoit le goſier très-douloureux. Le vomiſſement continua encore deux jours; mais avec moins de violence. Je lui ordonnai de prendre de l'eau chaude avec de l'huile; on lui donnoit auſſi des lavemens deux fois par jour.

Le redoublement & le mal de tête ceſsèrent auſſitôt après cette grande évacuation.

On continua de donner au malade des lavemens & beaucoup de boiſſon, pour détremper & faire couler les humeurs par le bas, le vomiſſement ceſſa le quatrième jour; enſuite je donnai au malade de la caſſe dans du petit lait, elle paſſoit aiſément.

Le ſixième jour je lui fis prendre des apozèmes & les ſucs amers épurés, pour corriger les humeurs, calmer & détruire la fièvre; je ne me ſervis point de quinquina, quoique bien indiqué par le frisson dont chaque redoublement avoit été précédé ; mais parce que le malade se plaignoit de crampes & d'irritations dans les nerfs des pieds & des mains, occasionnées par l'acrimonie des humeurs putrides qui circuloient avec le sang, ce qui agaçoit le genre nerveux ; l'usage du quinquina auroit pû les augmenter, comme je l'ai vû arriver en pareil cas.

Les sucs amers & les apozèmes firent un très-bon effet, en corrigeant les humeurs ils procurèrent en même tems plus de transpiration & des sueurs abondantes qui enlevèrent une partie de la matière peccante qui avoit passé dans le sang, & qui entretenoit la fièvre ; ce qui, joint aux purgations, la fit cesser, & mit le malade en état de se lever au bout de quinze jours, & de jouir d'une parfaite santé à la fin de la troisième semaine.

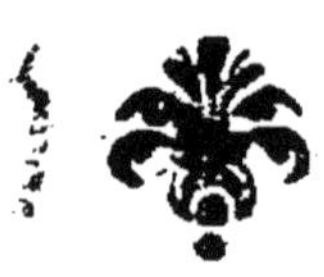

VI. OBSERVATION.

Sur le même sujet.

UN Marchand, à Paris, me consulta sur une médecine qu'il avoit prise, comme l'on dit, par précaution, & sans préparation. La médecine ne passa point l'estomac ; au contraire, elle ne fit que mettre les humeurs en mouvement sans les évacuer : il prit deux lavemens qui ne firent aucun effet. Le lendemain il lui survint un vomissement d'une bile verte, porracée, accompagné de tranchées, de fièvre continue, & d'oppression.

Je le fis saigner du bras trois fois en trente-six heures ; je lui ordonnai de prendre des lavemens émolliens & carminatifs, de deux heures en deux heures, & deux potions huileuses dans la journée, de prendre beaucoup d'eau tiède, & peu de bouillon à la fois, coupé avec de l'eau.

Le troisième jour le malade avoit une grande soif, & beaucoup de chaleur ; je lui ordonnai des émulsions légèrement nitrées ; il se trouva soulagé, il vomissoit plus aisément, & avec moins d'efforts.

Je lui donnai un vomitif doux pour aider la nature, il vomit plus aisément, & alla copieusement du ventre.

Dans ce cas je me sers, avec succès, de l'ipecacuhana délayé dans de l'eau tiède, & de l'huile d'amande douce mêlée avec.

La fièvre diminua, le vomissement & l'oppression aussi, les tranchées se calmèrent ; ensuite je purgeai le malade avec de la casse dans du petit lait. Je lui ordonnai les sucs amers.

Le six le malade étoit sans fièvre. Les mêmes accidens se renouvellèrent le sept ; mais avec moins de violence qu'auparavant. Je réitérai l'usage des lavemens & la potion huileuse, comme précédemment. Je lui donnai une prise d'ipecacuhana, qui lui fit rendre beaucoup de bile par le haut & par le bas, & lui ordonnai des apozèmes amers pendant huit jours. J'y ajoutai pendant quelques jours de la casse & de la manne le matin, dans les deux premiers verres, & un julep anodin pour le soir.

Ce ſecond accident fut calmé en quatre jours. Les humeurs continuèrent néanmoins de couler, & s'évacuèrent entièrement par le bas, par l'uſage des lavemens émolliens, & de la caſſe avec la manne que je lui donnai de tems en tems.

Le malade rendit conſidérablement d'humeurs bilieuſes noirâtres, putrides, & de forte odeur, pendant trois ſemaines. Il ſe porta enſuite à merveille.

Ce malade, pendant cette maladie, a toujous, eu la bouche amère, & l'haleine forte, & très-puante. Son eſtomac étoit rempli d'humeurs putrides qui avoient long-tems ſéjourné : il avoit auſſi une eſpèce de jauniſſe répandue ſur tout le corps, qui montroit que les humeurs ne règnoient pas ſeulement dans les premières voies, mais qu'elles avoient auſſi paſſé dans la maſſe du ſang.

Quoique les maladies paroiſſent être les mêmes par les ſymptômes & les mêmes accidens, elles ne doivent cependant pas toujours être traitées de la même manière, ni avec les mêmes remèdes, comme on voit que j'ai fait pour ces malades attaqués de vomiſſement bilieux. Le choix & l'administration des remèdes dans toutes les maladies, doit répondre à la nature de la maladie, & à la cause des accidens ; c'est en cela que consiste particulièrement la manière de réussir, la science du Médecin, & l'Art de la Médecine ; sur quoi les plus habiles Maîtres reconnoissent qu'il y aura toujours à s'instruire & à observer.

Autre exemple.

J'ai vû une jeune Dame qui fut attaquée de vapeurs & d'étourdissemens de tems en tems, occasionnés par une plénitude d'humeurs dans l'estomac. Elle se fit saigner du bras & du pied ; ensuite elle prit une médecine qui resta sur l'estomac, & ne put passer, ce qui mit les humeurs en mouvement & en fermentation, & occasionna aussi des vents ; de manière que l'estomac qui enfla considérablement, étoit très-douloureux. Elle envoya chez son Apothicaire ; elle soupçonnoit qu'il y avoit eu un quiproquo dans la médecine, parce qu'elle souffroit beaucoup de douleur & d'oppression ; le gonflement de l'estomac occasionnoit la douleur, il comprimoit le diaphragme qui gênoit le poumon, causoit la difficulté de respirer, & l'oppression. L'Apothicaire lui envoya quinze grains d'ipecacuhana, elle évacua considérablement d'humeurs par le haut & par le bas, & fut d'abord délivrée de cet accident.

On voit par cet exemple, qu'on doit préférer de purger par le haut les malades, lorsqu'on reconnoît qu'il y a de la plénitude dans l'estomac, afin de les purger ensuite avec succès par le bas, supposé qu'il en soit besoin; à moins que quelque indisposition particulière n'empêchât de donner le vomitif avant la purgation.

Dans ce cas on prépare le malade avant la purgation, en délayant les humeurs de l'estomac, & celles des premières voies, par la diète, beaucoup de boisson, & les lavemens.

VII. OBSERVATION.

Fièvres continues malignes.

UN Garçon Apothicaire & deux Infirmiers de l'Hôpital Royal de Coblentz, furent attaqués en même tems d'une fièvre maligne. Ils avoient les mêmes symptômes, & à peu près les mêmes accidens. La cause de la maladie étoit la même; c'est-à-dire, qu'elle étoit occasionnée par les fatigues. L'air grossier & mal-sain qu'ils respiroient dans les Salles, en soignant les malades, joint à la mauvaise conduite qu'ils avoient dans la manière de se nourrir; l'excès dans le manger, joint à un air mal-sain, donne lieu à bien des maladies, sur-tout dans les Hôpitaux. Il occasionne des fièvres putrides & malignes. J'ai observé que ceux qui vivoient sobrement, tomboient rarement dans ces maladies, ou du moins elles n'avoient pas de si fâcheuses suites; ils s'en tiroient plus aisément.

Ces malades avoient une fièvre continue, avec redoublement, maux de tête, rêveries, & agitations la nuit. Ils avoient la langue fort chargée, épaisse, & embarrassée, beaucoup de soif, & la bouche amère. Ils ressentoient de grandes douleurs dans les membres, & tout le long de l'épine du dos. Je les fis saigner du bras dès le soir, & du pied le lendemain matin. Je leur fis donner des lavemens & une ptisanne acide avec le tamarin pendant le jour, & des émulsions nitrées pour la nuit. Leur bouillon étoit léger, ou coupé avec de l'eau. Je les fis vomir le troisième jour; ils rendirent beaucoup d'humeurs par le haut & par le bas. Le quatrième jour je leur ordonnai une eau de casse émétisée. Elle passa par le bas, & fit couler la bile abondamment. Je leur fis appliquer à tous les trois des vésicatoires aux jambes. Dans ce cas, je le fais toujours dès le commencement, après les évacuations générales. J'entretiens la liberté du ventre & l'écoulement des humeurs par l'usage des lavemens & l'abondance de la boisson. J'ai coutume d'ajouter, sur une pinte d'émulsions, vingt ou vingt-cinq grains de sel sédatif d'Humberg, avec un ou deux grains de tartre ſtibié, que le malade prend de tems en tems dans la journée. Cette boiſſon aiguiſée convient dans ces maladies, comme remède calmant, rafraîchiſſant & évacuant, ce qui fait encore qu'il tient lieu de lavemens.

C'étoit la pratique ordinaire de Meſſieurs Lémery, Bailly, & Harmand, Médecins de l'Hôtel-Dieu de Paris, dans toutes les fièvres malignes, avec embarras au cerveau, afin d'entretenir la liberté du ventre, & de calmer les irritations du genre nerveux; on y joint quelques potions céphaliques, abſorbantes, & antiſpaſmodiques, ſelon le beſoin.

Ces malades furent ſaignés du pied le ſixième jour, & le dixième auſſi; à cauſe qu'il paroiſſoit encore de la plénitude dans les vaiſſeaux; le lendemain, qui étoit le onze, je trouvai ces malades dans une grande moiteur, & preſque ſans fièvre, la tête libre, & hors de tout danger. Il ne fut pas beſoin de faire uſage des apozèmes amers, parce qu'il ſurvint une tranſpiration abondante, & des ſueurs copieuſes qui achevèrent d'enlever le reſte des humeurs, & la cauſe de la maladie. Je les purgeai encore trois fois. Ils furent guéris au bout d'une quinzaine de jours.

VIII. OBSERVATION.

Sur le même ſujet.

En 1758, le 12 Juin, Monſieur le Chevalier de Pons, Commiſſaire des Guerres, & Ordonnateur de l'Hôpital Royal de Duſſeldorp, me conſulta pour un accès de fièvre qu'il avoit. Je lui conſeillai de faire diète, de ne prendre que du bouillon, beaucoup de thé, & des lavemens, & de ſe faire ſaigner, ce qu'il négligea. Le quatrième jour la fièvre devint continue, accompagnée de maux de tête.

Il conſulta deux Médecins. Je continuai néanmoins de l'aller voir. Ils lui ordonnèrent une ptiſanne apéritive, & une potion abſorbante, céphalique, diaphorétique, & camphrée.

La fièvre augmenta avec redoublement. Le malade avoit la bouche amère, la langue chargée, l'eſtomac & les premières voies remplies d'humeurs.

Je lui conseillai de se faire saigner du pied, & de prendre un vomitif. Ses Médecins s'y opposèrent. Ils disoient que c'étoit contraire aux fièvres qui ont quelqu'apparence de malignité & de putridité, & que les évacuans n'y convenoient pas ; mais qu'il falloit employer les remèdes les plus chauds qui poussent à la circonférence, & procurent des sueurs.

Il survint au malade une augmentation de chaleur & d'aridité, le mal de tête augmenta, accompagné d'élancemens.

Le malade fut quinze jours sans dormir, se plaignant de la tête nuit & jour. Le genre nerveux étoit irrité & agacé, ce qui occasionnoit des élancemens & des mouvemens spasmodiques dans les nerfs des membranes du cerveau, & le transport dans la nuit, lors du redoublement de la fièvre.

Ces Médecins firent appliquer deux fois par jour sur la tête du malade, au front, à la nuque, à la plante des pieds, & au poignet de chaque main, une espèce d'amulette ou de cataplasme. Le malade n'en reçut aucun soulagement;

au contraire, il empiroit, & fut en grand danger. On lui fit recevoir les derniers Sacremens.

Le lendemain qui étoit le quinze, M. Richard, premier Médecin de l'Armée, paſſant par la Ville, fut prié d'aller voir le malade avec moi. Après qu'il l'eut examiné, il lui dit qu'il falloit changer la manière de le traiter, pour le tirer d'affaire. Nous convinmes qu'il falloit que le malade fût ſaigné, qu'il bût beaucoup d'une priſanne émultionnée & nitrée, qu'il prît des lavemens, &c.

M. Richard me chargea du ſoin du malade. Je le fis ſaigner du bras, & le lendemain du pied. Je lui ordonnai un vomitif, ce qui lui fit rendre une grande quantité d'humeurs bilieuſes par le haut & par le bas, & ceſſer le mal de tête. Je continuai de le faire beaucoup boire d'une priſanne émultionnée, faite avec le chiendent, la régliſſe, les quatre ſemences froides, & les amandes douces & amères, bouillies enſemble ; on ajoutoit ſur chaque pinte un gros de ſel de nitre antimonié.

Je fis donner au malade des lavemens émolliens, ſoir & matin, & du bouillon coupé, tel qu'il convient de le donner pour les fièvres putrides, ou inflammatoires.

Trois jours après, le redoublement de la fièvre cessa ; le malade put dormir. Je lui fis prendre des apozèmes amers ; j'y ajoutai deux onces de manne & de la casse dans les deux premiers verres le matin. Le dixième jour de mon traitement, le malade étoit hors de danger. Ensuite j'ajoutai le quinquina aux apozèmes. La transpiration & les sueurs devinrent abondantes ; & à mesure que les évacuations continuèrent de se faire, la fièvre diminua. Comme le malade se plaignoit d'avoir encore la bouche amère, je lui donnai l'ipecacuhana, il rendit par le haut beaucoup d'humeurs bilieuses. La fièvre cessa. Je purgeai le malade, & lui continuai l'usage des apozèmes pendant quelques jours, pour entretenir les sueurs, & pour achever de corriger & d'enlever le reste des humeurs. Je le purgeai encore trois fois. Il fut parfaitement guéri à la fin de la troisième semaine.

IX. OBSERVATION.

Fluxion de poitrine.

LE premier de Juin 1737, je fus voir une Demoiselle, âgée de seize ans, malade depuis deux jours. Elle avoit une fièvre continue, précédée de frisson, avec difficulté de respirer, la langue chargée & la bouche amère, une grande soif & mal de tête ; elle crachoit un peu de sang. Je lui fis deux saignées le premier jour. Je lui ordonnai des lavemens, une ptisanne béchique, & une potion huileuse composée. Le lendemain je la saignai encore du bras ; je recommandai à la malade de boire beaucoup, pour détremper les humeurs, procurer de la transpiration, & humecter la poitrine.

Je recommandai que le bouillon ne fût point trop salé, je lui fis donner deux lavemens émolliens par jour ; ensuite j'y fis ajouter des purgatifs, & à la potion le kermès minéral, le safran oriental, de chacun trois grains, &

deux ſcrupules de ſpermaceti, avec le ſyrop d'althea.

La poitrine continuoit d'être embarraſſée ; il ſurvint un redoublement de fièvre la nuit. Je fis une quatrième ſaignée à la malade ; le ſang étoit coëneux & bilieux. Elle paſſa la nuit avec beaucoup d'agitation. Le cinquième jour je la ſaignai du pied, la tête paroiſſoit diſpoſée à s'embarraſſer ; elle avoit encore la bouche amère & la langue très-chargée ; le vomitif auroit convenu, ſi elle n'eût pas craché de ſang. On continua de faire beaucoup boire la malade. J'ajoutai deux grains de kermès de plus à la potion. Elle prenoit tous les jours des lavemens émolliens & purgatifs, pour évacuer les humeurs, les attirer par le bas, & dégager la poitrine, la tête, & le bas-ventre, & empêcher qu'il ne s'engendrât des vents, qui ſouvent augmentent ou entretiennent l'oppreſſion & la difficulté de reſpirer. Je lui ordonnai des apozèmes béchiques, j'y ajoutai de la caſſe dans les quatre premiers verres.

Le ſept, la fièvre & l'embarras dans le cerveau continuoient ; la malade eut plus de tranſport la nuit.

Je la resaignai du pied, je lui appliquai des emplâtres vésicatoires aux jambes. La saignée soulagea la malade, & procura du relâchement; les humeurs commencèrent à couler, & à s'évacuer par le bas. Les crachats étoient jaunâtres & bilieux. Tous ces secours, joints au kermès qui poussoit à la circonférence, & qui augmentoit aussi la transpiration, excitèrent les sueurs, les crachats, les évacuations du ventre & des urines; la fièvre diminua.

Le onze, M. de la Porte, Fermier Général, envoya M. Dumoulin son Médecin. Je lui exposai l'état de la maladie, & ce que j'avois fait; il l'approuva, & me dit de continuer.

La malade avoit toujours la respiration gênée, le pouls se soutenoit. Le quatorze je lui fis une septième & petite saignée du bras, ce qui dégagea la poitrine, & fit cesser l'oppression.

Le dix-sept il y eut un petit redoublement de fièvre la nuit, avec un peu d'embarras dans la tête.

Je fis prier M. Dumoulin de revenir voir la malade : il vint à dix heures du matin. Il ordonna qu'on feroit une saignée du pied à la malade, si le redoublement de la fièvre revenoit la nuit ſuivante : mais qu'on obſerveroit avant que de faire la ſaignée, ſi la malade ſeroit en état de la ſoutenir ſans danger, parce qu'elle étoit fort affoiblie.

Le lendemain qui étoit le dix-huit, la malade eut un redoublement à neuf heures du ſoir.

Je ne crus pas devoir prendre ſur moi l'événement de la ſaignée, que je croyois néanmoins très-néceſſaire. Je fis appeller M. Dumoulin ; il vint à onze heures du ſoir. Après avoir examiné le pouls, les forces & l'état de la malade, avec toute la prudence & l'habileté poſſibles, il décida pour la ſaignée, que je fis dans l'inſtant. Le ſang eut beaucoup de peine à venir, à cauſe de l'épuiſement de la malade ; elle tomba en foibleſſe après l'évacuation d'environ deux petites palettes de ſang, ce qui ne lui étoit pas encore arrivé. La malade paſſa la nuit fort tranquillement, & la journée ſuivante de même.

Le redoublement ne revint plus ; la fièvre diminua de jour en jour par l'uſage des apozèmes amers fébrifuges & du quinquina, ce qui fit ceſſer la fièvre cinq ou ſix jours après.

Dans la ſuite je purgeai la malade encore deux fois. Elle fut parfaitement rétablie & bien remiſe à la fin de la cinquième ſemaine.

X. OBSERVATION.

Fièvre double quarte.

A Duſſeldorp, en 1744, je fus conſulté pour une Dame, âgée de quarante ans, qui avoit une fièvre double quarte, qu'on traitoit depuis deux ans ſans ſuccès. Après qu'on m'eut fait le récit de ce qu'on lui avoit fait, j'obſervai que cette Dame étoit vers ſon tems critique. Elle avoit les jambes enflées, & le ventre bouffi ; elle étoit ſujette aux maux de tête ; elle avoit la bouche amère, point d'appétit, peu de ſommeil, & beaucoup d'humeurs.

Je lui ordonnai un régime convenable, & de prendre des lavemens, de boire abondamment d'une priſanne amère & apéritive. Deux jours après je la ſaignai du pied : je lui donnai un vomitif le lendemain ; elle évacua beaucoup d'humeurs par le haut & par le bas. Quelques jours après, je la purgeai pour évacuer & vuider les premières voies, & afin de la préparer à l'usage d'une opiate fébrifuge, fondante, purgative & apéritive.

L'usage des eaux minérales martiales conviennent aussi pour cette espèce de fièvre, même pendant le traitement.

Je compose cette opiate de bon quinquina en poudre, j'y ajoute des purgatifs, de la gomme-gute, la limaille d'acier, le safran de mars apéritif, l'æthiops minéral, la poudre de cloportes, la rhubarbe, & le camphre, le sel ammoniac, d'absynthe, de centaurée, le sel fébrifuge de Silvius, & de la thériaque, suffisante quantité, incorporés avec le syrop des cinq racines apéritives, &c.

Cette opiate a l'avantage d'attaquer tout à la fois différentes causes qui pourroient occasionner la fièvre. Elle évacue les humeurs, purifie le sang, corrige la lymphe, dégorge les glandes, & enlève les obstructions. Je m'en suis toujours servi avec succès pour les fièvres intermittentes les plus rebelles.

La malade en prenoit trois prises

par jour ; au commencement elle faisoit quatre ou cinq selles tous les jours. La fièvre diminua aussitôt ; c'est-à-dire, que l'accès suivant fut moins fort & moins long. Celui d'après le fut encore moins ; elle n'en eut pas d'autre depuis.

Il faut observer qu'après la cessation de la fièvre, il faut faire continuer l'usage de l'opiate pendant quelque tems, & faire garder le régime pendant trois semaines ou un mois après la guérison ; & plus ou moins selon la cause, le caractère & l'ancienneté de la maladie, afin d'évacuer à fond les humeurs, corriger la lymphe, détruire & enlever les obstructions, ce qui ne peut se faire qu'avec un peu de tems.

Il arrive souvent qu'en négligeant d'user de cette précaution, on expose les malades à des récidives de fièvres, qui arrivent plus ou moins promptement ; les unes au bout de quinze jours, d'autres d'un mois, ou trois, d'autres de six. Il arrive même quelquefois que la fièvre se renouvelle tous les ans dans la même saison.

Quant au régime, on doit recommander au malade de l'observer sur la quantité & la qualité des alimens ; de s'interdire les légumes & les fruits cruds, les ragoûts, & tout aliment salé, poivré, & épicé.

Il faut diminuer l'usage de l'opiate, à mesure qu'on s'éloigne du tems que la fièvre a cessé ; de trois prises que je donnois à la malade au commencement, elle n'en prenoit plus que deux, & ensuite qu'une. Je diminuois peu à peu, de semaine en semaine, desorte que je finis en ne lui en donnant qu'une prise tous les huit jours.

La malade s'est trouvée radicalement guérie en deux mois. Au lieu de maigrir pendant le traitement, son tempérament se fortifioit, ses forces revenoient, & elle reprit de l'embonpoint.

XI. OBSERVATION.

Fièvre putride vermineuse.

LEs signes & les accidens des vers sont si variés, si surprenans, & en si grand nombre, qu'on ne sçauroit trop faire d'observations sur ce sujet, quoiqu'un grand nombre de célèbres Auteurs Anglois, & autres, en ayent écrit de manière à ne devoir point douter des faits ſurprenans qu'ils en rapportent. Néanmoins on auroit de la peine à croire ce qu'ils en diſent, ſi notre propre expérience ne nous en convainquoit tous les jours.

Le 10 Avril 1758, M. Poiſſonnier, premier Médecin de l'Armée de S. A. S. Monſeigneur le Comte de Clermont, Prince du Sang, m'envoya à Duſſeldorp pour y prendre ſoin des malades de l'Hôpital Royal, qui étoient en aſſez grand nombre. J'y vis un Soldat qui avoit une fièvre continue, accompagnée d'une douleur de tête très-violente, & d'une ſoif ardente; ſa langue étoit fort chargée, il avoit la bouche amère, le pouls dur & très-élevé, une douleur fixe dans la poitrine, & une grande difficulté de reſpirer.

Le malade fut ſaigné du bras le matin, & du pied le ſoir, il but abondamment d'une ptiſanne émultionnée & nitrée que je lui ordonnai, & prit deux lavemens émolliens & purgatifs. Le lendemain il fut ſaigné du pied une ſeconde fois. Je lui ordonnai une potion absorbante & céphalique pour prendre dans la journée, & un vomitif qui ne fit aucun effet, quoique secondé d'eau chaude : on continua de lui donner des lavemens. Le troisième jour je lui donnai une eau minérale, avec quatre grains de tartre stibié, en deux prises, ce qui ne procura aussi aucune évacuation ; je lui fis donner deux lavemens, & une ptisanne acide avec le tamarin, & des émulsions nitrées pour la nuit. On continua la potion. Je le fis saigner du pied une troisième fois, ce qui procura du relâchement. Le malade alla un peu du ventre. Le cinquième jour le mal de tête continuoit, & sur-tout la nuit ; il se plaignoit aussi de la douleur de poitrine, qui s'étendoit vers l'estomac, il avoit le transport, son pouls étoit intermittent. Le malade mugissoit toute la nuit comme un taureau. Le six son pouls étoit foible & languissant ; le malade étoit en danger.

Je lui fis appliquer des emplâtres vésicatoires aux jambes, & lui ordonnai une potion cordiale animée.

Le sept je le trouvai un peu mieux, le pouls étoit plus élevé ; cependant la tête, la poitrine & l'estomac étoient encore embarrassés, la langue étoit très-chargée, le malade étoit sans connoissance.

Je lui donnai vingt grains d'ipecacuhana ; il vomit deux fois, & rendit deux gros vers par le haut, il alla aussi du ventre ; le pouls devint meilleur, la tête se débarrassa, la connoissance & la parole lui revinrent, la douleur de poitrine & l'oppression cessèrent. La fièvre continua, elle devint maligne, la langue étoit aride & noire. Je lui fis donner plusieurs lavemens émolliens & purgatifs, & une potion huileuse antelmhintique, & de la ptisanne vermifuge.

Au bout de quelques jours, la fièvre ayant diminué, je lui donnai de la casse dans du petit lait. Le quinze, le malade étoit très-bien. Le dix-huit, il étoit presque sans fièvre. Je lui ordonnai un bol composé avec la rhubarbe, le semen-contra, & le mercure doux, incorporé dans de la confection d'hyacinthe, & la même potion huileuse. Les humeurs prirent leur cours par le bas, & la fièvre cessa.

RÉFLEXION.

Tels sont les fâcheux accidens que produisent les vers, souvent il ne donnent aucun signe apparent, desorte que le Médecin le plus attentif peut y être surpris. On voit tous les jours qu'après avoir donné un vomitif à un malade, dans la seule intention d'évacuer les humeurs des premières voies, le malade rend un ou deux vers par le haut ou par le bas. Cela arrive quelquefois lorsqu'on croit déja le malade hors de danger ; alors une fièvre maligne se manifeste avec des symptômes & des accidens si fâcheux, qu'ils font périr le malade, malgré tous les soins qu'on se donne. Les plus habiles Maîtres en Médecine conviennent qu'on ne réussit pas toujours à pouvoir détruire & évacuer les vers qui se trouvent dans le corps, même en se servant des meilleurs remèdes, dont on a eu un assez grand nombre.

Les plus sûrs sont les amers, le mercure, les acides, & l'huile.

On a éprouvé que l'huile est un fort bon vermifuge, qu'elle tue les vers en bouchant les pores de leur corps qui ſont les organes de leur reſpiration ; on convient auſſi qu'on réuſſit mieux à évacuer & à détruire les vers qui ſe trouvent dans l'eſtomac, parce que les remèdes peuvent d'abord y faire leur effet, & plutôt que ſur ceux qui ſe trouvent dans les inteſtins, parce qu'ils ſont plus éloignés.

XII. OBSERVATION.

Sur le même ſujet.

AU mois de Septembre 1758, étant Médecin de l'Hôpital Royal de Coblentz, je fus voir M. Michal, Garde-Magaſin des effets du Roi. Il avoit une fièvre continue maligne, putride, & vermineuſe, qui avoit été négligée pendant huit jours.

J'allai le voir avec un autre Médecin. Le malade avoit une fièvre continue très-violente, accompagnée de redoublemens. Il avoit les yeux égarés, la langue très-chargée, beaucoup de chaleur & de rougeur au viſage, grande ſoif, la bouche amère, le ventre bouffi.

Ses urines étoient rouges & fort épaisses ; il se frottoit le nez très-souvent.

Je proposai de faire saigner du pied le malade, & de lui donner un vomitif le lendemain. Le Médecin s'y opposa, en disant que c'étoit une fièvre maligne putride, que la saignée y étoit contraire, qu'elle occasionneroit ce qu'on appelle *métastaze*, c'est-à-dire, que l'humeur qui opprimoit & qui embarrassoit le cerveau, feroit un dépôt sur la poitrine, ou sur quelques autres parties nobles. Je lui exposai mon sentiment touchant les accidens & les symptômes qui étoient évidens. Il s'en alla, & ne vint plus voir le malade, ainsi que celui qui l'avoit traité au commencement. Je le fis saigner du pied dès le soir ; je lui ordonnai des lavemens, & une ptisanne émultionnée & nitrée, avec une potion huileuse antelmhintique. Je pensai que le malade pouvoit bien avoir des vers. Je recommandai que son bouillon fût coupé, comme il convient pour toutes les fièvres ardentes & aigues, ou inflammatoires & putrides, ou lorsqu'il se rencontre une cacochymie particulière dans l'estomac, qu'il est chargé & rempli d'humeurs. Le malade passa la nuit avec moins d'agitation ; la ſaignée avoit été copieuſe, elle avoit dégagé la tête. Le lendemain je lui donnai un vomitif ; le malade évacua beaucoup de bile & d'humeurs par le haut & par le bas. Il rendit un ver. Le troiſième jour je lui fis appliquer des véſicatoires aux jambes ; remède très-efficace dans les fièvres malignes ; il dégage le cerveau par la ſuppuration & la révulſion des humeurs qu'il procure ; il augmente le cours des liqueurs & des eſprits dans les nerfs par ſes parties actives, ſur-tout quand il eſt joint aux remèdes eſſentiels, c'eſt-à-dire, aux évacuans, ſans leſquels il ne fait pas un grand effet.

Je fis faire une ſeconde ſaignée du pied au malade, parce qu'il y avoit encore de la plénitude dans les vaiſſeaux & de l'embarras dans le cerveau. Je fis donner beaucoup de lavemens au malade ; il bûvoit abondamment d'une ptiſanne émultionnée. Je lui fis donner quatre potions huileuſes par jour, & un julep anodin tous les ſoirs.

Cette ſaignée fit un bon effet ; la fièvre diminua, le redoublement ne revint plus, la tête ſe débarraſſa, la tranſpiration & les sueurs devinrent abondantes, ce qui soulagea beaucoup le malade, & fit cesser presque tous les accidens en même tems.

Le malade continuoit d'avoir la bouche amère & la langue chargée. Je lui fis donner un second vomitif, il vomit beaucoup d'humeurs bilieuses & porracées ; il en rendit aussi beaucoup par le bas, avec deux vers morts. Cette évacuation d'humeurs putrides, vertes, & de forte odeur, continua pendant huit jours par l'usage des lavemens & des purgations.

Je fis donner au malade une ptisanne vermifuge avec la fougère mâle, & le pourpier, & continuer le julep anodin le soir, & les potions huileuses dans la journée. Je le purgeai ensuite avec l'eau de casse & le tamarin.

Quelques jours après je vis qu'il étoit encore nécessaire d'évacuer le malade par le haut. Je lui donnai l'ipécacuhana, qui lui fit rendre beaucoup d'humeurs d'aussi mauvais caractère que les jours précédens. La fièvre cessa entièrement. Je purgeai encore le malade il évacua & rendit un cinquième ver. Il fut encore purgé quatre fois en quinze jours.

Au bout de trois ſemaines il étoit convaleſcent. Je lui permis la ſoupe & des œufs frais ; enſuite la viande blanche : comme il avoit grand appétit, parce qu'il étoit nettoyé à fond de toutes ſes humeurs, il mangea un peu plus qu'il ne falloit, il eut un petit accès de fièvre qui ſe termina en deux jours par la diète. En cinq ſemaines le malade fut rétabli, & en très parfaite ſanté.

XIII. OBSERVATION.

Sur le même ſujet.

AU mois de Novembre 1758, j'ai vû à Coblentz un enfant de treize ans, qui avoit une fracture compliquée à la cuiſſe, d'un coup de feu, la balle avoit fracturé l'os, ſans éclats & ſans eſquilles. Il fut traité dans notre Hôpital Militaire. La plaie étoit en très-bon état, & ſans aucun accident, l'os fut bien réduit ou remis. Le malade étoit ſans fièvre, & parfaitement bien ; c'étoit le quinzième jour. Il avoit grand appétit.

On lui donnoit la soupe. Il lui survint tout-à-coup des foiblesses, des défaillances & des envies de vomir, accompagnées de mouvemens spasmodiques & de convulsions dans le visage & aux yeux, qu'on attribuoit à une cause qui n'avoit aucune apparence de réalité. Le Chirurgien-Major lui donna un grain d'émétique ; ensuite on me consulta. Je dis que cet accident pouvoit être occasionné par des vers ; on ne me crut pas ; les défaillances & les convulsions augmentèrent. L'enfant mourut en trois heures de tems.

On l'ouvrit ; on trouva dans l'estomac deux vers vivans, dont l'un étoit noirâtre, & long de six pouces ; l'autre étoit très-blanc, & long de quatre. Ces insectes avoient piqué l'estomac, & occasionné une inflammation au fond & à la grande courbure de ce viscère, ce qui avoit donné lieu aux mouvemens convulsifs, aux défaillances, à la syncope, & enfin à la mort.

Si, au lieu de l'émétique, on eût fait prendre au malade deux ou trois onces d'huile d'amande douce, tout à la fois, je pense qu'il auroit pû réchapper.

XIV. OBSERVATION.

Sur le même ſujet.

A Paris, en 1751, je fus appellé pour une Dame qui tomboit dans des accès de fureur très-fréquens. Dans les accès ſon viſage devenoit rouge, elle faiſoit des grimaces, elle crioit comme quelqu'un qui a peur. Elle diſoit mille folies comme une perſonne en délire, ou dont l'eſprit étoit aliéné. Son pouls étoit fort élevé.

Je fis connoître que cela pouvoit être occaſionné par des vers. On fit venir un autre Médecin qui penſa différemment; il prit cet accident pour des vapeurs hyſtériques, parce que la malade étoit dans l'âge critique.

Le mari & les parens de la malade avoient l'eſprit aſſez foible pour attribuer l'état où elle étoit à quelque ſortilège.

L'accès duroit une demie-heure; enſuite la malade devenoit tranquille & dans ſon bon ſens. Elle étoit ſans fièvre, elle avoit grand appétit, & mangeoit fort bien. Néanmoins elle maigrissoit depuis six semaines que le mal continuoit. Elle dormoit bien. L'accès la prenoit une ou deux fois tous les jours, & quelquefois la nuit. On lui fit quelques remèdes. Dans la suite, la malade rendit avec un lavement une portion de ver solitaire, de la longueur d'une demie-aune, étroit & plat comme un ruban ; la tête de cet animal ayant resté, les accidens continuèrent comme auparavant.

Le Médecin, convaincu du caractère de la maladie, ordonna à la malade tout ce qui convenoit en pareil cas ; les accidens augmentèrent de jour en jour, & devinrent plus fréquens. La malade s'affoiblissoit. Elle rendit encore une portion de ce ver au bout de huit jours. La tête n'étant pas sortie, les accidens devinrent encore plus violens & plus fréquens, le jour & la nuit; de manière que la malade périt dans une convulsion, après trois mois de souffrances.

RÉFLEXION.

Ordinairement ces insectes demeurent en nous ſans cauſer de ſi funeſtes accidens. Il arrive ſouvent que les enfans & les adultes en rendent plusieurs par le haut & par le bas, ſans en avoir été incommodés auparavant. Il eſt conſtant qu'ils peuvent reſter long-tems dans notre corps, ſans que nous nous en appercevions, qu'ils s'y nourriſſent de nos alimens : il arrive même quelquefois qu'ils nous conſument, nous maigriſſent, & nous occaſionnent de longues & de très-fâcheuſes maladies. S'il arrive qu'ils piquent l'eſtomac ou quelqu'un des inteſtins, les accidens deviennent très-prompts & funeſtes.

Souvent on ne s'en apperçoit que lorſqu'il n'eſt plus tems d'y pouvoir remédier, ce qui fait auſſi qu'on attribue quelquefois les accidens de certaines maladies à toute autre cauſe qu'aux vers. Le malade périt ſans qu'on ſçache pourquoi.

XV. OBSERVATION.

Apoplexie de sang & d'humeurs.

AU mois d'Avril 1750, je fus appellé pour la femme de M. de la Porte, Avocat au Parlement, rue de la Verrerie, à Paris. Elle étoit tombée en apoplexie le cinquième jour de sa couche: elle avoit non-seulement perdu la parole, mais elle étoit sans connoissance & sans sentiment, avec paralysie de tout un côté du corps, & la bouche de côté. Les vuidanges s'étoient arrêtées. Je lui ordonnai une saignée du pied, & lui donnai un vomitif. Elle eut une évacuation considérable d'humeurs bilieuses par le haut & par le bas. La connoissance lui revint avec le sentiment. Le pouls devint meilleur, néanmoins il étoit fiévreux. La malade ne pouvoit encore parler facilement. Elle tomba dans un sommeil léthargique. MM. Bourdelin & le Hoc, très-habiles Médecins de Paris, furent consultés, ils approuvèrent ce que j'avois déja fait,

& convinrent avec moi de la néceſſité de faire faire une ſeconde ſaignée du pied à la malade, & de lui donner un ſecond vomitif, deux heures après, ce qui opéra avec ſuccès. La malade évacua conſidérablement d'humeurs vertes ou porracées, par le haut & par le bas, la tête ſe débarraſſa entièrement, le ſommeil fut bon, les vuidanges reparurent un peu, la parole devint plus libre, le pouls s'éleva, la fièvre devint continue & putride. J'ordonnai à la malade une ptiſanne diaphorétique, avec la ſcorſonère, le chiendent & la régliſſe, & le ſel de duobus, parce qu'il ſe montroit un peu plus de tranſpiration, qui, dans ce cas, eſt très-utile à tous égards. La tranſpiration abondante évacue le lait & une partie des humeurs peccantes, elle ſupplée en partie aux évacuations utérines. La malade buvoit tous les jours trois pintes de ptiſanne au moins. Elle prenoit des lavemens émolliens, auxquels je fis ajouter les herbes hiſtériques & le miel mercuriel de tems en tems; par ce moyen les humeurs ſe trouvant détrempées, elles s'évacuèrent par le bas. La malade étoit au bouillon coupé pour toute nourriture ; le quattrième jour la fièvre diminua. Je la purgeai le cinq, parce que l'évacuation des vuidanges se faisoit peu, & qu'elles étoient très-pâles. Le huit je lui donnai une seconde purgation de deux onces de manne, avec l'alcanum duplicatum, dans un bouillon. La malade évacua par le bas beaucoup de matières bilieuses putrides & de forte odeur, comme précédemment. Je la purgeai encore deux jours après, ce qui fit cesser la fièvre. La malade se trouva assez bien. Je lui ordonnai des apozèmes amers, pour corriger le sang & les humeurs. La nature procura des sueurs. Je fis continuer l'usage de la boisson de la ptisanne, abondamment, pour les entretenir, & aussi des lavemens. Par-là le sang se trouva débarrassé des humeurs qui avoient occasionné la fièvre, de même que celles des premières voies qui s'évacuèrent aussi avec le lait. Le douzième jour la malade étoit hors de danger ; néanmoins sa bouche étoit encore de côté ; elle avoit même un peu de difficulté à parler & à remuer le bras & la jambe ; mais cela se rétablit dans la suite, avec l'usage des eaux minérales, & plusieurs purgations. Au bout de trois ſemaines cette Dame ſe leva ; elle pouvoit marcher, & ſe portoit très-bien. Elle fut parfaitement rétablie au bout de trois mois. Sa bouche s'eſt redreſſée, l'uſage du bras & de la jambe s'eſt remis parfaitement, de manière qu'il ne lui eſt reſté aucune indiſpoſition. Il y a actuellement dix ans, & elle n'a point eu de rechûte juſqu'à préſent, comme on voit que cela arrive ſouvent. J'en dirai les raiſons dans l'Obſervation ſuivante.

XVI. OBSERVATION.

Apopléxie d'humeurs.

PLuſieurs perſonnes retombent par leur faute, ou par celle de leur Médecin, en apoplexie, même juſqu'à quatre fois, & y périſſent pour n'avoir pas uſé de précautions.

EXEMPLE.

Une Dame étant tombée dans une attaque d'apopléxie d'humeurs, pour la première fois, elle étoit ſans connoiſſance, ſans ſentiment, ſans parole, la bouche de côté. Elle avoit un commencement de paralyſie de la moitié du corps d'un côté ; on appella ſon Médecin, qui la fit ſaigner, & lui ordonna l'émétique. La malade ſe tira d'affaire, elle prit quelques légères purgations, qui ne firent que blanchir, & ne l'évacuèrent qu'à demi, & lui laiſsèrent la plus grande partie de ſes humeurs, & par conſéquent la cauſe prochaine d'une ſeconde attaque d'apopléxie, qui eſt toujours plus dangereuſe que la première.

On n'auroit pas dû s'en tenir à une ſeule priſe d'émétique, ni à quelques légères médecines, dans une apoplexie d'humeurs, qui demande plus de précautions & plus d'évacuations par les purgations, que l'apoplexie ſanguine, ſur-tout quand il ſe rencontre des ſignes certains & évidens qu'il y a beaucoup d'humenrs, & que l'eſtomac & les premières voies n'ont pas été ſuffiſamment évacuées. C'eſt au Médecin à le bien connoître, & à prendre garde de ne s'y pas tromper. On doit réitérer l'émétique, ou autre doux vomitif, de même que les purgations, ſelon le be-

ſoin

ſoin & les circonſtances. La malade reſta une année dans cet état d'une fauſſe guériſon, pendant laquèlle cette Dame ſe plaignoit de tems en tems d'avoir des dégoûts, la bouche amère, l'eſtomac chargé, & la poitrine embarraſſée.

Elle me conſulta. Je lui conſeillai de prendre de l'ipecacuhana, parce que j'avois remarqué qu'elle avoit beaucoup de pituite, de phlegmes dans la poitrine, & des glaires dans l'eſtomac. Je lui dis qu'elle devoit ſe purger à fond, & prendre pluſieurs médecines. Elle me dit que ſon Médecin ne le croyoit pas néceſſaire. Je ne pouvois comprendre pour quelle raiſon il négligeoit de purger amplement cette femme qui étoit forte, robuſte, & d'un bon tempérament. Je lui dis que cette négligence l'expoſoit à une rechûte. Le Médecin & la Dame n'ouvrirent point les yeux. Elle ſe purgeoit ſeulement de tems en tems avec une légère médecine. Les humeurs s'accumulèrent, & ſe déposèrent ſur la poitrine, lui occaſionnèrent un rhume qui dégénera en une péripneumonie lymphatique pendant deux mois, ce qui fut ſuivi de fièvre & d'oppreſſion aſſez conſidérable. Elle avoit la bouche amère, l'estomac étoit chargé, elle sentoit des secousses dans la poitrine, ou mouvemens spasmodiques dans les nerfs du poumon, occasionnés par l'engorgement & la plénitude des vésicules bronchiques qui contenoient beaucoup de phlegmes & de pituite âcre. Le genre nerveux étoit agacé. Elle m'envoya chercher. Je la fis saigner du bras, elle s'en trouva très-soulagée, l'oppression se dissipa; elle crachoit plus aisément & plus abondamment des phlegmes épais & bilieux. Le sang étoit très-mauvais, & annonçoit une cacochymie générale d'humeurs. J'aurois souhaité qu'on eût réitéré la saignée pour procurer un dégagement plus parfait. Je conseillai l'ipécacuhana pour le lendemain, parce que la malade continuoit d'avoir la bouche amère, & qu'elle avoit des envies de vomir. Son Médecin vint la voir, il s'opposa à tout ce que j'avois proposé; au lieu d'ipécacuhana, il lui ordonna une légère médecine, & lui permit de manger & de vivre à son ordinaire, parce que la fièvre avoit cessé. Le Médecin & la malade, aussi bien que ses parens, crurent qu'elle étoit hors de tout danger, &

que je m'étois trompé, parce que je n'avois pû m'empêcher de prédire à cette femme sa fin prochaine, & de l'avertir de mettre ordre à ses affaires, en lui représentant sa négligence & celle de son Médecin. La malade & sa famille ne s'apperçurent pas que c'étoit un feu qui couvoit sous la cendre, & que ce n'étoit qu'une fausse guérison. Ils demeurèrent dans une parfaite tranquillité pendant quatre jours : mais ils furent bien étonnés le cinquième, lorsqu'à six heures du matin cette Dame eut une rechûte. Elle tomba dans une attaque d'apoplexie des plus violentes, accompagnée d'une paralysie de tout le corps, la langue dans un mouvement convulsif s'allongea, & fut pincée entre les dents. La malade étoit sans parole & sans connoissance. Son Médecin la fit saigner du bras & du pied, & appliquer des vessicatoires aux jambes. Il lui fit donner pour tout remède un lavement & de l'émétique, grain à grain, dont elle ne prit qu'un; elle vomit une gorgée de bile; elle resta quatre jours en cet état, & mourut.

RÉFLEXION.

La conduite qu'on a tenue dans le traitement de la seconde attaque de cette maladie, me paroît singulière. On auroit dû donner l'émétique à la malade en plus grande dose, & non pas par grain, & des lavemens irritans pour la faire évacuer. Je fus voir la malade le lendemain, on me dit qu'après qu'elle eut pris un seul grain d'émétique, des six qu'on avoit ordonné, la malade avoit vomi une gorgée de bile; la nature ne demandoit qu'à s'évacuer & d'être soulagée, on en resta là. Je conseillai de lui donner les cinq grains d'émétique à la fois, & plusieurs lavemens, si le remède n'opéroit pas suffisamment. Les parens me dirent que le Médecin trouvoit que tous les remèdes seroient inutiles, que la malade n'en pouvoit réchapper. On ne voulut point l'essayer.

Pour moi, ayant été appellé pour pareil accident, & après avoir donné six grains d'émétique à des personnes qui ne donnoient presqu'aucun signe de vie, ni d'apparence de se tirer d'affaire, la première dose d'émétique n'ayant pas opéré, j'en ai donné une ſeconde deux heures après la première, ce qui n'opérant point encore, malgré les lavemens irritans que j'avois ordonné, j'en donnai une troiſième doſe deux heures après la ſeconde. Car, dans ce cas, il faut tout tenter, & ne pas trop différer. J'ai eu la ſatisfaction de voir le remède opérer, & le malade évacuer conſidérablement par le bas, ſans vomir, après avoir pris quinze grains d'émétique, en trois priſes, du matin au ſoir, & quelquefois je l'ai fait prendre dans l'eſpace de huit heures de tems, de même que pluſieurs lavemens; ce qui a rendu la vie & la ſanté à des malades dont on déſeſpéroit, & qu'on parloit d'enterrer.

On ne doit pas regarder comme déſeſpérés, ou comme morts, des malades qu'on pourroit encore réchapper en riſquant quelque choſe. Quel danger de faire une tentative ſur des perſonnes qui mourroient aſſurément, ſi on ne forçoit pas la nature de ſe dégager par des remèdes violens! On n'a aucun reproche à ſe faire, & on leur rend la vie. *Ad extremos morbos, extrema remedia, exquiſitè optima.* Hippocr. Aphor. 6. Sect. 1.

XVII. OBSERVATION.

Apoplexie de sang & d'humeurs, suivie d'un accès de goutte.

EN 1759, au mois d'Avril, je fus appellé pour M. Foesnard, Greffier au Parlement, âgé de soixante-quinze ans. Il étoit tombé dans une attaque d'apoplexie ; il avoit le pouls plein, dur, intermittent & embarrassé ; il étoit absorbé, & comme en léthargie ; il avoit la langue épaisse, & de la difficulté à parler, & une paralysie incomplette de la moitié du corps, d'un côté ; il ne pouvoit remuer facilement le bras ni la jambe. J'ordonnai qu'il fût d'abord saigné du bras, & du pied le lendemain, & lui donnai l'émétique quatre heures après. Il évacua considérablement d'humeurs par le haut & par le bas, ce qui débarrassa la tête, dissipa le sommeil léthargique, dégagea le pouls, & lui rendit aussitôt l'usage des membres & la liberté de la parole. Il eut beaucoup de transpiration ; & ensuite des sueurs.

Je le mis au bouillon. Le troiſième jour je lui ordonnai des lavemens & une ptiſanne diaphorétique & apéritive avec la ſcorſonère. Il but abondamment, ce qui détrempa les humeurs & entretint les ſueurs. Le quatrième jour je lui ordonnai une médecine, il évacua beaucoup de bile par le bas. Les ſueurs continuèrent, & furent très-abondantes, ce qui rétablit le cours des eſprits dans les nerfs, remit en liberté les fonctions générales du corps & de l'œconomie animale, & rendit la ſanté au malade en ſix jours. Je continuai de lui faire donner des lavemens émolliens, matin & ſoir, & de la ptiſanne abondamment.

Le ſix, le malade fut purgé, & hors de tout danger. Il étoit en état de ſe lever.

Le ſept, la goutte le prit ſur le pied avec enflure, rougeur, & douleur ſupportable, & qu'on adouciſſoit avec des cataplaſmes anodins trois fois par jour, & autant la nuit. Le malade étoit ſans fièvre, dans ce cas je ne fis autre choſe que de lui continuer l'uſage des lavemens, la boiſſon & la dière. Néanmoins je lui fis donner une soupe à midi ; parce qu'il avoit appétit. Le malade se trouvoit très-bien. Cinq à six jours après, la goutte se dissipa. Le malade se leva. Je lui permis la viande blanche. Je le purgeai quelques jours après avec de la casse dans du petit lait, il continua de prendre des lavemens de tems en tems. La troisième semaine de la maladie il prit une médecine qui le purgea très-bien, ensuite de quoi il se porta à merveille. Il vécut à son ordinaire, & vacqua à ses affaires. Comme le malade avoit la tête un peu foible, il fit usage des eaux minérales avec le sel de seignette, qui lui firent encore assez évacuer d'humeurs bilieuses ; sa tête se remit entièrement. Je lui conseillai de boire peu de vin à cause de la goutte, de prendre médecine tous les trois mois, & l'ipécacuhana de tems en tems pour vuider l'estomac, parce qu'il s'y amassoit des glaires, & afin de le précautionner contre la rechûte, ou d'éviter une nouvelle attaque d'apoplexie, ce qu'il négligea, comme font la plûpart de ceux qui y sont déja tombés, & qui oublient leurs maux, dès que le danger est passé. Je lui conseillai aussi de ne point manger de viande le soir, d'éviter les ragoûts, les viandes salées, & épicées, la salade & le fruit crud, d'user un peu de laitage, puisque son estomac s'en accommodoit, & qu'il le digéroit bien, afin d'adoucir le sang, & de corriger l'humeur de la goutte.

Ce malade, deux ans avant cette attaque d'apoplexie, y étoit tombé deux fois, dont on l'avoit tiré très-heureusement. Un an après que je l'eus délivré de celle-ci, il est retombé par sa faute dans une quatrième attaque d'apoplexie, purement humorale, dont je l'ai traité & tiré d'affaire en trois jours; en voici l'Observation à la suite de la Réflexion suivante.

RÉFLEXION.

Une attaque d'apoplexie peut se trouver jointe à la goutte remontée ; c'est-à-dire, que l'humeur de la goutte peut se porter dans la poitrine, & affecter les parties précordiales & le poumon, ou à la tête, & affecter particulièrement le cerveau. C'est un accident très-fâcheux ; il peut non-seulement se rencontrer avec une disposition ou une attaque d'apoplexie, mais aussi l'occasionner.

Voici comme je me suis conduit en pareille occasion, comme dans toute autre, où il se trouve que deux maladies règnent ensemble, on doit toujours commencer par attaquer celle dont les accidens paroissent presser le plus, & avoir besoin de plus prompts secours ; tels, par exemple, que des signes évidens d'une attaque d'apoplexie de sang, ou d'humeurs, joint à une goutte remontée. Dans ce cas, je me conduis conformément aux accidens & aux circonstances ; c'est-à-dire, que dans ceux qui sont menacés d'apoplexie par la goutte remontée, & qui n'ont pas une parfaite connoissance, qui ont la langue épaisse & embarrassée, de la difficulté à parler, & à mouvoir les membres, sans aucune apparence de plénitude du sang ou d'humeurs, je commence par faire saigner du bras le malade, & ensuite du pied, dans le même jour. Quoique la saignée paroisse contraire à cette maladie, j'ai remarqué qu'aussitôt après la première saignée la connoissance & la parole étoient plus libres, le malade avoit plus de facilité à mouvoir la langue & les membres, & sur-tout après la seconde saignée qu'on avoit faite au pied. Je lui donne un vomitif doux, s'il est besoin, avec l'ipécacuhana, ptisanne céphalique, potions, & autres remèdes. Je fais donner des lavemens au malade pour vuider les premières voies, & appliquer des topiques actifs sur la partie sur laquelle la goutte a paru vouloir se montrer ou se fixer; c'est-à-dire, sur le pied, sur le genou, ou sur la main, afin de débarrasser la tête, & d'attirer l'humeur de la goutte sur les parties basses ou aux extrémités; ensuite j'évacue le malade par le bas, ou un peu par le haut, s'il est besoin; par ce moyen le malade se trouve délivré du danger, la goutte est détournée, ses accidens se dissipent peu à peu, ou elle se manifeste sur les parties que j'ai dit. C'est aussi ce que j'ai vû pratiquer à Paris, avec succès, par d'habiles Médecins. Ou, si un goutteux se trouve attaqué d'apoplexie de sang, ou d'humeurs tout ensemble, je fais répéter la saignée du pied, s'il est besoin, je donne aussitôt au malade un vomitif, & j'administre les remèdes tels que je ferois à tout autre apoplectique qui ne seroit point goutteux, ni disposé à la goutte remontée. De cette manière on combat les accidens de l'apoplexie, on détourne & on attire vers le bas la goutte remontée ; s'il arrive qu'elle se trouve jointe à l'apoplexie, c'est le plus sûr moyen de pouvoir tirer d'affaire le malade, & non pas de l'abandonner, & de le laisser en péril, en négligeant ou en hésitant de lui procurer les secours & les remèdes nécessaires, parce qu'il est goutteux, ou parce qu'on soupçonne une goutte remontée, ce que j'ai vû arriver à quelques-uns, & comme il arrive encore tous les jours que les moindres indispositions sont quelquefois négligées, parce que le malade est sujet à la goutte, & qu'on craint de la rappeller en faisant quelques remèdes.

XVIII. OBSERVATION.

Sur une attaque d'apoplexie d'humeurs.

MAdame Foeſnard m'envoya chercher pour voir ſon mari qui étoit tombé dans une attaque d'apoplexie d'humeurs, ce qui avoit été précédé de ſignes apparens qu'on avoit négligés, & qui auroient dû la faire éviter ; c'eſt-à-dire, qu'il avoit eu la tête embarraſſée, des abſences, il ne pouvoit s'empêcher de dormir auſſitôt après le repas, il ne pouvoit ſoutenir la moindre converſation ; il avoit du dégoût, la bouche amère, & le dévoiement de tems en tems ; ſon eſtomac étoit ſurchargé, il étoit rempli d'humeurs, il faiſoit une mauvaiſe digeſtion. On négligea de m'en parler, & d'y faire quelques remèdes. Au bout d'un mois il tomba dans une attaque d'apoplexie d'humeurs. Je trouvai que le malade avoit la tête embarraſſée, la langue épaiſſe, il avoit beaucoup de difficulté à parler & à s'énoncer, & de la difficulté à mouvoir le bras & la jambe d'un côté; il étoit un peu absorbé, le pouls étoit comme dans son état naturel, & sans aucune plénitude; c'étoit une apoplexie incomplette d'humeurs. Je ne le fis point saigner, je lui fis donner deux lavemens émolliens & purgatifs, il rendit plus de trois pintes d'humeurs bilieuses, putrides & de forte odeur; je m'apperçus qu'il avoit l'estomac chargé, il avoit des renvois, il rendoit des phlegmes épais par la bouche, ce qui le suffoquoit. Je lui donnai d'abord l'ipécacuhana, il vomit beaucoup de phlegmes & de glaires mêlés de bile, ce qui débarrassa l'estomac & la tête, lui rendit la présence d'esprit & la parole, de même que le mouvement dans les membres. Le lendemain matin je lui redonnai encore une prise d'ipécacuhana, qui le fit vomir une fois, & aller du ventre, il rendit par le bas beaucoup d'humeurs bilieuses putrides, & de forte odeur; il se trouva si bien dès le soir, que je le trouvai levé, & auprès de son feu. Je lui fis donner des lavemens, il étoit au bouillon, je le purgeai dans la suite trois ou quatre fois, il but beaucoup de prisanne, & observa la diète pendant quelques jours.

Je le tirai de cet accident ſans le ſecours de la ſaignée. Huit jours après il ſe portoit très-bien.

REMARQUES.

Dans l'attaque de l'apoplexie de ſang & d'humeurs tout enſemble, le pouls eſt dur, plein & élevé, comme dans celle qui n'eſt ſimplement occaſionnée que par la plénitude du ſang dans les vaiſſeaux, & qui, pour cette raiſon, eſt appellée apoplexie de ſang. Dans celle qui eſt accompagnée de l'humeur de la goutte, j'ai obſervé que le pouls du malade eſt plein, dur & intermittent, & qu'après que la goutte eſt calmée, le pouls eſt bien réglé, & dans ſon état naturel. Dans celle qui n'eſt ſimplement qu'humorale, & occaſionnée par une plénitude générale d'humeurs, ou particulière, qui règnent dans l'eſtomac & dans les premières voies, ou même dans le cerveau, le pouls, pour l'ordinaire, eſt foible, languiſſant, ou comme dans ſon état naturel, particulièrement ſi l'apoplexie n'eſt qu'incomplette. Pour l'apoplexie d'humeurs, la ſaignée eſt inutile, & même préjudiciable, au ſentiment de pluſieurs Médecins, qui recommandent particulièrement de vuider d'abord l'eſtomac & les premières voies, & comme ces différences de cauſes & de ſignes ne doivent pas être négligées pour le traitement, de même que la différence d'âge ou de tempérament. Dans toutes ſortes d'apoplexies on doit ménager les vieillards plus que les jeunes, les tempéramens foibles plus que les robuſtes & ſanguins, pour ne pas accabler la nature ſans une grande néceſſité, à moins que la maladie & un danger évident ne l'exigent. Cette ſorte de maladie ne ſouffre aucun retardement, il faut plutôt tout riſquer que de laiſſer périr le malade.

XIX. OBSERVATION.

Apoplexie de ſang.

EN 1750 je fus voir un homme, âgé de quatre-vingt-deux ans, attaqué d'une apoplexie de ſang. Il étoit ſans connoiſſance & ſans ſentiment. Il avoit le pouls très-élevé, dur & fort plein. Le malade étoit robuſte, gros, replet, & très-ſanguin. Il fut d'abord ſaigné du pied copieuſement. Je lui donnai ſix grains d'émétique, qui ne firent aucune évacuation, malgré deux lavemens purgatifs qu'il prit une heure après. Je lui donnai ſix autres grains d'émétique deux heures après la première priſe. L'émétique fit ſon effet par le bas, ſans faire vomir le malade. Il évacua beaucoup. La parole, la connoiſſance, le ſentiment & le mouvement revinrent d'abord.

Il n'eſt pas toujours beſoin que le malade vomiſſe, pourvû que les évacuations ſe faſſent, la nature s'en trouve toujours dégagée, & le malade ſoulagé. Comme la ſaignée n'avoit aucunement affoibli le malade, que le pouls étoit encore fort plein, je lui ordonnai une ſeconde ſaignée du pied le lendemain, & le purgeai le troiſième jour. Je lui fis prendre des lavemens, & boire beaucoup de ptiſanne pour laver le ſang, détremper & faire couler les humeurs. Le malade alla toujours mieux, & ſe porta bien au bout de douze jours. Il fut encore purgé deux fois.

Cette ſorte d'apoplexie n'exige pas autant d'évacuations par les purgations que l'apoplexie d'humeurs ou de ſang tout enſemble.

REMARQUE.

Les malades que j'ai traités & guéris de l'apoplexie de sang ou d'humeurs tout ensemble, n'ont point été sujets à la rechûte, lorsqu'ils ont observé exactement le régime & les précautions que je leur ai prescrit. On peut s'en préserver ou l'éviter, sur-tout quand on y est déja tombé. Plusieurs le font avec succès, & sont, pour ainsi dire, leur Médecin. C'est d'observer un bon régime, & d'user de certaines précautions & de remèdes, sans attendre l'extrémité ; c'est-à-dire, qu'au moindre signe qui annonce la plénitude du sang dans les vaisseaux, ou celle des humeurs dans les premières voies, ou même dans l'estomac, il faut avoir soin de les détourner, & les faire évacuer par la saignée & par la purgation ; on se purgera par le haut ou par le bas, selon le besoin & les circonstances qui indiqueront s'il faut se servir de l'un ou de l'autre de ces remèdes. Par-là le malade se mettra à l'abri de tout accident, c'est le meilleur remède & le plus sûr préservatif qu'on puisse employer.

AUTRE REMARQUE *sur le même sujet.*

Les signes de l'apoplexie & de la paralysie ne sont pas toujours sûrs, ni évidens, ils peuvent être confondus & se rencontrer avec les signes, les accidens & la cause d'autres maladies. Les signes les plus ordinaires d'une prochaine attaque d'apoplexie sont, la trop grande plénitude du sang & des humeurs en général, ou celle de l'estomac & des premières voies, des engourdissemens dans les mains, la pesanteur de tête, les étourdissemens, l'accablement & l'envie de dormir après le repas, les absences, les vertiges, la stupeur, ou défaut d'une parfaite sensation, ou de mouvement en quelque partie, la difficulté de parler, la langue épaisse ou embarrassée ; la surabondance de la pituite dans le cerveau, peut occasionner l'apoplexie ; celle-ci est très-fâcheuse ; le plus souvent elle est mortelle. La goutte remontée, une excroissance charnue ou polypeuse dans le cœur, ou dans les sinus du cerveau, ou même dans quelques vaisseaux, peut aussi occasionner une attaque d'apoplexie ; celle-ci est hors de tout secours, on ne peut la prévenir ; au lieu que les autres peuvent être détournées, ou prévenues. Il est bien rare qu'on soit attaqué d'apoplexie, sans avoir apperçu quelques-uns de ses signes, ou ressenti auparavant quelques-unes de ses indispositions, si on y fait un peu d'attention ; c'est pourquoi ceux qui y sont déja tombés, doivent d'autant plus les observer. Il n'est pas nécessaire que plusieurs signes se rencontrent ensemble, un seul suffit pour donner de la méfiance, & pour qu'on doive user de précaution, & consulter son Médecin. Cela mérite bien d'y faire quelque attention, puisqu'il s'agit de la vie, ou de rester perclus & infirme le reste de ses jours: On n'en voit arriver que trop d'exemples. Chaque année nous rappelle un grand nombre de ceux qui y périssent.

EXEMPLES.

En 1752, la gouvernante de M. Royer, Chanoine à Dijon, me consulta. Elle avoit des engourdissemens dans les mains, & des signes de plénitude. Je lui dis qu'elle devoit se faire saigner sur le champ, & ensuite se purger, qu'elle étoit en danger de tomber dans une attaque d'apoplexie. Elle négligea de le faire, & mourut la nuit suivante.

En 1760, au mois de Février, un Chanoine de Toul, logé à l'Hôtel du S. Esprit, dans la Cité, me parla de quelques-unes de ses indispositions; j'apperçus dans sa physionomie & dans ses yeux que la plénitude du sang dominoit beaucoup chez lui, & qu'il avoit besoin d'être saigné pour éviter l'apoplexie. Il en badina, de même que ses amis qui étoient présens, qui me dirent que le Chanoine devoit garder cette saignée pour une meilleure occasion; qu'il paroissoit avoir une santé vigoureuse, & l'air de faire l'épitaphe du genre humain. La nuit suivante ce Chanoine fut attaqué de symptômes d'apoplexie de sang. Il avoit des engourdissemens, de la difficulté à mouvoir les membres de tout un côté, la langue épaisse, & de la difficulté à parler. Il se leva, saisi de crainte, & se fit saigner du pied le lendemain matin.

Une Dame avoit le petit doigt d'une main plié depuis huit jours, il étoit sans mouvement & engourdi. Un habile Médecin de Paris lui conseilla de se faire saigner du bras & du pied. Il regardoit cet accident comme un symptôme d'une prochaine attaque d'apoplexie.

En 1760, une Dame me consulta. Elle avoit depuis huit jours le pouce d'une main sans mouvement & sans sentiment ; il étoit enflé & sans rougeur, elle sentoit aussi un engourdissement & un froid dans les autres doigts de la main. Elle négligea de se faire saigner. Trois jours après elle s'apperçut que son pouce se fermoit de lui-même avec douleur, en manière de convulsion ou de crampe. Dans le moment elle tomba en paralysie de la moitié du corps d'un côté.

En 1758, le P. Vassale, Jacobin de la rue S. Dominique, à Paris, descendant d'un carrosse, se sentit surpris d'un tremblement dans les jambes, qui l'obligeoit de marcher vîte malgré lui. Ayant fait quelque chemin, il tomba dans une attaque de paralysie incomplette, accompagnée d'un tremblement universel dans les membres, ce qui fut précédé de différens accidens qu'il négligea.

On ne doit pas prendre une maladie pour une autre.

EXEMPLE.

Un Ouvrier se plaignoit d'un froid & d'un engourdissement dans la main; elle étoit sans mouvement & sans sentiment. M. Boudou, premier Chirurgien de l'Hôtel-Dieu de Paris, le questionna bien, il reconnut que cela venoit de froid, que la main étoit gelée. Il lui ordonna de la tremper deux fois par jour dans de l'esprit de térébenthine bien chaud, de l'envelopper de compresses trempées dans de l'eau-de-vie camphrée bien chaude, de se faire saigner de l'autre bras, & de se purger. Il fut guéri par ce moyen.

Ce remède réussit de même pour les pieds gelés.

XX. OBSERVATION.

Fluxion froide au cerveau, péripneumonie lymphatique.

EN 1744, un Médecin de Dusseldorp fut attaqué d'une fluxion froide dans le cerveau, accompagnée d'un rhume de poitrine, & qui fut suivi d'une péripneumonie lymphatique, d'une fièvre continue, & d'une toux très-violente & convulsive, occasionnée par l'acrimonie des humeurs, ce qui irritoit les nerfs, & causoit des mouvemens spasmodiques dans la poitrine & dans le bas-ventre.

Cette maladie arrivée à un degré aussi violent, & accompagnée de tant d'accidens, comme on verra, est assez rare. Elle n'arrive ordinairement que par la plénitude, & par la mauvaise qualité des humeurs, joint à l'interruption d'une partie de la transpiration, & sur-tout de celle qui se fait à la tête & aux pieds, & qui rentrant dans le sang, se dépose dans le cerveau, & ensuite dans la poitrine, à cause qu'il se porte naturelle-

ment

ment beaucoup d'humidité dans ces parties. Cette maladie commença par un frisson qui fut suivi de fièvre continue. Le malade avoit une petite toux sèche, accompagnée de mal de tête, de dégoût, & d'un écoulement continuel de pituite par le nez.

Je lui ordonnai une diète convenable, & que le bouillon ne fût point salé, & une ptisanne béchique avec le miel blanc, une potion huileuse avec le spermaceti, le kermès minéral, le safran oriental, & le syrop de coquelicot, & deux lavemens par jour.

Je saignai le malade deux fois du bras ; son sang se trouva fort chargé d'humeurs ; la toux augmenta, & fut accompagnée d'accès très-violens. La pituite couloit beaucoup par le nez & par les yeux ; le malade avoit un larmoyement continuel. Le cinq, la fièvre augmenta, avec redoublement, je le saignai du pied. Le malade crachoit beaucoup de phlegmes & d'humidités âcres, il remplissoit cinq à six serviettes par jour ; il avoit le visage bouffi. Il ressentoit un froid considérable à la tête, & particulièrement au sommet, & qu'on ne pouvoit réchauffer que par le moyen d'un couvercle de terre, qu'on faisoit chauffer au feu très-souvent, & qu'on enveloppoit ensuite dans un linge, & on l'appliquoit sur le sommet de la tête. Le huitième jour je lui donnai un vomitif, parce qu'il arrive toujours dans ces maladies que la pituite se dépose aussi dans l'estomac, ce qui occasionne le dégoût pour tout aliment, & dont le rhume est ordinairement accompagné.

Le malade évacua assez par le haut & par le bas. Je le purgeai aussi deux jours après. Il se trouva soulagé. La nature poussa à la circonférence du corps, & procura des sueurs abondantes, qui enlevèrent une grande partie des humeurs peccantes, & qui s'évacuèrent par les mêmes voies par lesquelles elles avoient rentré dans la masse du sang. Le malade mouilloit quatre chemises par jour & tout son linge qu'on étoit obligé de lui changer. Je le purgeai encore plusieurs fois. Il évacua beaucoup d'humeurs bilieuses & glaireuses, ce qui diminua la fièvre, & fit cesser le redoublement.

Et afin de réjouir & de fortifier le cerveau, & de dissiper les humidités, je fis faire usage au malade de fumigations aromatiques, & appliquer sur la tête un bonnet piqué, & garni d'aromates en poudre, & qu'on expose auparavant à la fumigation, ce qu'on fait deux fois par jour. On coupe les cheveux, & avant que d'appliquer le bonnet, on frotte la tête avec des linges chauds & de l'eau-de-vie de lavande, afin d'ouvrir les pores de la peau, & de les disposer à recevoir les parties volatiles aromatiques, qui pénètrent jusques dans le cerveau, ce qui fait dissoudre & évacuer la pituite condensée, fortifie les nerfs & réjouit le cerveau, comme j'ai dit. On parfume aussi le bonnet de nuit, & une serviette qui couvre la tête du malade en manière de camail ou de domino. On trouvera la composition de ces remèdes ci-après, Observation XXV.

Je fis faire usage au malade d'un tabac céphalique composé, & de sternutatoires. Je lui donnai aussi une prise d'ipécacuhana, parce que dans ces maladies ce remède procure toujours du soulagement, & fait un effet admirable; il est d'un grand secours, & mérite la préférence sur tout autre vomitif, pour évacuer la pituite de l'estomac, sans fatiguer le malade. Après avoir évacué la plus grande partie des humeurs, j'ajoutai à la potion béchique les gouttes anodines & l'antimoine diaphorétique, pour calmer la violence de la toux, les secousses, & les mouvemens spasmodiques des nerfs, & entretenir les sueurs, ce qui procura du sommeil au malade, & un grand soulagement. Les accès de la toux étoient si considérables au commencement, que le malade à chaque accès, sentoit des douleurs & des secousses si violentes dans la poitrine & dans tout le bas-ventre, pendant une demie-heure que l'accès duroit, qu'il lui sembloit qu'on lui arrachoit tous les viscères, & à chaque accès, le malade remplissoit deux serviettes de phlegmes mousseux. Il s'appercevoit aussi que pendant l'accès, la pituite descendoit de la tête comme une espèce de pluie, & lui tomboit dans la gorge, ce qui, joint à celle qui venoit aussi de la poitrine, & qui lui remplissoit la bouche, lui faisoit, pour ainsi dire, perdre la respiration, & il se sentoit prêt de suffoquer, ce qui lui arrivoit tous les soirs : c'est ce qui fit que je donnai au malade une dose de gouttes anodines tous les soirs, & avant l'accès, dans une cuillerée de syrop de coquelicot, parce que la toux, comme j'ai dit, étoit plus violente le soir ou la nuit, que dans la journée. La première dose de ce remède fit un si bon effet, que l'accès manqua, de manière que le malade dormit toute la nuit sans se ressentir de la toux; il arrivoit aussi que le malade se trouvoit tout mouillé à son réveil, & qu'il falloit le changer de tout son linge.

En donnant ce remède, il faut user de précaution, de peur d'augmenter le mal; c'est-à-dire, de peur qu'il ne suspende les évacuations universelles par la continuité. Il faut avoir soin de les entretenir par l'usage des diaphorétiques, l'abondance de la boisson, les lavemens & les purgations.

Le vingt-cinquième jour de la maladie les crachats étoient plus ou moins épais, bilieux, & verdâtres, cela n'arrivoit qu'à proportion que la bile s'y mêloit, ou qu'ils avoient plus ou moins séjourné dans les bronches du poumon. Cette espèce d'expectoration continua jusqu'à la fin de la maladie. Le malade croyoit qu'il étoit pulmonique.

Pour moi, je ne regarde cela que comme une suite de la bile dominante dans le sang, & qui se joignant à l'humeur pituiteuse, passe par les glandes du poumon, ce qui peut aussi arriver par toute autre voie, ou qu'elle se joigne à d'autres humeurs, si l'analogie se rencontroit de même. La quatrième semaine je mis le malade à l'usage des bouillons pectoraux, avec le mou de veau. Je lui permis la crême de ris dans le bouillon. Je le purgeai encore deux fois. La fièvre cessa & la toux aussi. Quelques jours après, le froid de la tête & les sueurs, cessèrent de même. Le malade avoit de l'appétit, & dormoit très-bien. Les crachats devinrent de couleur & de consistance naturelle. Je le mis à l'usage de la viande blanche. Il eut des aigreurs à cause de quelque reste d'humeurs dans l'estomac qu'il falloit encore évacuer. Je lui donnai une prise d'ipécacuhana. Le lendemain la digestion se fit très-bien, le malade alla tous les jours mieux, & fut entièrement rétabli à la fin de la sixième semaine. Il lui survint une légère suppuration derrière les oreilles, qui se sécha au bout d'un mois, & après l'avoir encore purgé deux fois.

RÉFLEXION.

J'ai remarqué qu'on ne sçauroit assez

purger à fond ses malades, parce que sur la fin de ces maladies, & aussi dans la convalescence, ou dans le tems qu'on croit avoir suffisamment évacué les humeurs; on s'apperçoit que cinq ou six jours après leur avoir donné une purgation, le malade rend avec les lavemens, & fait de nouvelles évacuations de bile noirâtre & putride, assez abondamment, & de forte odeur, & comme dans le courant de la maladie. J'ai toujours regardé ces sortes d'évacuations sur la fin des maladies, comme une suite de la dépuration du sang, qui se fait par les glandes des intestins dans le canal intestinal; ce qui nous fait connoître qu'on doit encore évacuer les malades, jusqu'à ce que les matières soient devenues de couleur, d'odeur & de consistance naturelle. C'est la raison qui faisoit que MM. Chirac, Dumoulin, & Sylva, & autres très-habiles Médecins, avoient toujours l'attention de s'informer & d'examiner avec soin les évacuations des malades, même dans la convalescence; ils ne s'arrêtoient pas aux seules apparences de la guérison. Ils vouloient s'en assurer, & voir si les malades étoient parfaitement guéris, ou s'ils avoient encore beſoin de quelques remèdes.

J'ai obſervé que la couleur des crachats jaunes ou verdâtres, ne doit point en impoſer, comme j'ai dit ; les crachats noirs ou noirâtres, dans les maladies de poitrine, ſont à la vérité les plus mauvais, ſi cela vient par le mauvais état du poumon. Néanmoins il faut avouer que quelques Médecins s'y ſont trompés, en attribuant à une cauſe interne, ce qui ne venoit que d'un ſimple accident de cauſe externe, occaſionné ſeulement par l'uſage continuel de la lumière dans la chambre du malade, comme celui d'une lampe ou de la chandelle, qui exhale & répand une fumée graſſe & groſſière parmi l'air de la chambre, & que le malade reſpire. Cet air entrant dans les bronches du poumon, ſe joint aux crachats ou aux matières que le malade rend par l'expectoration, & les noircit, dans les maladies de la poitrine; j'ai vû arriver pareille choſe même à des perſonnes en ſanté, & à d'autres pendant leurs maladies, & qu'on traitoit de pulmoniques, ou de poitrinaires, à cauſe qu'on n'y faiſoit pas plus d'attention. On en voit auſſi qui quatre mois après être bien rétablis de certaines maladies de poitrine, comme le rhume, rendent encore de petits flocons de pituite durs & noirs, qui ont resté aussi long-tems dans les bronches du poumon, sans avoir pû sortir, ou s'évacuer plutôt.

XXI. OBSERVATION.

Rhume de poitrine, communément dit coqueluche.

En 1759 je vis un enfant de douze ans qui avoit un rhume de poitrine, accompagné d'une toux convulsive, & par intervalle, le jour & la nuit, ce qui lui occasionnoit des saignemens de nez, & des mouvemens spasmodiques dans la poitrine, au visage & dans les yeux, & aussi le hoquet de tems en tems, à la fin de l'accès de la toux. Il avoit une petite fièvre continue, & des sueurs la nuit, du dégoût & la bouche amère. Je lui ordonnai une saignée du pied, & une prisanne béchique, une potion huileuse avec le syrop de coquelicot, & des lavemens. Je recommandai que le bouillon ne fût point ſalé. Le ſaignement de nez s'arrêta après la ſaignée. Le quatrième jour je lui donnai une priſe d'ipécacuhana ; il vomit ſans efforts beaucoup de phlegmes & de glaires, & en rendit encore davantage par le bas, mêlés de bile. Deux jours après je le purgeai. Le huitième jour je lui fis prendre des gouttes anodines le ſoir, dans une cuillerée de ſyrop. La toux ſe calma un peu, & la fièvre auſſi. Le hoquet ceſſa.

Comme les ſueurs continuoient, je lui donnai du ſafran oriental en manière de thé. J'ajoûtai à la priſanne la racine de ſcorſonère, & le ſyrop de guimauve. Je purgeai encore le malade deux fois ; je fis ajoûter la crême de ris dans le bouillon. Le douze la fièvre & la toux convulſive ceſsèrent tout-à-fait ; néanmoins le malade avoit de tems en tems une petite toux sèche & ſymptomatique, ſans fièvre. Je lui donnai encore une priſe d'ipécacuhana, il vomit autant de phlegmes que la première fois ; c'eſt-à-dire, environ plein une jatte, & d'une conſiſtance ſemblable à des blancs d'œufs, ce qui fit ceſſer la toux. Quelques-uns auroient pensé que cette petite toux n'étoit occasionnée que par l'âcreté des humeurs, & que l'usage du lait y convenoit beaucoup mieux que le vomitif. Je pensai au contraire qu'il auroit été préjudiciable. Il auroit augmenté les humidités & les glaires qui se déposoient dans l'estomac, & qui, par cette raison, en auroit fait une mauvaise digestion, ce qui auroit pû aussi rappeller la fièvre, ou occasionner un dévoiement. Je mis le malade à l'usage de la viande blanche & de l'eau de ris, j'y ajoûtai de la canelle en bâton. Il faut remarquer que dans la suite, cette petite toux sèche se renouvella tous les quinze jours, sans cela le malade étoit fort bien, & sans fièvre; il avoit bon appétit: mais de tems en tems il avoit les paupières un peu bouffies, c'étoit un signe & un indice, joint à la toux, que les humeurs étoient amassées, & qu'il falloit évacuer l'estomac. Je lui donnai une petite dose d'ipécacuhana, ce qui lui faisoit rendre sans efforts la même quantité de phlegmes & d'humeurs glaireuses, comme auparavant; par ce moyen la toux & la bouffisure des paupières se dissipoient dans le même jour.

Cet indice & l'accident de la toux dans la suite, se renouvelloient tous les mois, ou toutes les trois semaines, ce qui a duré pendant plus de cinq mois. Le malade a pris pendant ce tems douze prises d'ipécacuhana au moins, & quelques purgations ; par ce moyen la masse du sang s'est entièrement débarrassée de cette surabondance d'humidités qu'elle contenoit, & qu'elle déposoit dans l'estomac & dans les intestins, par les glandes de ces parties. Cette humeur s'étant évacuée entièrement, la santé revint au malade, & il guérit parfaitement sans aucune rechute depuis.

XXII. OBSERVATION.

Asthme venteux & flatueux.

A Paris en 1760, un Officier, âgé de cinquante ans, attaqué de l'asthme venteux & flatueux, me consulta. Il avoit été incommodé de vents pendant deux mois. Il avoit pris une médecine, comme on dit d'ordinaire, sans aucune précaution, ni préparation. La veille de la médecine il avoit mangé assez de choses indigestes. La médecine au lieu de lui faire du bien, le dérangea, il ne s'en apperçut pas d'abord, ce qui fit qu'il vécut à son ordinaire le jour même de la médecine, ce qui indisposa l'estomac, & mit en mouvement & en fermentation les humeurs qui avoient déja depuis long-tems un caractère de putridité par leur ancienneté & leur séjour dans le sang & dans les premières voies. Les matières visqueuses & indigestes de l'estomac, y occasionnèrent des vents & des flatuosités, qui furent portées dans le sang avec le chyle. Il s'en déposa une partie dans le poumon, ce qui occasionna aussi des vents dans la poitrine ; le lendemain de la médecine, le malade se trouva avoir la respiration fort gênée, & en danger de suffoquer. Il étoit sans connoissance & presque sans pouls, & sans respiration apparente. On le saigna du bras & du pied en même tems, ce qui procura du dégagement. Le malade resta environ quatre heures sans connoissance & en grand danger. On le purgea le lendemain, & plusieurs fois dans la suite. Il avoit encore un peu de difficulté à respirer, sur-tout la nuit, & par intervalle il se trouvoit plus dégagé, il rendoit aussi beaucoup de vents par la bouche ; il resta en cet état pendant deux mois. Le Médecin permettoit au malade de manger, quoique le malade ne faisoit que de mauvaises digestions d'alimens, & même celle du bouillon, ce qui augmentoit les vents & les humeurs qui gonfloient l'estomac, l'estomac comprimoit le diaphragme ; le diaphragme gênoit aussi le mouvement du poumon, ce qui, joint aux vents & aux flatuosités de la poitrine, augmentoit beaucoup la difficulté de respirer.

Le malade qui avoit une cacochymie particulière de l'estomac, en avoit aussi une générale dans toute la masse du sang, comme j'ai dit. L'oppression devint si considérable & si continue, & sur-tout la nuit, que le malade fut quinze jours sans pouvoir dormir. Il ne pouvoit rester ni couché ni levé ; il se sentoit prêt de suffoquer. Dans cette extrémité il m'envoya chercher. Je le fis saigner du bras, je lui fis faire une seconde saignée le lendemain, & le réduisis au bouillon. On lui tira du sang comme s'il avoit eu une fluxion de poitrine. Le malade se trouva fort soulagé, & dormit toute la nuit, couché dans son lit. Je lui ordonnai des apozèmes amers & béchiques avec le mou de veau, & une ptisanne pectorale avec l'hyssope, une potion huileuse avec le kermès minéral & le spermaceti, parce qu'il toussoit un peu, & qu'il avoit de la peine à cracher. Je lui fis donner des lavemens émolliens & purgatifs. Je lui donnai un vomitif le lendemain, & après la seconde saignée, ce qui le fit évacuer assez par le haut & par le bas, & rendre beaucoup de vents. Ensuite je le purgeai par le bas le quatrième jour; il rendit deux pots d'humeurs bilieuses, putrides, & de forte odeur. Trois jours après, je le purgeai, il en évacua encore autant, sans être affoibli. Dans la suite il rendit aussi par les purgations beaucoup de glaires très-épaisses, & une quantité considérable de matières visqueuses. Le malade, par intervalle, avoit encore la respiration un peu gênée; mais il ne s'en appercevoit pas la nuit: il dormoit fort tranquillement, & n'avoit point de fièvre. Son visage étoit bouffi, ses pieds étoient un peu enflés de tems en tems, tout le corps & le visage du malade étoient d'une grande pâleur, ce qui annonçoit une cacochymie générale d'humeurs, qu'il falloit évacuer & corriger. Je lui fis prendre dans la suite une opiate fondante, apéritive, & purgative, j'y ajoutai la fleur de soufre lavé, & à la ptisanne le sel de duobus, & les carminatifs, de même qu'aux purgations & aux lavemens.

Je purgeai le malade une troisième fois, & lui fis continuer les lavemens. Au bout de trois semaines il se leva; il avoit la respiration fort libre, & beaucoup d'appétit. Je lui permis la soupe & les œufs frais; il ne s'en accommoda pas; il étoit grand mangeur, & s'écarta du régime, il en prit un peu trop, & fit de mauvaises digestions, il se négligea, prit l'air à la fenêtre, & gagna du froid. La poitrine s'embarrassa de nouveau, le malade étoit oppressé, il se forma de nouvelles flatuosités & des vents dans l'estomac & dans la poitrine, il en rendoit beaucoup par la bouche, il vomit de lui-même, & étoit dégoûté. Je lui donnai une prise d'ipécacuhana, ce qui le fit vomir & aller du ventre, & le fis saigner du bras le lendemain ; son sang étoit beaucoup meilleur qu'au commencement, & dépouillé de la plus grande partie des humeurs bilieuses & grossières qu'il contenoit auparavant. Je remis le malade au bouillon & à la diète, il fut soulagé d'abord. Il prit aussi des lavemens, & se remit très-promptement. Je lui fis faire usage d'un vin d'absynthe, composé avec les amers, les stomachiques & les carminatifs. L'oppression que le malade avoit devint périodique, elle ne duroit qu'un quart-d'heure, & se renouvelloit de tems en tems dans la journée, & point la nuit. Je purgeai le malade deux fois avec une ptisanne royale, j'y ajoutai les carminatifs, comme j'ai dit, il évacuoit toujours deux pots d'humeurs à chaque purgation ; mais sur la fin les matières n'avoient pas le même caractère de putridité & de viscosité, comme auparavant, ni de si forte odeur. Le malade alloit toujours de mieux en mieux. Il ne rendoit plus de vents par la bouche, & se trouvoit si bien, à tous égards, qu'il me dit, qu'il se sentoit comme lorsqu'il jouissoit de la meilleure santé.

Ensuite je le mis à l'usage d'un vin

ſtomachal pour fortifier & rétablir ſon eſtomac, & empêcher qu'il ne ſe réengendrât des vents. Il étoit compoſé avec les ſtomachiques & les carminatifs. Il en prenoit deux cuillerées quatre fois par jour; je lui donnai auſſi un gros de thériaque le ſoir. Il prenoit un lavement purgatif le matin, & un le ſoir, de ſimple décoction émolliente & carminative. Les remèdes ſe trouvoient toujours chargés de matières bilieuſes, ce qui fit que je purgeai encore le malade pluſieurs fois dans la ſuite.

Pendant deux mois que je le traitai, les évacuations ont toujours été très-conſidérables, & mêlées de glaires.

RÉFLEXION.

Cette Obſervation montre juſqu'à quel dégré de plénitude les humeurs peuvent s'amaſſer dans notre corps, & nous cauſer de fâcheuſes maladies, qui deviendroient incurables ou mortelles, ſi le Médecin ne s'appliquoit à bien reconnoître le genre de la maladie, & à juger par la qualité des matières juſqu'à quel dégré les évacuations doivent ſe faire dans toutes les maladies, afin de pouvoir les guérir à fond, & de préſerver le malade de rechûte, autant qu'il ſe peut.

Cette maladie eſt rare, puiſque parmi un ſi grand nombre de malades que j'ai eu dans les Hôpitaux, aux Armées, & ailleurs, je n'ai point trouvé un exemple d'aſthme venteux & flatueux, & ſans fièvre, qui ait été occaſionné par une plénitude d'humeurs auſſi générale & auſſi conſidérable, comme il s'eſt rencontré dans celui-ci.

XXIII. OBSERVATION.

Sur le même ſujet.

CEux qui ſont attaqués de l'aſthme humide, doivent faire uſage de l'infuſion de feuilles de menthe & d'hyſſope, en manière de thé, ſoir & matin, & y ajouter le miel blanc, ou celui de Narbonne, & vuider l'eſtomac une fois le mois, plus ou moins ſelon le beſoin avec l'ipécacuhana, & ſe purger de tems en tems. Ils s'en trouveront très-ſoulagés.

J'ai guéri pluſieurs perſonnes attaquées de l'asthme humide. Premièrement en les faisant saigner du bras, à cause de l'oppression ; ensuite je me suis servi du remède ci-dessus, au lieu de ptisanne. Je leur donne l'ipécacuhana, je les purge à fond ; & les met à l'usage d'un bol fondant & purgatif, j'y ajoute la fleur de soufre lavé, &c. Ces malades se sont trouvés parfaitement guéris en six semaines.

La feuille de menthe & d'hyssope, jointe avec le miel, est un remède qui incise & détache la pituite condensée & épaissie, qui se trouve dans les bronches du poumon, & facilite l'expectoration. L'ipécacuhana fond, détache & évacue la pituite ; il fait le même effet sur les glandes dans la poitrine, en fondant l'humeur, comme il fait sur celles de l'estomac & des intestins. Ce remède s'insinue plus facilement que tout autre à l'humeur pituiteuse. Il s'y joint, il l'incise, sans causer d'irritation ni d'agacement aux nerfs de l'estomac, il resserre, fortifie, & donne du ressort aux parties pour évacuer facilement les humeurs. Il mérite la préférence sur tout autre vomitif, particulièrement pour le rhume du cerveau, &

celui de la poitrine. Il évacue les glaires & la pituite, qui se déposent particulièrement dans l'estomac. Je m'en suis toujours servi avec avantage dans ces maladies, & pour beaucoup d'autres.

XXIV. OBSERVATION.

Enflure du bas-ventre, venteuse & flatueuse, accompagnée de plusieurs & grands accidens.

LE 3 de Novembre 1759, je fus voir la femme d'un Relieur, nommé Limage, demeurant à Paris, vis-à-vis le Puits-Certain, au haut de la rue S. Jean de Beauvais. Elle étoit accouchée depuis huit jours, & sans aucun accident. Le huitième jour, elle fut tout d'un coup attaquée de douleurs violentes dans le bas-ventre, & qui enfla considérablement. La Sage-femme lui fit donner des lavemens, & le lendemain deux onces de manne. La malade évacua beaucoup d'humeurs bilieuses; néanmoins les douleurs augmentèrent si fort, que son mari se détermina à m'envoyer chercher. J'examinai la malade, elle avoit très-peu de fièvre, & de si grandes douleurs dans le bas-ventre, qu'elle ne pouvoit parler ni respirer. Le ventre étoit enflé, dur & tendu, & aussi gros que celui d'une femme grosse de deux enfans, & si douloureux qu'elle ne pouvoit supporter la couverture du lit, ce qui étoit occasionné par une abondance considérable d'humeurs bilieuses putrides, & par le lait qui fermentoit avec les humeurs, ce qui faisoit naître des vents & des flatuosités, qui gonfloient considérablement les intestins, & causoient les douleurs violentes que la malade ressentoit dans tout le bas-ventre.

J'examinai l'état de la matrice, je n'y remarquai rien de particulier; néanmoins la malade y ressentoit aussi des douleurs de tems en tems, ce qui n'étoit occasionné que par l'irritation des nerfs des parties voisines, elles n'étoient que sympathiques. La matrice continuoit de fluer une sérosité rougeâtre, & comme de la lavure de chair. J'ordonnai qu'on donneroit à la malade des lavemens émolliens & carminatifs toutes les deux heures, & qu'on lui feroit de même une embrocation d'huile rosat ſur tout le ventre, qu'on y appliqueroit une fomentation émolliente & carminative bien chaude, avec un morceau de fine flanelle; qu'on lui donneroit une potion huileuſe & carminative, & pour boiſſon une ptiſanne adouciſſante & carminative; que le bouillon ſeroit coupé avec de l'eau chaude. (Dans ce cas on doit auſſi ajouter beaucoup d'huile aux lavemens, & faire prendre beaucoup d'huile d'amande douce par la bouche à la malade, pour adoucir les acides & l'âcreté des humeurs, & les faire couler doucement par le bas.) La malade ſe trouva ſoulagée pendant la nuit, & le jour ſuivant auſſi, le ventre étoit abaiſſé, & moins douloureux. Je fis continuer les remèdes à la malade, & lui ordonnai deux onces de manne le troiſième jour, fondue dans un bouillon avec autant d'huile d'amande douce, mêlées enſemble, ce qui fit évacuer beaucoup d'humeurs bilieuſes.

Le ſix, la fermentation des humeurs ſe renouvella, le ventre enfla & groſſit, il devint dur comme une pierre, & auſſi douloureux qu'auparavant; on ne pouvoit le toucher du bout du doigt ſans faire beaucoup ſouffrir la malade. Elle avoit des épreintes, & des douleurs dans la matrice, comme si elle alloit accoucher, accompagnées de sueurs froides, & de mouvemens spasmodiques & convulsifs dans le visage. J'examinai encore la matrice, je n'y trouvai aucune indisposition, sinon qu'elle se trouvoit comprimée & pressée par les parties du bas-ventre, qui étant dans une grande tension, occasionnoit tous les accidens dans le bas-ventre, à la matrice, & dans le genre nerveux, & les convulsions ou mouvemens spasmodiques dans le visage; néanmoins la matrice commença de fluer une sérosité laiteuse, ou blanche comme du lait, le pouls se soutenoit, & étoit assez bon, la malade n'avoit que très-peu de fièvre.

Je fis ajouter les gouttes anodines à la potion huileuse, ce qui calma un peu les douleurs du bas-ventre.

Le sept, les vents passèrent dans la poitrine, elle devint la partie la plus affectée. La malade avoit un point de chaque côté de la poitrine, & beaucoup de peine à respirer & à parler. On me vint chercher à onze heures du soir, parce que la malade étoit dans un péril évident, & qu'on en désespéroit. Je

l'examinai;

l'examinai ; son pouls étoit toujours assez bon. Je la fis d'abord saigner du bras, elle se trouva soulagée dans l'instant que la veine fut ouverte ; & à mesure que le sang sortoit, elle sentoit que sa poitrine se dégageoit, qu'elle avoit plus de facilité à respirer, & que la douleur de côté se dissipoit. La malade s'endormit aussitôt après la saignée : le sang étoit coëneux & purulent, la bile & l'humeur laiteuse faisoient la plus grande partie de sa consistance.

La malade s'étant réveillée quatre heures après, je lui fis faire une seconde saignée du bras, elle se trouva encore mieux, & s'endormit jusqu'au matin. J'ordonnai de continuer les remèdes comme auparavant, sinon qu'on lui donneroit des lavemens moins fréquemment, à cause que le ventre étoit fort abaissé, & presque point douloureux, quoiqu'un peu dur. J'y fis appliquer un liniment fait avec des jaunes d'œufs & de l'huile rosat. Le neuf, les points de côté se renouvellèrent un peu. Je fis encore saigner du bras la malade deux fois dans la journée. Le sang étoit fort dissout, à cause de la

F

quantité d'acides & d'humeurs putrides qu'il contenoit, & d'une cacochymie générale d'humeurs ; pour cette raison je ne la fis pas saigner davantage.

On appliqua différens remèdes sur les côtés de la poitrine pour calmer la douleur.

Le dix, la douleur de côté s'étendit, les vents se répandirent dans toute la poitrine, mais la douleur étoit supportable. Néanmoins la malade ne pouvoit avaler le bouillon que par gorgées, & avec beaucoup de peine. Les vents renfermés dans l'estomac s'opposoient à la déglutition des liquides ; ceux qui étoient dans la poitrine, & qui pressoient l'œsophage & la trachée-artère, s'y opposoient aussi, & occasionnoient de la douleur, qui gênoit le mouvement du poumon, il ne pouvoit assez se dilater, parce qu'il y avoit aussi des vents dans les vésicules bronchiques, ce qui occasionnoit de l'oppression & de la difficulté de respirer, ou la courte haleine de tems en tems ; de manière qu'on croyoit que la malade étoit asthmatique : ce qui pouvoit aussi être regardé comme un accident d'asthme ventueux & flatueux.

Je fis ajouter des purgatifs aux lavemens émolliens. La malade rendoit tous les jours assez d'humeurs par le bas, & très-souvent jusqu'à la quantité d'un pot dans la nuit. La matrice continuoit de fluer assez abondamment l'humeur laiteuse. On appliqua sur les côtés de la poitrine différens topiques, des linges chauds, & ensuite une fomentation de vin aromatique & carminatif, &c.

J'ordonnai à la malade de prendre une cuillerée de vin d'Alicante, & alternativement une cuillerée d'un vin carminatif, composé avec la canelle, le gérofle, la muscade, la semence d'anis, de cumin, & de coriande, bouillis ensemble dans de bon vin rouge, avec un peu de sucre, pour fortifier l'estomac & dissiper les vents qui lui montoient jusqu'à la gorge, & qui ne sortant par la bouche qu'avec beaucoup de peine, causoient beaucoup de douleur à la malade, elle ne pouvoit même avaler le bouillon que par cuillerées.

Je lui fis donner très-souvent, c'est-à-dire de trois jours l'un, deux onces de manne dans du bouillon, ce qui la faisoit évacuer à chaque fois une grande quantité de matières bilieuſes, putrides & de forte odeur, noirâtres ou jaunes, & ſouvent blanchâtres, chargées de parties caſeuſes, qui avoient beaucoup fermenté avec les humeurs, & occaſionné tous les accidens, comme j'ai dit; le ſang ſe dépura auſſi par les glandes des inteſtins, & ſe dépouilla des mauvaiſes humeurs qu'il contenoit. La malade en rendoit preſque tous les jours un grand pot par les ſelles, ce qui continua pendant plus de ſix ſemaines, ſans qu'elle en fût aucunement affoiblie.

Le dix-huit, les humeurs continuant de s'évacuer abondamment, les vents ſe diſſipèrent, & paſſoient avec liberté par le haut & par le bas. La malade s'en trouva très-ſoulagée. Je lui donnai un gros de thériaque le ſoir. La tranſpiration augmenta, il ſurvint des ſueurs aſſez abondantes. Je lui ordonnai des apozèmes amers; par ce moyen le ſang ſe purifia de toutes ſes impuretés. La nature prit le deſſus; il ſembloit même qu'elle devoit être entièrement délivrée d'un ennemi qui troubloit ſes fonctions, & qui l'accabloit depuis plus de trois ſemaines. La petite fièvre que la malade avoit cessa. Elle se plaignoit aussi d'avoir la bouche amère & pâteuse. Je lui donnai une prise d'ipécacuhana pour la faire vomir ; mais il passa par le bas.

Le vingt-cinq il survint encore quelques douleurs dans le bas-ventre ; j'y remédiai par les lavemens, & une purgation jointe à une fomentation aromatique & carminative que je fis appliquer dessus. Je fis prendre à la malade une prise de laudanum opiatum tous les soirs dans un gros de confection hyacinthe, & fis continuer les lavemens.

Le 4 Décembre, la malade se leva, elle prit du froid, & interrompit la transpiration ; elle eut un rhume de poitrine, accompagné d'une grande toux, & d'un peu de fièvre. Je lui ordonnai les remèdes convenables, & une potion diaphorétique pour rappeller les sueurs qui parurent d'abord par une bonne disposition de la nature, ce qui fit cesser la fièvre au bout de huit jours. La malade se trouva fort bien, & se regardant comme étant déja hors de tout danger, elle n'observa pas exactement le régime, parce qu'elle avoit beaucoup d'appétit, elle mangea un peu trop, bût froid, & ne garda aucun ménagement ; elle eut un second rhume de poitrine très-violent, accompagné d'accès de toux convulsive & d'oppression ; elles crachoit beaucoup de phlegmes assez épaisses ; je lui ordonnai des bouillons au mou de veau, avec le safran oriental, & une ptisanne béchique pour boisson ; j'y ajoutai de l'hyssope & le miel blanc, & une potion huileuse avec le syrop de coquelicot, le spermaceti & le kermès minéral. Je la purgeai encore avec la manne & le syrop de pomme composé.

La malade continua de tousser pendant quinze jours, elle remplissoit par jour plusieurs serviettes de phlegmes assez épaisses. Cet accident étoit une espèce de péripneumonie lymphatique. Les évacuations du ventre, pendant ce tems, continuèrent de se faire en même quantité, & presque d'aussi mauvais caractère qu'au commencement de la maladie, ce qui ne se termina qu'au bout de quinze jours, & qu'après l'évacuation générale & parfaite de toutes les humeurs peccantes. Je continuai ensuite de purger la malade une fois la semaine avec la même médecine, & de lui faire donner des lavemens de deux jours l'un. Cet accident étant passé, la malade eut la poitrine & le bas-ventre fort libre, & beaucoup d'appétit.

Je lui permis la viande blanche à midi, & des œufs le soir. A la fin de Décembre je trouvai que cette femme étoit déja occupée aux ouvrages de la profession de son mari,& qu'elle se portoit à merveille. Il ne lui manquoit que des forces qui se rétablirent en peu de tems. Je lui recommandai de se garder du froid, de boire chaud, & de prendre encore deux médecines.

Cette femme n'a eu aucune autre rechute, ni aucun reliquat d'une maladie si fâcheuse; elle est devenue plus replète, & d'une santé aussi parfaite qu'elle ait jamais eue de sa vie.

XXV. OBSERVATION.

Fluxion humide sur les yeux.

Au mois de Mai 1738, Monsieur le Prince de Ghrinberghen, allant prendre les bains des eaux minérales d'Aix-la-Chapelle, fut attaqué d'une fluxion humide dans le cerveau & sur les yeux, occasionnée par le grand air, & la disposition où il se trouvoit d'une abondance d'humidité dans la tête, ce qui lui occasionna un rhume de cerveau qui déposa beaucoup d'humidités sur les yeux, accompagné de chaleur, de douleur, de larmoyement, & d'une difficulté d'appercevoir bien les objets. Je l'accompagnai dans ce voyage, & le traitai de la manière suivante.

Étant arrivé à Liège chez le Prince son Allié, il se sentit une pesanteur & une douleur sourde dans les orbites & aux yeux, sans rougeur. Il avoit un larmoyement continuel. Je lui fis appliquer des linges chauds sur la tête, & un collyre sur les yeux. Quelques jours après il prit des lavemens, je le purgeai, & lui fis user d'une infusion d'eufraise comme du thé; je le laissai à son régime ordinaire, & qu'il observoit depuis vingt-cinq ans, à cause de la goutte; il ne vivoit que de lait & de quelques œufs frais, avec un peu de pain qu'il mettoit dans son lait. Il n'avoit point de fièvre.

La douleur s'étendit, & se fit sentir au peri-orbitaire de l'œil droit, & autour du nerf optique, elle se communiqua aussi à l'autre œil, de manière que les deux yeux se trouvèrent presque en même tems affligés de la même maladie, accompagnée d'un peu de gonflement aux paupières. Cette humeur pituiteuse se déposa sur les muscles des yeux, & les relâcha, le Prince devint louche, & quand il regardoit un objet fixement, il le voyoit double & confusément ; c'est-à-dire, que le même objet se représentoit doublement l'un à côté de l'autre, quelquefois plus haut ou plus bas, ce qui n'arrivoit néanmoins que quand le Prince regardoit fixement, & qu'il ouvroit les deux yeux en même tems, au lieu que lorsqu'il n'en ouvroit qu'un, il n'éprouvoit pas cet accident, & voyoit bien distinctement.

Le Prince s'inquiéta beaucoup de cet accident. On consulta quelques Médecins de Liège, & dans la suite le Frère François, Oculiste de l'Abbaye des Prémontrés de Ghrinberghen. Il fit consulter aussi à Paris par un Mémoire que j'envoyai à M. Gendron.

Nous examinâmes ses yeux, nous

trouvâmes que l'iris étoit dans son état naturel, & qu'il faisoit bien ses fonctions, & que cet accident ne provenoit que d'un relâchement dans les muscles des yeux, occasionné par des humidités du cerveau.

On jugea nécessaire de faire continuer l'infusion d'eufraise, & de lui en faire recevoir la fumée dans les yeux. On purgea le Prince de tems en tems, & on lui donnoit tous les matins, deux heures avant que de prendre son lait, une tasse de chocolat, dans laquelle on mettoit trois grains d'une poudre céphalique, pour fortifier les nerfs. Il se servoit aussi d'une eau jaune des Carmes. Il en mettoit quatre ou cinq gouttes dans le creux de la main, & les frottoit ensuite l'une contre l'autre, & les appliquoit tout à la fois sur les yeux, observant de les fermer, afin que la liqueur ne les touchât pas. Néanmoins il les ouvroit un peu de tems en tems, pour que les parties volatiles & spiritueuses du remède pussent pénétrer & fortifier les nerfs des muscles relâchés. Il se couvroit les yeux d'un taffetas verd pendant le jour, & réitéroit l'application du remède quatre fois par jour.

Il se servit aussi de bonnets piqués de fumigations, & d'un tabac céphalique.

Il faut remarquer qu'après l'usage du chocolat, & de l'eufraise en manière de thé, pendant huit jours, on lui donna soir & matin une once & demie d'une eau d'eufraise distillée, deux heures avant que de prendre de la nourriture. La nuit on lui couvroit la tête d'un bonnet piqué fait de cette manière.

On prend une quantité suffisante d'une poudre céphalique décrite ci-après. On la met dans du coton, enveloppé de toile fine, & d'un taffetas par dessus; pour en former un bonnet qu'on pique par petits quarrés, afin que la poudre y demeure fixée.

Ce bonnet est propre pour réjouir & fortifier le cerveau; il raréfie par ses parties subtiles, qui entrent par les pores & les sutures du crâne, la pituite condensée, & lui donne cours par le nez & par la bouche. Pendant le jour le Prince se servoit d'une calotte au lieu de bonnet, qui étoit faite de flanelle, & qu'on parfumoit de cette manière.

On jette une pincée à la fois de la poudre à parfumer dans un réchaud où il y a du feu ; on parfume de la vapeur le bonnet piqué & la calotte, avant de la mettre sur la tête ; on en fait aussi recevoir la fumée au malade par le nez & dans les yeux ; on remet une pincée de la poudre dans le réchaud deux ou trois fois pour parfumer aussi le bonnet de nuit & une serviette, ou un domino qu'on met par-dessus pour le jour & la nuit. Après s'être servi de ces remèdes pendant quelque tems, le Prince fit usage du jus de racine de betterave ou poirée rouge ou blanche, ce qui est indifférent. Il en mettoit dix ou douze gouttes dans le creux de la main, mêlée avec autant de lait, & un peu échauffé dans le creux de la main, & qu'il attiroit par le nez, le matin en se levant, & dans la journée aussi, pour faire descendre & attirer la pituite par le nez.

Il prenoit aussi tous les jours trois ou quatre prises d'un tabac céphalique composé.

Tabac céphalique.

Prenez de la marjolaine en poudre, du tabac ordinaire, de la racine de valeriane sauvage, de chacun un gros ; de l'eufraise, de la semence de fenouil, de chacun demi-gros ; fleurs de benjoin, demi-ſcrupule ; agaric trochiſque, ſix grains ; huile de cubebe, deux gouttes, mêlez le tout enſemble.

Eau d'euſraiſe diſtillée.

Prenez des ſommités d'eufraiſe fraîche, deux poignées ; de fenouil verd, ruë, ſauge, fleurs de roſes rouges, de chacune une pincée ; bayes de genièvre, une once ; canelle en bâton, un gros ; bois d'aloës, demi gros ; ſemence de fenouil doux, deux gros ; céleri de montagne, un gros ; vin de Malvoiſie, quatre livres ; eau d'eúfraiſe, deux livres ; qu'on fera infuſer pendant quelques jours ; enſuite la diſtiller juſqu'à réduction de la moitié.

Poudre pour faire les bonnets piqués.

Prenez gérofle, canelle, calamus aromaticus, iris de Florence, marjolaine, romarin, bétoine, fleurs de ſtecas, ſauge, de chacun un gros ; eufraiſe, bayes de laurier, ſtirax calamite, benjoin, thym, lavande, gomme de tacamahaca, de chacun demi-gros ; faites une poudre groſſière.

Poudre pour parfumer le bonnet piqué, la calotte, & le bonnet de nuit.

Prenez ſtirax calamite, benjoin, de chacun un gros; gomme de genièvre, encens, de chacun deux ſcrupules; canelle, graine de cubebe, de chacun un ſcrupule; bayes de laurier, ſauge, marjolaine, romarin, thym, lavande, de chacun un demi-gros; eufraiſe, un gros; faites-en une poudre.

Poudre céphalique pour prendre avec le chocolat.

Prenez ambre gris, douze grains; canelle, ſucre de Canarie, de chacun vingt-quatre grains, qu'on mettra en poudre; mêlez le tout pour faire vingt-quatre priſes de trois grains chacune.

Nota.

Avant que d'appliquer aucun remède ſur la tête, & avant la fumigation, il faut la raſer, & la frotter avec une ſerviette chaude, & enſuite avec de l'eau-de-vie de lavande pour ouvrir les pores de la peau, & les diſpoſer à l'effet des remèdes.

Le Prince fit uſage de ces remèdes

pendant six semaines, & fut guéri de son indisposition. Sa vue, par ce moyen, s'est redressée parfaitement.

XXVI. OBSERVATION.

Maladie de trente années.

A Paris en 1750, un Chirurgien-Major me vint consulter sur des infirmités qu'il avoit depuis l'âge de quinze ans : il en avoit alors quarante-cinq.

Il me raconta ce qui lui étoit arrivé, en remontant jusqu'à sa plus tendre jeunesse, & même jusqu'au tems qu'il fut allaité. Il est quelquefois nécessaire, pour de certaines maladies, de partir d'aussi loin pour en découvrir la cause, quand elle ne se montre pas assez évidemment, afin de ne s'y pas méprendre, & pour tâcher de découvrir si peut-être il ne se seroit pas glissé un autre genre de maladie.

Le malade me dit qu'il avoit oui dire à ses parens, qu'il avoit été allaité pendant huit jours par une nourrice dont la conduite passoit pour être un peu suspecte; qu'à l'âge de huit ans, il lui étoit venu une dartre, & qui a toujours subsisté; qu'étant âgé de quinze ans, il étoit incommodé de lassitudes spontanées, & qui se renouvelloient souvent; il avoit aussi une grande foiblesse de poitrine, & le teint plombé, ce qui annonçoit déja qu'il règnoit un vice scorbutique dans son sang, & qui se déclara dans la suite.

Étant âgé de dix-huit ans, il entra dans les Hôpitaux pour travailler à sa profession. Le mauvais air, les fatigues, & la mauvaise disposition de son tempérament, lui occasionnèrent des lassitudes spontanées, des ulcères au gosier, un gonflement de gencives saignantes, & la fièvre de tems en tems, ce qui se dissipa par l'usage de quelques remèdes. Il me dit aussi que ces mêmes accidens se sont renouvellés trois fois en dix ans, & qu'il avoit toujours eu une santé foible & délicate; qu'enfin depuis dix ans il étoit sujet à des sueurs toutes les nuits, jusqu'à mouiller trois chemises par nuit, & sur-tout en été; qu'il avoit toujours le ventre constipé, & qu'il ne pouvoit aller du ventre que par le moyen des lavemens ; qu'il ne pouvoit jamais dormir davantage que trois heures chaque nuit ; qu'à la suite d'une fièvre tierce qu'il avoit eue pendant six semaines, il lui étoit resté aux deux côtés de la bouche une espèce de dartre, & une fente qui étoit couverte d'une croute élevée qu'il ôtoit souvent, & qui se renouvelloit de même ; les bords de cette fente étoient durs & calleux, ce qui n'avoit pû se dissiper par aucun remède.

Je lui fis faire usage des bouillons & des bols antiscorbutiques ; il fut saigné. Je lui ordonnai un bon régime, & le purgeai plusieurs fois. Tout fut mis en usage pendant deux mois. Ensuite il prit un pot de lait par jour pendant deux autres mois. Tous ces remèdes ne firent aucun changement à son état, son tempérament ; sa santé, & les accidens étoient toujours les mêmes.

Je lui dis qu'en considérant bien le tems de son enfance, celui de sa jeunesse, & tous les accidens qui lui étoient arrivés, joints aux remèdes qu'il venoit de faire sans succès, il me paroissoit qu'outre le vice scorbutique qui règnoit chez lui, il n'y avoit point à douter que son sang ne fût aussi vicié d'une autre genre de maladie, qui demandoit un traitement particulier, & que c'étoit cette seconde indisposition qui empêchoit de pouvoir guérir la première, quoique la plus apparente, & que par ce traitement, non-seulement le vice caché seroit corrigé, mais aussi que le vice apparent se dissiperoit aussi avec tous les accidens.

Je lui conseillai de faire la cure du grand remède par extinction, quoiqu'il m'assuroit avoir été sage toute sa vie, & de n'avoir rien à se reprocher. Je lui fis observer que quoiqu'il étoit certain qu'un vice scorbutique règnoit dans son sang, & que ce vice auroit dû céder aux remèdes qu'il avoit fait, il y avoit aussi un vice vénérien dominant qui s'y opposoit. J'ai vû arriver quelquefois qu'on n'a pû détruire le vice vénérien quand il se rencontre un vice scorbutique dominant.

Dans le cas où je me suis apperçu de deux maladies, ou vices capitaux, règnans ensemble dans le sang, j'ai toujours commencé par attaquer d'abord, & par détruire le vice du sang qui me paroissoit le plus dominant, ou le plus pressé, sans négliger néanmoins de combattre l'autre, afin de tâcher de guérir tout à la fois, & presqu'en même tems les deux maladies: Cette complication qu'on n'apperçoit pas, fait que plusieurs sont traités de la vérole sans pouvoir être guéris radicalement.

Le malade se rendit, il prit les bains & des bouillons amers & rafraîchissans, il fut saigné & purgé; je le mis à l'usage des frictions, on lui en faisoit deux ou trois par semaine. Comme c'étoit dans les grandes chaleurs de l'été, cela ne l'empêcha pas de sortir & de vaquer à ses affaires. Je fis passer le mercure par le bas, en procurant les évacuations du ventre par les purgations de tems en tems, & l'usage des lavemens tous les soirs.

Malgré la disposition scorbutique où il se trouvoit, j'empêchai néanmoins le mercure de se porter à la bouche, le malade ne cracha pas plus qu'à son ordinaire.

La cure a été continuée pendant cinq mois. Étant finie, il alla prendre l'air de la campagne, & se trouva on ne peut pas mieux, il étoit vif, léger, & plein de forces; par ce moyen le malade ne fut plus sujet aux sueurs la nuit, il dormoit très-bien, il avoit le ventre libre, bon teint & de l'embonpoint, il devint aussi plus fort & plus robuste. Il n'avoit plus aucune apparence de scorbut, ni de maux de bouche; il a même retourné depuis aux Armées & dans les Hôpitaux. Il ne s'est ressenti d'aucune de ses anciennes indispositions, jouissant encore à présent, & depuis neuf ans, d'une parfaite santé.

RÉFLEXION.

On voit par le succès de cette cure qu'une disposition scorbutique, jointe à un vice vénérien, n'est point un empêchement à l'application du mercure en friction; mais on doit l'administrer avec plus de précaution, que si le vice scorbutique ne s'y trouvoit pas. Il arrive néanmoins qu'il s'y rencontre très-souvent, puisque très-peu de personnes en sont exemptes jusqu'à un certain dégré; d'ailleurs le vice vénérien se déguise en tant de différentes manières qu'on lui a donné le nom de Prothée; c'est-à dire, qu'il est susceptible de toutes sortes de formes, se montrant sous de fréquens symptômes, & qui sont presqu'aussi différens qu'il y a d'espèces de maladies.

XXVII. OBSERVATION,

Perte de ſang.

En 1757, une femme âgée de vingt-ſept ans, me conſulta à Paris, ſur une perte de ſang qu'elle avoit depuis dix ans. Elle y avoit fait beaucoup de remèdes ſans ſuccès. Elle étoit occaſionnée par une plénitude d'humeurs dans la maſſe du ſang, & dans les premières voies, jointe à leur mauvaiſe qualité ou acrimonie.

Ces humeurs réfluant dans le ſang, en augmentent le mouvement & l'efferveſcence ; l'acrimonie ou la mauvaiſe qualité des humeurs le diviſe, l'attenue, & le rend trop fluide, de manière qu'il ſe trouve diſpoſé à paſſer par les endroits où il trouve moins de réſiſtance. Il prend celle de la matrice, qui eſt ſa route naturelle tous les mois.

Cette évacuation néanmoins devient nuiſible par ſa durée ou par ſa trop grande quantité. Cet accident eſt d'autant plus dangereux, qu'il abat les forces, altère le tempérament, & ruine la santé.

On doit tâcher dans toutes les maladies d'en bien découvrir la cause, afin de pouvoir réussir dans le traitement, puisqu'il est ordinairement vrai de dire, *qu'une maladie connue est à moitié guérie.*

J'ordonnai à la malade une diète convenable ; j'évacuai le sang par la saignée, & les humeurs par les purgations, tant celles des premières voies que celles de la masse du sang, ce qui ne se doit pas faire tout d'un coup, mais peu à peu. Je corrigeai leur mauvaise qualité ; j'empêchai ensuite qu'il ne s'en formât & ne s'en portât d'autres dans le sang.

Je mets en usage les astringens, j'employe aussi les calmans & les adoucissans, les anodins & les incrassans, selon le besoin & les circonstances. Je ne me suis cependant pas servi de tous ces remèdes pour la guérison de celle-ci. J'ai remarqué que la perte de sang diminuoit, & qu'elle se termina aussi très-heureusement au bout de trois mois.

Après avoir corrigé & évacué toutes les humeurs dominantes, j'évacuai celles de l'estomac par le haut; celles des premières voies & celles de la masse du sang par le bas. Je corrigeai leur acrimonie par les altérans & les adoucissans : *Sublatâ causâ, tollitur effectus.*

XXVIII. OBSERVATION.

Crachement de sang.

LE crachement de sang vient souvent de la même cause que les pertes de sang.

En 1728 un jeune homme âgé de dix-sept ans, fut attaqué d'un crachement de sang. Après avoir soupé, il s'étoit ouvert une petite branche d'artère dans le poumon; le sang qu'il crachoit étoit rouge comme du vermillon & mousseux, accompagné d'une petite toux. Comme l'expectoration du sang se faisoit par la toux, c'étoit un signe très-assuré qu'il venoit de la poitrine. Le malade se mit au lit, il fut saigné deux fois du bras dans la nuit. Il crachoit le sang de quatre en quatre heures jusqu'à une palette à chaque fois.

Le lendemain aussi, & dans la suite jusqu'à deux palettes par jour. Il n'avoit point de fièvre.

M. Pousse, très-habile Médecin de Paris, fut appellé. Le malade fut saigné dix fois du bras, & une fois du pied en quinze jours, de manière qu'étant très-foible, on en désespéroit. M. Pousse fit voir qu'il ne restoit que ce seul moyen pour pouvoir tirer d'affaire & sauver la vie du malade, parce que la nature se trouvant affoiblie, & presque sans mouvement, & les vaisseaux étant désemplis & affaissés, les lèvres du vaisseau ouvert pourroient se rapprocher, & se réunir, & faire cesser l'hémorragie, ce qui effectivement est arrivé.

Le malade guérit en trois semaines avec la diète & les remèdes ordonnés par ce sçavant Médecin ; c'est-à-dire, qu'il lui ordonna une ptisanne astringente avec la consoude & l'ortie pigrièche ferrée, une potion absorbante avec les correaux & l'usage de l'huile d'amande douce par cueillerées & des lavemens.

Il faut observer que le Médecin ordon-

na

na de ne point ſaler le bouillon, & qu'on en donneroit peu à la fois, qu'on donneroit de la gelée de tems en tems au malade, & qu'il ne falloit lui donner le bouillon que dégourdi, de même que la ptiſanne, afin de ne pas accélérer la chaleur & le mouvement du ſang. Sur la fin, il ordonna de prendre tous les jours une douzaine de cloportes vivantes, de les écraſer dans un mortier avec une cuillerée d'eau, de paſſer le tout par un linge, & de le donner au malade tous les matins. Il le purgea deux fois avec de la manne dans du bouillon.

Lorſque le malade fut rétabli, il le mit à l'uſage du lait de vache pour toute nourriture pendant un mois. Le malade en prenoit deux pintes par jour ſans être bouilli ; mais ſeulement chauffé au bain-marie, & dans le même dégré de chaleur, que s'il venoit d'être tiré du pis de la vache. Quoique le malade eût beaucoup d'appétit, il ne lui permettoit point de manger, pour que les vaiſſeaux ne ſe rempliſſent pas ſi vîte de nouveau ſang, & afin que celui qui avoit été ouvert, eût auparavant le tems de ſe raffermir. Le malade fut purgé au bout de quinze jours ; comme il étoit fort tourmenté par la faim, & que cela lui agitoit le ſang, on lui permit l'uſage du ris, & enſuite de mettre un peu de pain dans ſon lait. Au bout d'un mois le malade fut purgé & mis à l'uſage du ris cuit dans le bouillon. Enſuite on lui permit la viande blanche, ſans vin, & une eau de ris ferrée pour boiſſon. Le malade fut parfaitement guéri, & ſe porta très-bien.

Cet habile Médecin nous a dit avoir traité & guéri de même un ſemblable accident à un homme de quatre-vingt ans.

Quatre ans après, ce jeune homme eut une récidive, & cracha le ſang; il étoit ſans fièvre, & avoit une petite toux comme au premier accident.

Je le traitai & le guéris en douze jours avec ſix ſaignées du bras, les remèdes, & la diète, comme avoit fait M. Pouſſé pour le premier accident. Ce jeune homme fut huit ans ſans boire de vin, parce qu'il étoit dans un pays où on ne boit que de la bière, & ne cracha point de ſang pendant tout ce tems. De retour en France, il reprit l'uſage du vin, & en bûvoit une chopine par jour. Il cracha le ſang au bout d'un mois. Je le tirai d'affaire par la diète, le repos, trois saignées en trente-six heures, & deux purgations, &c.

Quatre ans après, le crachement de sang le reprit, sans fièvre, & accompagné d'une petite toux, ce qui venoit encore de l'usage du vin, quoique pris en moindre quantité qu'auparavant. Je le traitai & le guéris de la même manière que ci-dessus.

Le malade après sa guérison, continua de vivre à son ordinaire, il bûvoit très-peu de vin, & le trempoit avec beaucoup d'eau; six mois après il cracha du sang pour la cinquième fois. Je le traitai & le guéris en huit jours par la diète & deux saignées, quelques lavemens, une eau de ris ferrée, & deux purgations. Après tant de récidives, il se borna à ne boire qu'un demi-setier de vin par jour, mêlé de beaucoup d'eau. Trois ans après, cet accident se renouvella, & ne dura que trois jours, accompagné de toux & sans fièvre comme ci-devant. Le malade me consulta, il en fut quitte en cinq ou six jours de repos, la diète, beaucoup de boisson d'eau de ris ferrée, des lavemens & une purgation, sans le secours de la saignée.

Considérant que cela ne venoit que de l'usage du vin, qui paroissoit être contraire au tempérament du malade, & parce que le vin augmentant le mouvement & l'effervescence du sang, occasionnoit la rupture d'un vaisseau dans la poitrine, joint à ce que ce jeune homme étant naturellement bilieux, je pensai que cela pouvoit y contribuer presqu'autant qe l'usage du vin, parce que la bile refluant dans le sang, & étant irritée par les liqueurs spiritueuses, augmente son mouvement & son effervescence, sur-tout dans le grand froid & dans les grandes chaleurs. Le malade eut encore un crachement de sang pour la septième & dernière fois, & parce que pendant la plus grande chaleur de l'été la bile dominoit beaucoup chez lui. Je le traitai & le guéris par le repos, la diète, beaucoup de boisson d'eau de ris ferrée, des lavemens, & deux purgations, sans être saigné. Il évacua à chaque purgation un grand pot de matière bilieuse putride, noire, brûlée & fermentée. Le malade étant guéri, je lui recommandai de ne point faire usage de liqueurs, & de boire très-peu de vin. Il auroit été beaucoup mieux qu'il s'en fût privé entièrement ; mais comme il falloit avoir égard à la foiblesse de son tempérament, je lui en permis l'usage à la quantité seulement d'un demi-setier par jour, & beaucoup trempé. Je lui conseillai aussi de se faire saigner du bras deux fois l'année, au commencement de l'hiver & de l'été, ou quand la plénitude du sang ou des humeurs paroîtroient l'exiger, & d'avoir aussi l'attention de se purger à fond trois fois dans l'année au moins, afin d'évacuer les humeurs dominantes, & particulièrement la bile, pour empêcher qu'elle ne séjourne & ne rentre dans le sang, & ne lui communique des parties âcres & putrides qui, non-seulement augmentent son mouvement & son effervescence, mais aussi celle des humeurs, qui se portent toujours sur les parties les plus foibles, & passent ensuite par les endroits où elles trouvent le moins de résistance, comme j'ai dit dans l'Observation précédente, que cela arrive aux femmes par la matrice, & leur occasionnent des pertes de sang. Je lui recommandai aussi de vivre de régime, & de faire choix des alimens, d'éviter ceux qui sont salés, poivrés & épicés, & les ragoûts, & d'uſer beaucoup de laitage, puiſque l'eſtomac le digéroit bien; par ce moyen il ne lui eſt plus arrivé de cracher du ſang depuis, & je crois auſſi que s'il continue d'obſerver ce régime, il en ſera toujours exempt.

XXIX. OBSERVATION.

Pléthôre ſanguine.

LE 20 de Février 1744, je fus en Weſtphalie pour accoucher Son Excellence Madame la Comteſſe de Pletemberg, née Princeſſe de Lamberg. Son Aumônier qui, l'année précédente, avoit eu une fluxion de poitrine, un crachement de ſang, & un point de côté, me conſulta. Il étoit devenu à la ſuite de cette maladie plus gros & plus replet, & étoit auſſi d'un tempérament très-ſanguin, & ſujet à cracher du ſang de tems en tems, de manière que le crachement de ſang l'avoit repris depuis quelques jours, il étoit oppreſſé, & n'avoit point de fièvre.

Je le fis saigner du bras deux fois en vingt-quatre heures, ce qui fit cesser le crachement de sang pendant deux jours, ainsi que l'oppression. Néanmoins l'un & l'autre se renouvellèrent le troisième jour; les bras enflèrent & les jambes aussi, & étoient dures & œdémateuses. La plénitude du sang dans les vaisseaux comprimoit les vaisseaux lymphatiques, ce qui ralentissoit le cours des liqueurs, & occasionnoit des engorgemens dans les vaisseaux lymphatiques du corps graisseux. En appuyant le pouce sur les parties gonflées, l'impression y restoit, comme il arrive à ceux qui sont menacés d'hydropisie. Pour cette raison les Médecins du pays se seroient bien gardés de le faire saigner davantage, ce qui n'auroit pas manqué de le faire devenir hydropique, ou de tomber dans quelqu'autre accident encore plus fâcheux.

Je lui ordonnai encore deux autres copieuses saignées en vingt quatre heures, parce que dans ce cas il n'y a pas de plus prompt secours, & que c'est le plus sûr qu'on puisse employer pour prévenir la rupture de quelques vaisseaux dans la poitrine, & pour éviter une, hémorragie, ou une attaque d'apoplexie de sang.

Je lui ordonnai aussi des bouillons amers & rafraîchissans, & une ptisanne apéritive, la diète convenable, des lavemens, & quelques purgations dans la suite ; l'enflure s'est dissipée aussitôt après les deux dernières saignées, & le malade fut guéri très-promptement, & s'est très-bien porté depuis, de manière qu'il n'a plus été sujet au crachement de sang.

J'ai vû que plusieurs Médecins & très-habiles Praticiens, à Paris, ne font point de difficulté de faire saigner, même les hydropiques, lorsque cette maladie se trouve accompagnée de fièvre, ou d'une inflammation en quelque partie, & que ces accidens sont occasionnés par la plénitude des vaisseaux, ou par l'épaississement du sang ou de la lymphe, & que cela ne vient pas d'une dissolution particulière des fluides, ce qui fait un cas bien différent, & qui demande aussi des remèdes particuliers, tels que sont les correctifs, les adoucissans & les incrassans, qui corrigent le sang, l'adoucissent, & lui donnent plus de consistance.

XXX. OBSERVATION.

Maux de gorge.

LEs maux de gorge ne ſont ordinairement qu'une ſuite de la mauvaiſe diſpoſition de l'eſtomac. Dans ce cas on peut guérir le malade très-promptement, & avec peu de remèdes. La diète, la boiſſon, les lavemens, la ſaignée & un vomitif, terminent ordinairement cette indiſpoſition en quatre jours, ou même plutôt.

J'ai vû un Milord qui avoit un mal de gorge depuis huit jours, & qui étoit accompagné d'inflammation au palais & au goſier, ſans aucun gonflement aux amigdales, ni de relâchement à la luette. Il ſentoit continuellement une chaleur & une douleur interne, tout le long de l'œſophage, juſqu'à l'eſtomac. Il ne pouvoit avaler le bouillon ni la ptiſanne qu'avec beaucoup de peine, & que dégourdie. La douleur lui répondoit dans le dos, & en-devant le long du ſternum. Cette maladie étoit occaſionnée par le

G v

dérangement & le mauvais état de l'estomac qui étoit chargé d'humeurs âcres, & qui refluoient dans le sang, ce qui occasionnoit une espèce d'érésipelle ou d'inflammation à l'œsophage. Le malade me consulta, il étoit sans fièvre, & fut saigné deux fois, prit des lavemens, une ptisanne adoucissante émulsionnée & nitrée, observa une bonne diète, purgé deux fois, & fut quitte de cet accident en quinze jours. Il en auroit été délivré en moins de tems, & auroit moins souffert, s'il ne s'étoit pas négligé au commencement, ou qu'il m'eût consulté plutôt; il auroit été saigné d'abord, & auroit pris un vomitif pour vuider l'estomac; par ce moyen on auroit détourné & évacué l'humeur, & empêché de se fixer, & d'occasionner l'érésipelle ou l'inflammation dans l'œsophage. Cette négligence auroit pû donner lieu à une esquinancie, ou à d'autres accidens fâcheux, ce qui auroit pû avoir des suites. On ne sçauroit prendre trop de précautions dans les maladies, en combattant dès le commencement les premiers accidens, afin d'empêcher qu'il n'en arrive de plus grands.

J'ai obſervé dans ces maladies, que lorſque l'inflammation eſt un peu diminuée par la ſaignée, la boiſſon, la diète & les lavemens, un doux vomitif donné à propos, & ſur-tout l'ipécacuhana, enleve la cauſe de la maladie auſſitôt, & diſſipe tous les accidens en un jour. On avance davantage de cette manière que par beaucoup de ſaignées, & on empêche auſſi que la maladie ne ſe renouvelle, ou que l'humeur peccante ne ſe jette ailleurs ſur quelqu'autre partie. On ne doit pas craindre de placer le vomitif, à cauſe de l'inflammation des parties, quand elle n'eſt pas conſidérable, & ſur-tout après la ſaignée du bras & du pied ; au contraire, on voit que les accidens diſparoiſſent preſqu'auſſitôt que la cauſe eſt enlevée. La boiſſon, dans ce cas, tient lieu de gargariſme, lorſque le malade boit ſouvent & lentement.

Les maux de gorge qui arrivent par d'autres cauſes que par celles des humeurs qui ſe trouvent dans l'eſtomac, ne doivent pas être traités de cette manière, ni avec les mêmes remèdes, ſoit que cette maladie arrive par une affection particulière de la poitrine, ou même de la matrice, ou par un vice particulier du sang, soit vérolique, ou scorbutique, ce qui demande des remèdes particuliers, & qui corrigent le vice règnant de chacune de ces indispositions; ce qui a fait dire à un Ancien: *Les mêmes remèdes ne guérissent pas toutes sortes de maladies; il y a autant de différens remèdes qu'il y a de différentes maladies.*

Le Médecin s'appliquant à bien connoître la cause de la maladie, les remèdes ensuite ne seront pas difficiles à trouver. Cela étant, on ne verra plus si souvent des malades mourir à la suite de la moindre de ces indispositions, faute par les Médecins de n'avoir pas sçu, ou d'avoir négligé d'y remédier dès le commencement.

Les maux de gorge qui arrivent à la suite d'un rhume de cerveau, & qui déposent dans la gorge & sur la luette, ou aux amigdales, des humidités âcres, qui relâchent, gonflent & enflamment les parties, se guérissent par l'usage des gargarismes adoucissans, déteršifs, ou acides, ou astringens, ou même avec l'eau-de-vie pure, ou le vin chaud, & aussi avec du lait tiède, joint à la purgation ou à la ſaignée, ſelon le beſoin, de même que par l'uſage d'un petit ſachet de ſel en poudre, qu'on fait chauffer ſur une pelle qu'on met au feu, & enſuite on l'applique ſur le nœud de la gorge trois fois par jour ; ce topique eſt réſolutif, & produit un bon effet, de même que pour ceux qui ont une groſſe gorge, ou un gonflement de la glande tiroïde, étant appliqué dès le commencement, & continué pendant un mois, ſur-tout après la ſaignée du pied & du bras, & quelques purgations. J'ai guéri de cette manière un pareil accident arrivé à une jeune femme qui avoit fait un effort en levant un coffre qui étoit fort peſant.

Les maux de gorge qui viennent de chaleur ſe guériſſent quelquefois avec une ſaignée, ou par des lavemens, & l'uſage d'une boiſſon acide, ou de la limonnade, les rafraîchiſſans ou l'uſage du petit lait.

XXXI. OBSERVATION.

Rhumatisme goutteux, sciatique.

EN 1754, je fus voir à Paris un Officier âgé de trente ans, qui souffroit de violentes douleurs de sciatique depuis trois mois. Le malade avoit été sujet à un rhumatisme goutteux à un genou. Il avoit une fièvre continue, accompagnée de soif, d'insomnie & de dégoût, la langue fort chargée, & la bouche amère, &c. Le malade avoit des douleurs si violentes dans les accès, qu'il en perdoit la raison. Il trempoit sa chemise, sa camisolle, son bonnet, la coëffe de nuit, & les draps du lit. J'ai été présent à un de ces accès. Le malade faisoit compassion. L'accès le prenoit deux fois par jour, & aussi la nuit. Il devenoit extrêmement rouge du visage, les yeux lui sortoient de la tête, la sueur lui couloit abondamment sur la face pendant une demi-heure que l'accès duroit; ensuite on le changeoit de linge, & il revenoit dans son bon sens

& sa tranquillité ordinaire; la douleur devenoit supportable pendant cinq ou six heures, ce qui lui procuroit un peu de relâche & du repos. Il y avoit déja un mois que le mal étoit arrivé à ce dégré de violence. Le malade ne pouvoit remuer la cuisse, ni la jambe, ni le pied, le membre étoit engourdi & pesant, sans rougeur, ni enflure. Il y ressentoit aussi des élancemens continuels.

Le malade avoit été traité pendant trois mois par trois Médecins, qui l'avoient abandonné. Il me pria de lui faire quelques remèdes capables de le guérir, ou du moins de le soulager. J'allai voir un de ces Médecins, qui me dit de n'y point toucher, que tout ce qu'on feroit seroit inutile, & que c'étoit un homme perdu. C'est un goutteux, disoit-il, il n'y a point de ressource. Je lui représentai néanmoins qu'un homme de trente ans, & qui avoit encore beaucoup de forces, pouvoit supporter quelques tentatives pour tâcher de le guérir, ou de le soulager. Je lui dis que j'étois d'avis de faire saigner du bras le malade, puisqu'il ne l'avoit pas encore été. Il ne voulut point y consentir. Le Médecin regardoit la saignée comme préjudiciable, parce que le malade avoit été sujet au rhumatisme goutteux. On l'avoit purgé légèrement, & on l'avoit mis à l'usage du lait, ce qui ne pouvoit lui être que très-désavantageux, à cause de l'état de la fièvre, & de la mauvaise disposition de l'estomac qui étoit rempli d'humeurs.

J'entrepris le malade, ne croyant pas qu'on dût abandonner ou laisser en péril un sujet, quand on voit qu'on peut encore tenter quelques remèdes.

Je le fis saigner du bras, on lui tira de fort mauvais sang, & chargé d'humeurs bilieuses. Le malade avoit la langue fort chargée, & la bouche amère. Je lui donnai un vomitif le lendemain, & lui ordonnai de ne prendre que du bouillon sans être salé, & une prisanne adoucissante émulsionnée, & des lavemens. (L'eau de poulet émultionnée convient aussi dans ce cas.) Le vomitif fit un bon effet. Le malade évacua, tant par le haut que par le bas, deux pots d'humeurs bilieuses, ce qui nettoya l'estomac, & vuida les premières voies des humeurs qui y séjournoient depuis lông-tems, & qui refluoient aussi dans la masse du sang, ce qui avoit occasionné la fièvre & les douleurs. Après l'effet du vomitif, la fièvre & les douleurs diminuèrent, le malade se trouva soulagé.

Ces remèdes le disposèrent aussi à pouvoir faire usage du lait dans la suite, & avec plus de succès qu'auparavant. Les humeurs étant évacuées, on n'en pouvoit attendre que de grands avantages. Le lait adoucit l'acrimonie du sang & des humeurs qui se portent dans les parties affligées. Ces humeurs âcres irritent les nerfs, & occasionnent des mouvemens spasmodiques ou convulsifs, ou de violentes douleurs. Le lait en corrigeant l'acrimonie des humeurs & du sang, remédie à ces accidens. Néanmoins l'usage du lait ne doit pas être regardé comme indifférent, il doit être placé avec précaution, sinon il peut faire beaucoup de bien ou beaucoup de mal, selon qu'il est bien ou mal administré. Il est d'un grand secours & d'un grand usage en Médecine pour la guérison de plusieurs maladies. Un des Médecins du malade vint le voir. Il témoigna beaucoup de satisfaction de le voir en meilleur état, & du bon effet qu'avoient produit les remèdes. Le malade se trouvoit déja fort soulagé, & avancé de plus de la moitié de sa guérison, puisqu'il n'eut plus qu'un seul accès de la douleur de sciatique. Le Médecin conseilla au malade de se faire saigner au pied, à quoi je ne voulus point consentir pour plusieurs raisons, & parce que cette saignée étant dérivative, c'étoit rappeller le sang & les humeurs sur la partie affligée, & exposer le malade à d'aussi violentes douleurs qu'auparavant. Mon opposition à cette saignée fit que le Médecin ne revint plus. Je continuai les lavemens & la ptisanne au malade, & le fis saigner une seconde fois du bras. L'abondance de la boisson, jointe aux évacuations générales des humeurs, dégagea la nature, & procura plus de transpiration, & des sueurs naturelles qui continuèrent pendant quelques jours, & enlevèrent la matière peccante qui règnoit & qui avoit passé dans le sang. Les grandes sueurs qui avoient précédé, n'étoient qu'un effet de la violence du mal, elles affoiblissoient la nature au lieu de l'aider & de la soulager.

Le cinquième jour le malade alloit toujours mieux, il essuya un dernier accès de sa douleur de sciatique ; ensuite il fut purgé ; la fièvre cessa, les engourdissemens de la cuisse, de la jambe, & du pied aussi, de même que la douleur & la pesanteur de la partie, le mouvement de la jambe se rétablit, de manière que le malade vit disparoître tous ses maux dans l'espace de huit jours. Il ne lui restoit plus qu'une foiblesse de la partie, qui se rétablit & se fortifia de soi-même dans la suite.

Le quinzième jour de la maladie le malade sortit du lit, & étoit parfaitement bien ; il fit usage du lait pendant un mois, & fut encore purgé dans la suite, se porta très-bien, & marchoit ferme sans boîter, de manière qu'il n'a point été incommodé depuis de la douleur de sciatique.

Les bains d'eau chaude minérale sont très-favorables après la guérison de ces maladies, pour fortifier les nerfs, & donner du ressort aux parties qui ont souffert quelque affoiblissement.

XXXII. OBSERVATION.

Petite vérole confluente, fièvre maligne putride.

A Paris en 1750, un jeune homme âgé de seize ans fut attaqué d'une petite vérole confluente. On lui fit tous les remèdes convenables dès le commencement de la maladie, de manière que le malade étoit assez bien. L'éruption se fit promptement & abondamment. Il avoit le corps tout couvert de boutons, & très-peu de fièvre, & sans aucun autre accident. Le huitième jour les boutons étoient gros, élevés, & déja en suppuration. La fièvre augmenta avec redoublement, accompagnée de transport la nuit, & de mal de tête. Le malade étoit fort altéré, la langue fort chargée & aride. Le dix il survint des irritations & des mouvemens spasmodiques dans le genre nerveux. Les boutons s'applatirent en plusieurs endroits, & étoient transparens, il y avoit au milieu une espèce de facete environnée d'un cercle rouge & pourpré, & qui devint livide quelques jours après. Il s'étoit fait un reflux dans le sang, d'une partie de la matière suppurée, de manière que la fièvre étoit putride & maligne. On consulta Messieurs Hermand & Bailly, très-habiles Médecins de Paris, & anciens Médecins de l'Hôtel-Dieu.

Ils examinèrent le malade, & ordonnèrent de le faire saigner du pied, & de lui donner un vomitif le lendemain, des lavemens émolliens, & une ptisanne diaphorétique émulsionnée & nitrée, & qu'on ajoûteroit sur chaque pinte de ptisanne, dix grains de sel sédatif d'Homberg; qu'on donneroit au malade une potion céphalique, bezoardique & diaphorétique, & qu'on y ajoûteroit deux grains de kermès minéral, & le syrop d'œillets, pour prendre par cuillerées dans la journée.

Le vomitif fit un très-bon effet, le malade évacua beaucoup d'humeurs bilieuses & putrides par le haut & par le bas. Le quinze, comme la fièvre & l'embarras dans la tête continuoient, on trouva qu'il étoit nécessaire de faire une seconde saignée du pied au malade, de lui donner un ſecond vomitif, & de lui appliquer des emplâtres veſſicatoires aux jambes. On continua l'uſage de la potion & de la ptiſanne, & de lui donner des lavemens tous les jours, comme précédemment, afin de procurer du relâchement & de dégager la nature, de pouſſer à la circonférence, & d'évacuer la matière peccante & putride qui avoit rentré dans le ſang, de corriger la malignité de la fièvre, & de débarraſſer la tête & le genre nerveux, & enfin d'abattre la fièvre, & de combattre tous les accidens de la maladie en même tems.

J'ai remarqué avec les plus habiles Maîtres en Médecine, que l'uſage des vomitifs n'eſt pas contraire à cette maladie, parce que ce remède en même tems qu'il évacue, fait auſſi pluſieurs autres bons effets. Il pouſſe les humeurs à la circonférence, il augmente le mouvement des fluides, & dégage les glandes en évacuant les humeurs qui y ſéjournent, & qui ſe ſont épaiſſies, & procure le mouvement progreſſif de celles qui circulent lentement, & enlève auſſi les levains de la fièvre. Le malade évacua beaucoup d'humeurs ; ce qui dégagea la tête & le bas-ventre. Une partie des boutons applattis se relevèrent & se remplirent, & les autres grossirent, de manière que la suppuration se termina très-heureusement. La transpiration augmenta aussi, & les sueurs devinrent très-abondantes, ce qui fit cesser le redoublement. Le malade se trouva soulagé. Les vessicatoires appliqués aux jambes, procurèrent aussi une bonne suppuration. Tant de secours si puissans, & qui opéroient si favorablement, délivrèrent le malade du danger, & lui procurèrent beaucoup de soulagement.

Et afin de maintenir la nature dans ce meilleur état, on continua de faire les remèdes comme auparavant, & on ordonna de donner au malade un grain & demi de kermès minéral, en quatre prises dans la journée, pour entretenir par ce moyen plus de transpiration & les sueurs, de même que le mouvement progressif des humeurs, & de pousser à la circonférence. La fièvre néanmoins continua, mais avec moins de violence que ci-devant. Le vingtième jour de la maladie on ordonna des apozèmes amers au malade, on y ajoûta deux onces de manne dans les deux premiers verres le matin, afin d'achever d'évacuer les humeurs, ce qui fit cesser la fièvre quelques jours après, de manière que le malade fut parfaitement guéri, & en état de se lever à la fin de la cinquième semaine.

XXXIII. OBSERVATION.

Sur le même sujet.

AU mois de Janvier 1731, un homme fort & robuste, âgé de vingt-cinq ans, & attaqué d'une petite vérole confluente, & qui étoit en suppuration, vint à pied à l'Hôtel-Dieu, par un tems très-froid. Le malade étoit monstrueux, il avoit le visage & la tête fort enflés, & tout le corps couvert de gros boutons noirs, élevés, & en parfaite suppuration. Le lendemain il eut une grande fièvre, accompagnée de transport & de malignité. Il fut traité par MM. Lémery & Hermand. On fit les mêmes remèdes comme à celui de l'Observation précédente.

L'a suppuration, la fièvre, & tous les accidens cessèrent & se terminèrent heureusement en quinze jours ou trois semaines, de manière que le malade fut guéri parfaitement en un mois.

RÉFLEXION.

Ces sortes d'accidens de petite vérole, & qui se terminent si heureusement, sont assez rares, & sur-tout dans nos Villes. On voit au contraire que les gens de la campagne, & qui n'usent d'aucunes précautions, ni d'aucun ménagement, se tirent assez fréquemment des dangers de la petite vérole, & avec beaucoup plus de facilité & de succès que les habitans des Villes, & sur-tout que ceux qui ne manquent d'aucuns soins, ce qu'on peut attribuer à la force & à la bonté du tempérament, & aussi à l'état plus ou moins plethorique & cacochymé où se trouve le malade dans le tems de la petite vérole; c'est-à-dire, que cela dépend plus particulièrement de la quantité ou de la qualité des humeurs qui se trouvent alors dans le corps, qui décident des suites, ou qui donnent lieu aux accidens, auxquels on craint trop d'apporter tous les remèdes convenables, en usant de trop de précautions, parce qu'on appréhende de nuire ou d'empêcher le progrès de la petite vérole.

Je pense qu'on devroit s'appliquer plutôt à combattre les accidens, puisque ce sont ces accidens qui, pour l'ordinaire, causent la perte des malades, pour n'y avoir pas remédié assez tôt, ou de la manière qu'il le falloit.

Lorsque deux maladies règnent ensemble, on doit toujours commencer par attaquer celle qui paroît presser le plus, sans négliger néanmoins tout ce qui est nécessaire pour celle qui paroît moins pressée, comme on a fait pour le traitement de ces deux malades attaqués d'une petite vérole confluente & maligne; en combattant les accidens de la fièvre maligne & putride, on a aussi employé en même tems tous les remèdes convenables pour la petite vérole; les remèdes pour l'une n'étant nullement capables de nuire à l'autre, étant bien administrés en même tems.

XXXIV. OBSERVATION.

Petite vérole distincte, ou discrette, accompagnée de crachement de sang, & du flux menstruel.

A Paris en 1730, je fus voir une Demoiselle, âgée de vingt-deux ans, attaquée d'une petite vérole discrette. La malade avoit fait usage des remèdes ordinaires dès les premiers jours de la maladie, les boutons étoient dans une parfaite suppuration, gros & bien remplis, & très-blancs. Le douzième jour de la maladie, la fièvre augmenta, la malade avoit de la difficulté à respirer, & un point de côté, joint à un crachement de sang. M. Hermand, Médecin de l'Hôtel-Dieu, fut appellé. Il fit d'abord saigner la malade deux fois du bras, & ordonna une ptisanne béchique, une potion huileuse avec le kermès minéral & le spermaceti, & des lavemens deux fois par jour. La malade se trouva un peu soulagée. Le quatorze elle eut ses règles; cette évacuation la soulagea aussi.

Le quinze on ordonna que la malade seroit encore saignée du bras une troisième fois, & du pied une heure après. Le Médecin recommanda aussi qu'en faisant la saignée du pied, on eût grand soin de faire ensorte que le sang ne vînt que très-lentement, à plusieurs reprises, & pendant une demi-heure, en mettant le pouce de tems en tems sur l'ouverture de la veine, & qu'on ne tireroit seulement que deux palettes de sang, afin qu'en même tems que la poitrine se trouveroit plus dégagée par l'espèce de révulsion que la saignée du pied occasionneroit, l'évacuation des règles continuât de se faire avec succès, parce que cette saignée, dans ce cas, procure deux avantages, c'est-à-dire, qu'étant dérivative par rapport à la matrice, elle attire le sang sur la partie, & entretient ou procure l'évacuation des règles; secondement, elle empêche aussi en même tems le reflux du sang qui auroit pû se faire sur la poitrine à la suite de la saignée du bras, parce que l'évacuation des règles se faisoit bien.

Cette évacuation cessa d'elle-même deux jours après la saignée du pied, & sans causer aucun accident, parce qu'elle ne se fit pas tout d'un coup, ni précipitamment ; elle reparut néanmoins encore un peu le lendemain, & cessa tout-à-fait le quatrième jour.

M. Hermand fit ajoûter deux grains de kermès minéral de plus à la potion, & la racine de scorsonère à la ptisanne, & aussi les herbes hystériques aux lavemens émolliens. Le vingt, comme l'évacuation des règles étoit cessée, & que la poitrine se trouvoit encore un peu gênée, il ordonna une quatrième saignée du bras, ce qui débarrassa entièrement la poitrine, de manière que l'oppression, le crachement de sang, & le point de côté cessèrent. On continua néanmoins les remèdes & les lavemens, comme auparavant. On ordonna aussi à la malade des apozèmes amers, on y ajouta de la manne & de la casse dans les deux premiers verres, ce qui fit diminuer la fièvre, qui se termina entièrement par les sueurs, au bout de quelques jours. La suppuration de la petite vérole se sécha aussi, & se termina très-heureusement. La malade fut encore purgée deux fois, & se trouva très-bien.

XXXV. OBSERVATION.

Sur le même sujet.

En 1758, au commencement de Mai, un Officier de l'Armée du Bas-Rhin, âgé de vingt ans, attaqué d'une petite vérole discrette, & qui étoit en parfaite suppuration, monta à cheval, fit douze lieues par un tems froid, & vint descendre à notre Hôpital à Dusseldorp. On me fit appeller, je trouvai que le malade n'avoit point de fièvre, les boutons qu'il avoit sur le corps étoient gros, élevés, pleins de matière, & bien blancs. Je le fis mettre dans un lit bien chaud, & on lui donna un bouillon. Je lui fis donner une potion cordiale & diaphorétique, j'y ajoûtai la poudre de vipère, lui ordonnai des lavemens & une ptisanne faite avec la scorsonère. Je le mis au bouillon pour toute nourriture, & quoiqu'il avoit de l'appétit, & qu'il étoit sans fièvre. Je continuai ces remèdes pendant douze jours, & le purgeai ensuite trois fois. Il guérit parfaitement, & sortit le vingt-cinquième jour.

XXXVI. OBSERVATION.

Vapeurs hystériques.

A Paris en 1759, au mois de Mars, je fus appellé pour Madame Renard, âgée de trente-quatre ans, demeurant rue S. Louis en l'Isle, vis-à-vis l'Église. La malade étoit sujette aux vapeurs depuis trois ans, elles augmentèrent à la suite d'une couche qu'elle avoit faite il y avoit déja cinq mois; elle ne s'étoit pas assez ménagée à tous égards. Elle avoit bu chaud ou froid indifféremment, & pris l'air, ce qui avoit intercepté une partie de la transpiration, & arrêté les sueurs, & empêché l'évacuation des humeurs, du lait & des vuidanges. Je trouvai qu'elle avoit un peu de fièvre & de mal de tête, & la bouche amère; l'estomac & les premières voies étoient remplies d'humeurs; ses règles ne venoient qu'irrégulièrement, & en petite quantité. Elle se plaignoit d'insomnie, d'une pesanteur & d'un gonflement de la matrice, de vapeurs, d'oppression & d'étouffement de tems en tems. Son visage devenoit rouge, elle avoit des mouvemens spasmodiques dans les yeux, à la face & aux lèvres; la bouche étoit un peu de côté; elle avoit aussi l'air d'une personne égarée, la mémoire & le jugement affoiblis; elle ne pouvoit se soutenir, ni marcher facilement; elle avoit une grande foiblesse dans les genoux, & aussi des mouvemens irréguliers dans le ventre, ou comme une boule qui tomboit à droite & à gauche, chaque fois qu'elle se tournoit ou qu'elle se remuoit. Elle avoit une faim désordonnée, & mangeoit du pain pendant la nuit, qu'elle avoit sous le chevet du lit. Tous ces accidens n'étoient qu'une suite de ce qu'on appelle communément *vapeurs hystériques*, ou une indisposition particulière du genre nerveux, occasionnée par une fluxion d'humeurs sur les nerfs de la matrice, ce qui se communiquoit dans toutes les parties du corps par les nerfs; c'est-à-dire, par les communications sympathiques des nerfs appellés le grand sympathique, ou communément dit intercostale, de même que par le moyen & le petit sympathique. Les humeurs avoient rentré dans la masse du sang, elles y séjournoient, & avoient acquis de mauvaises qualités, de l'aigreur & de l'âcreté, ce qui occasionnoit des obstructions, des engorgemens & des irritations dans le genre nerveux, & entretenoit aussi la fièvre & les accidens. Je mis la malade au bouillon, & lui ordonnai une ptisanne diaphorétique adoucissante émulsionnée & apéritive, avec le sel de duobus, & lui recommandai aussi de boire beaucoup. Je lui fis donner des lavemens émolliens & hystériques, & lui ordonnai une saignée du pied, & une potion céphalique & antispasmodique, ce qui la soulagea presqu'aussitôt. Je lui recommandai de garder le lit, de se bien garnir la tête, & de se bien couvrir, afin de rappeller les sueurs, & d'augmenter la transpiration. Ensuite j'évacuai l'estomac, & la fis vomir. J'enlevai aussi les humeurs des premières voies & celles de la masse du sang par les purgations. La malade rendit considérablement d'humeurs par le bas, ce qui diminua la fièvre & le mal de tête, & lui procura du ſommeil, plus de tranſpiration & des ſueurs. Quinze jours après je lui ordonnai une ſeconde ſaignée du pied, & un ſecond vomitif; elle rendit encore beaucoup d'humeurs bilieuſes par le haut & par le bas. Le lait commença auſſi à couler par la matrice d'une blancheur & de conſiſtance de lait. L'évacuation des règles ſe fit bien auſſi après la ſeconde ſaignée du pied. La tête ſe débarraſſa, de manière que la malade ſe trouva très-ſoulagée, & ſe leva au bout d'un mois; elle pouvoit déja mieux ſe ſoutenir ſur les jambes, & marcher ferme. Ces remèdes rendirent le cours des eſprits plus libre dans les nerfs, & débarraſsèrent la nature du poids des humeurs qui l'accabloit depuis long-tems. On continua les remèdes, & je la purgeai régulièrement tous les huit jours. La malade évacuoit beaucoup d'humeurs à chaque fois. Les mouvemens ſpaſmodiques & convulſifs ceſsèrent. Je continuai auſſi l'uſage de la potion pour prévenir & empêcher la récidive des accidens. La fièvre ceſſa au bout de quinze jours. La malade avoit de l'appétit, mais un appétit naturel & bien réglé; elle ſe-

portoit déja assez bien. Je lui permis la soupe & l'usage des œufs frais, des épinards, & des pruneaux de tems en tems. Le lait continua de fluer par la matrice, ce qui est d'un grand avantage dans ces maladies, parce que la moindre partie de lait qui auroit resté dans le sang, auroit pû faire du ravage, empêcher la guérison, ou faire naître quelque nouvel accident.

J'ordonnai à la malade un julep anodin tous les soirs, avec les gouttes anodines de Sydenham pour achever de calmer le mouvement irrégulier des esprits dans les nerfs, & rétablir la nature. La malade prit ensuite les eaux minérales de Balaruc, & continua l'usage des lavemens de tems en tems. Au bout de deux mois, je la mis à l'usage de la viande blanche & du vin.

A la fin du troisième mois, elle n'avoit plus aucun ressentiment de vapeurs. Sa bouche étoit redressée, elle avoit bon teint, la vue, le regard assuré & naturel, & aucun mouvement spasmodique dans les nerfs; l'appétit & les forces étoient revenus, elle dormoit bien, ce qui a continué depuis.

XXXVII. OBSERVATION.

Sur le même sujet.

A Paris en 1749, la femme d'un Vitrier, demeurant Place du Chevalier du Guet, âgée de vingt-sept ans, me consulta. Elle étoit attaquée de vapeurs hystériques depuis deux ans, à la suite d'une fausse-couche. Elle n'étoit pas bien réglée, & avoit beaucoup d'humeurs. Elle avoit des foiblesses & des défaillances très-fréquentes, & beaucoup de vents, des maux de tête, & une fièvre lente, & des besoins continuels, ce qui l'obligeoit d'avoir du pain sous son oreiller pour manger dans la nuit. Elle sentoit des suffocations & de l'oppression de tems en tems; son visage devenoit rouge & enflammé, ce qui étoit aussi accompagné de mouvemens spasmodiques dans le ventre, elle y sentoit un gonflement & une pesanteur, de même qu'à la matrice, &c.

Je l'ai traitée pendant deux mois, & de la même manière que celle qui a fait le sujet de l'Observation précédente. Cette femme a guéri parfaitement, & n'a plus été incommodée de vapeurs jusqu'à présent.

XXXVIII. OBSERVATION.

Accidens singuliers arrivés à quelques femmes qui se croyoient grosses, ce qui n'étoit néanmoins que ce qu'on appelle communément Vapeurs hystériques.

En 1742, une femme des environs de la Ville de Dusseldorp, âgée de quarante-cinq ans, vint me consulter sur un accident assez particulier. Elle me dit que depuis quatre ans, ses règles avoient entièrement cessé, & que depuis cette cessation elle ressentoit de certains mouvemens dans le ventre, comme lorsqu'elle étoit enceinte, ce qui lui fit imaginer d'abord qu'elle étoit grosse, elle le croyoit encore alors, parce qu'elle sentoit dans le bas-ventre les mêmes mouvemens qu'au commencement, & comme si elle étoit grosse de sept à huit mois.

Elle me dit aussi que le ventre se gonfloit, & qu'il devenoit dur, tantôt d'un côté, tantôt de l'autre, que de tems en tems il étoit enflé comme si elle étoit hydropique, qu'elle y sentoit aussi des mouvemens irréguliers, des secousses & des coups décidés, comme il a coutume d'arriver aux femmes, au terme d'une grossesse avancée, ce qui néanmoins se dissipoit & se renouvelloit très-souvent.

Je lui dis qu'il falloit l'examiner dans ces deux cas différens ; c'est-à-dire, lorsque le ventre étoit sans gonflement & dans son état naturel, & aussi lorsqu'elle y appercevoit ou qu'elle y sentoit ces mouvemens. Comme elle se trouvoit alors dans le premier cas, je l'examinai. Le ventre étoit mou & flexible au toucher de tous côtés, je n'y apperçus aucune dureté, les viscères, la matrice, & toutes les parties du bas-ventre étoient dans une bonne disposition. Deux jours après cette femme se trouvant dans le second cas, elle me vint trouver ; je l'examinai une seconde fois. Le ventre étoit un peu gonflé ; néanmoins il étoit mou ; je trouvai que la matrice & toutes les parties du bas-ventre étoient en très-bon état. Je posai ma main droite à plat sur le flanc du côté gauche du ventre, & ma main gauche sur celui du côté droit. Je trouvai qu'en appuyant un peu, & qu'en poussant avec ma main gauche, il y avoit dans le ventre un corps dur, qui s'élevoit, & qui venoit heurter ou frapper ma main droite, comme si c'eût été le mouvement décidé du bras ou de la jambe d'un enfant à terme, de manière que je m'apperçus aussi en-dehors de ce mouvement, de la grosseur ou de l'élévation, ce qui rentroit & disparoissoit aussitôt que je cessois d'appuyer ma main sur le ventre.

J'essayai encore deux fois de faire la même compression sur le ventre, j'éprouvai encore la même chose.

A Paris en 1748, j'ai vû aussi trois femmes attaquées d'un semblable accident, leurs règles n'avoient pas encore cessé entièrement, elles ne les avoient que très-irrégulièrement, ce qui revient à peu près au même quant à la cause de la maladie.

RÉFLEXION.

Je crois que cet accident ne peut être

attribué à d'autres causes qu'à la suppression ou à la cessation entière des règles pour la première, & à leur dérangement, ou au peu d'évacuation qui s'en faisoit aux trois autres, ou bien à un autre genre de maladie, communément dite *Vapeurs hystériques*, maladie qu'on regarde comme étant une affection particulière du genre nerveux ; occasionnée par les humeurs.

Cette indisposition diffère dans ses accidens, relativement à l'affection particulière des nerfs ; leurs symptômes & leurs accidens sont si différens & si multipliés, que moi-même j'ai vû quelquefois prendre d'autres maladies pour des vapeurs, ou attribuer les accidens de celles-ci à d'autres maladies, ce qui fait aussi que la cause de plusieurs maladies n'étant pas assez connue, on ne réussit pas dans le traitement. Cette maladie, ordinairement dite *Vapeurs hystériques*, est commune aux hommes & aux femmes, parce qu'elle peut avoir toute autre cause que le dérangement ou l'indisposition particulière de la matrice, qui est ordinaire aux femmes dans ce cas. L'on voit cependant qu'il arrive très-souvent que le dérangement de cette partie n'est pas toujours la principale cauſe des vapeurs, puiſqu'il arrive auſſi que l'indiſpoſition particulière du cerveau, ou de l'eſtomac, ou de quelques autres parties nobles, ou eſſentielles à la vie, peut occaſionner, ou être la principale cauſe des vapeurs aux hommes comme aux femmes, ainſi que l'indiſpoſition ou l'affection particulière du genre nerveux, occaſionnée par la quantité ou par la mauvaiſe qualité des humeurs qui ſe dépoſent ſur les nerfs, ce qui doit être regardé comme une cauſe générale, qui occaſionné aux uns comme aux autres des accidens auſſi fâcheux que ſurprenans.

La ſuppreſſion ou la ceſſation des règles, de même que leur dérangement, cauſent à quelques femmes un reliquat ou une fluxion d'humeurs qui ſe dépoſent & qui ſe fixent ſur les nerfs des parties internes dans le bas-ventre, & particulièrement à la matrice, & ſur les plexus ſolaires ou méſentériques. Soit que la ſuppreſſion ne ſoit qu'accidentelle, ou bien que les règles viennent à ceſſer entièrement par l'âge, quelques-unes en deviennent fort incommodées, ou ſujettes à pluſieurs indispositions par le reflux du sang & des humeurs qui occasionne des obstructions, ce qui fait que la nature se trouve surchargée & dérangée dans ses fonctions, cela arrive d'autant plus dans ce tems qu'il se rencontre aussi une autre indisposition ; c'est-à-dire, que les femmes étant d'un tempérament plus ou moins sanguin ou plethorique, cette plénitude ou cacochymie générale indispose le corps d'avance, & devient une cause seconde & prochaine de maladie ou d'indispositions, qui se joint à la première, je veux dire à la suppression ; alors les accidens sont encore plus considérables.

Cette fluxion d'humeurs sur les nerfs mésentériques & hypogastriques, dont j'ai parlé, occasionnent des obstructions & des irritations, ou des mouvemens spasmodiques dans les nerfs ; il peut se faire que cet agacement ou irritation des nerfs, venant à se communiquer aux membranes, ou à d'autres parties dans le bas-ventre, il en résulte aussi un gonflement qui fait appercevoir une grosseur en-dehors, ou un choquement particulier dans le ventre, comme il est arrivé à cette femme.

Ces accidens peuvent encore devenir plus ou moins considérables ou dangereux, selon que les nerfs se trouvent plus ou moins agacés & affectés. D'ailleurs, la difficulté plus ou moins grande que les esprits animaux trouvent à passer plus ou moins facilement & régulièrement dans les nerfs, peut non-seulement occasionner du dérangement dans les fonctions du corps, mais aussi altérer les facultés de l'ame; s'il arrive que cette indisposition des nerfs se communique aussi au cerveau, il en résultera de grands dérangemens; c'est-à-dire, l'affoiblissement du bon sens, du jugement, ou de la mémoire, & le dérangement de la raison, &c.

Enfin les remèdes qui conviennent, & que j'ai conseillé à cette femme de faire pour le traitement & la guérison de cette maladie, sont en général ceux qui doivent être employés pour la guérison des vapeurs hystériques.

Pour se préserver de ces accidens, il faut que les femmes qui sont dans un âge critique, ou sur le point de la cessation de leurs règles, ayent l'attention de faire d'avance quelques remèdes convenables, pour évacuer ou pour prévenir la plénitude du ſang ou des humeurs dans ce tems ; on peut employer particulièrement la ſaignée & la purgation, plus ou moins réitérées, ou d'autres remèdes ſelon le beſoin & les circonſtances. Les femmes uſant de ces précautions, éviteront beaucoup de maladies ou d'infirmités auxquelles elles s'expoſeroient en les négligeant, jusqu'à ce que la nature ſoit accoutumée au changement d'état qui arrive dans l'âge critique, ou dans le tems de cette ceſſation. Pour l'ordinaire la nature ne fait pas ce changement tout d'un coup ; il arrive, preſque toujours, que ce tems eſt précédé de quelques ſignes, ou de quelques légères indiſpoſitions, auxquelles on doit d'abord remédier.

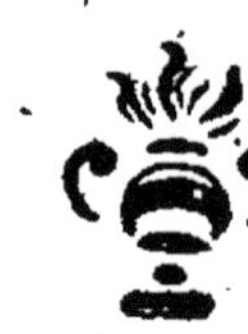

XXXIX. OBSERVATION,

Sur le même sujet.

EN 1751, un Avocat à Paris me consulta. Il étoit sujet aux vapeurs depuis vingt-cinq ans, occasionnées par l'acrimonie des humeurs. Il avoit une migraine très-fréquente, accompagnée de foiblesses & de défaillances. Cette indisposition le mettoit hors d'état de faire aucune affaire, & ne pouvoit être soulagé que par la saignée du pied.

Je lui ordonnai quelques remèdes pour évacuer & corriger les humeurs. Ensuite M. Sennac, premier Médecin du Roi, lui conseilla de monter à cheval tous les matins pendant quatre heures, & d'aller le petit trot dans la campagne.

Aussitôt qu'il eut commencé cet exercice, il se trouva mieux, de manière qu'il se rétablit parfaitement par ce moyen. La tête devint libre, il n'avoit plus de migraine ni de vapeurs; l'appétit étoit bon, il dormoit bien, & étoit en état de vaquer à ſes affaires.

Les vapeurs ſont quelquefois occaſionnées par des cauſes externes ; c'eſt-à-dire, par de fortes odeurs, ou pour avoir couché dans une chambre nouvellement miſe en couleur, par l'odeur du vernis, qui attaque & agace le genre nerveux, ce qui demande des remèdes particuliers, qui corrigent, abſorbent, ou émouſſent & évacuent les parties volatiles âcres & ſubtiles qui ont pénétré dans les nerfs, & qui les agacent.

Ce cas eſt arrivé à une Dame, par l'uſage d'une tabatière mal verniſſée ; mais auſſitôt qu'elle eut ceſſé de s'en ſervir, elle fut délivrée de cette indiſpoſition.

XL. OBSERVATION.

Phrénéſie.

EN 1753, étant à Dijon avec le Régiment de Thiange, Dragons, je fus appellé pour un Maréchal des Logis, âgé de vingt-cinq à trente ans, attaqué d'un accès de phrénésie, occasionné par quelque sujet de chagrin ou de mélancolie, joint à la disposition du sang & à une plénitude d'humeurs. Je lui ordonnai une saignée du pied, & fis tirer du sang jusqu'à ce que le malade tombât en foiblesse. Le lendemain on lui en fit une seconde; & quatre heures après la saignée, je lui donnai un vomitif qui fit un très-bon effet. Le malade évacua beaucoup d'humeurs bilieuses par le haut & par le bas, & revint dans son bon sens.

Je le mis au bouillon, & lui ordonnai une ptisanne rafraîchissante, émulsionnée & apéritive; j'y ajoutai le sel sédatif d'Homberg, & une potion céphalique absorbante, avec la poudre de guttète, & le syrop de stecas ou de pivoine mâle, pour prendre par cuillerée dans la journée. On lui donna aussi des lavemens, & fut purgé plusieurs fois.

Ensuite de cet accident, le malade fut attaqué d'une fièvre tierce. Je lui donnai un second vomitif, & le mis à l'usage des apozèmes amers, & le purgeai encore. Je lui ordonnai le quinquina en opiate, j'y ajoutai les purgatifs & les apéritifs, pour fondre les humeurs & pour désopiler le foie & les glandes: & évacuer à fond toutes les humeurs peccantes & bilieuses, je lui fis aussi continuer l'usage de la potion, de la ptisanne, & des lavemens, il fut parfaitement guéri en trois semaines, sans se ressentir depuis de cette indisposition.

REMARQUE.

Dans ces maladies, il faut attaquer le mal violemment dès le commencement, & évacuer assez de sang & les humeurs dominantes, avant que de faire d'autres remèdes.

L'usage des bains d'eau froide, ou chaude selon le cas, la saignée de l'artère temporal & de la jugulaire, après plusieurs saignées du pied, les vomitifs & les purgations, les potions céphaliques & antispasmodiques, sont les remèdes efficaces qu'on doit employer pour le traitement & la guérison de ces maladies, quand elles persévèrent.

XLI.

XLI. OBSERVATION.

Épilepsie, communément dite haut-mal, ou mal-caduc.

EN 1742, on me consulta à Dusseldorp pour un jeune garçon, âgé de seize ans, qui, depuis un an, tomboit trois fois par jour dans un accès d'épilepsie, ou mal-caduc.

Je le fis saigner du pied deux fois en deux jours, & observer une diète convenable, & lui donnai un vomitif, une ptisanne céphalique pour boisson, & une potion antiépileptique, & le purgeai plusieurs fois dans l'espace d'un mois, après quoi cet accident cessa.

Néanmoins je fis encore saigner du pied le malade quelque tems après, & lui donnai un second vomitif. Je lui continuai aussi la potion & la ptisanne pendant deux mois, & le purgeai de tems en tems; par ce moyen il fut radicalement guéri, sans aucune rechute depuis.

REMARQUE.

J'ai la précaution dans toutes les maladies rebelles, & sur-tout pour celles-ci, de faire continuer au malade, même après la cure, les remèdes qui ont eu la faculté de lui procurer la guérison, parce qu'ils ne sont pas moins nécessaires, ni moins efficaces pour le préserver d'une rechûte, si on les continue quelque tems après le traitement.

Mais il faut observer qu'il n'est pas nécessaire d'administrer les remèdes avec la même régularité, ni en même quantité qu'au commencement de la maladie.

XLII. OBSERVATION.

Sur le même sujet.

En 1742, je fus appellé dans la même Ville pour une Demoiselle, âgée de dix-huit ans, attaquée d'un accès d'épilepsie qui la prenoit tous les jours, depuis environ dix-huit mois. Elle perdoit connoissance, la salive lui sortoit de la bouche, &c. elle n'étoit pas bien réglée.

Je la traitai de la même manière que le jeune homme ci-dessus, sinon que j'employai pour celle-ci les remèdes hystériques les plus efficaces, pour procurer l'évacuation des règles, qui vinrent ensuite régulièrement tous les mois, & elle fut guérie parfaitement.

XCIII. OBSERVATION.

Tetanos.

LE Tetanos *est une maladie des nerfs qui arrive ordinairement à la suite des fièvres malignes ou vermineuses.*

C'est une convulsion ou roideur de tout le corps, ou de quelques parties séparément, comme on voit qu'il arrive à ceux qui sont frappés de la foudre, & qui restent dans la même situation où ils se trouvent, sans pouvoir en changer jusqu'à ce que cette maladie soit terminée.

En 1732 j'ai vû à l'Hôtel-Dieu de Paris, un enfant âgé d'environ quinze ans, attaqué d'une maladie de nerfs, nommée *Tetanos*. Il restoit assis sans qu'on pût le faire changer de situation. Il voyoit & entendoit, sans pouvoir parler, ni tourner la tête, ni mouvoir aucun de ses membres.

Cette convulsion ou roideur étoit la suite d'une fièvre maligne, ou un reliquat d'humeurs qui s'étoit déposé ou fixé sur les nerfs.

Ces malades sont quelquefois hors d'état de pouvoir faire d'eux-mêmes aucunes fonctions naturelles, selon la partie que la maladie affecte; il arrive quelquefois qu'ils ne peuvent aller à la selle, ni rendre les urines, &c.

Le malade étoit sans fièvre, avoit bon appétit, & dormoit bien. Il fut traité par M. Hermand, Médecin de l'Hôtel-Dieu.

On le saigna du bras, & ensuite du pied. On lui donna des lavemens simples & composés, alternativement.

Quatre heures après la saignée du pied, on lui donna l'émétique pour vuider les premières voies, & afin de procurer par ce moyen des secousses & des ébranlemens dans les nerfs, pour les dégager, remettre le cours des esprits en liberté, & rendre le mouvement aux parties affectées. Ensuite on lui donna de la caſſé dans du petit lait. On y ajoutoit l'émétique une fois la ſemaine, & une ptiſanne deſſicative pour boiſſon, une chopine d'émulſions avec dix grains de ſel ſédatif d'Homberg, & le ſyrop de pivoine mâle. Le malade en prenoit de tems en tems dans la journée, & une potion céphalique avec la poudre de guttête, pour prendre par cuillerées.

On faiſoit boire le malade, & manger la ſoupe tous les jours deux fois, parce que, comme j'ai dit, il ne pouvoit demander ſes beſoins.

Il ſe remit peu à peu. La parole lui revint au bout d'un mois. Enſuite il reſtoit couché. Deux mois après il marcha, & fut guéri parfaitement.

XLIV. OBSERVATION.

Sur le même sujet.

En 1742, j'ai traité à Dusseldorp un enfant de neuf ans, attaqué d'un *Tetanos*, à la suite d'une fièvre maligne vermineuse. Les parens avoient l'esprit assez foible pour croire qu'il y avoit du sortilège. Le malade restoit courbé & assis sur son lit. La convulsion ou roideur occupoit les muscles des lombes & du dos, & ceux des extrémités inférieures. Il avoit l'usage des bras, & le mouvement de la tête.

Le malade se frottoit le nez continuellement, ce qui fit que je soupçonnai qu'il pouvoit avoir des vers. Je lui fis donner des lavemens de lait, & ensuite d'émolliens & de purgatifs, & lui ordonnai une prisanne émulsionnée & nitrée, & une potion huileuse anthelmhintique. Je le fis saigner du pied, & lui donnai le lendemain un vomitif ; il évacua beaucoup d'humeurs bilieuses & putrides par le haut & par le bas, & rendit deux vers. Le malade étoit au bouillon ; il avoit une fièvre continue & maligne, avec redoublement, & beaucoup de soif, la langue aride & noire comme du charbon. Il crioit souvent pendant le jour, & aussi la nuit, il aboyoit même & heurloit comme les chiens.

On attribue cet accident particulièrement aux vers ; on en voit plusieurs exemples, & même de plus surprenans. Il paroissoit néanmoins que le malade étoit mieux, ou un peu soulagé, après qu'il eut rendu deux vers.

Comme il avoit été négligé au commencement pendant quinze jours, parce qu'on avoit attribué cet accident à toute autre cause qu'aux vers, ou qu'on s'imaginoit qu'il y avoit du sortilège ; la cause de la maladie n'étant pas connue, la fièvre maligne fut négligée, de manière que le malade mourut dans une convulsion le sixième jour de mon traitement.

XLV. OBSERVATION.

Catalepsie, ou sommeil létargique de quatre années.

En 1730, il y avoit à l'Hôtel-Dieu de Paris, dans la Salle Sainte Martine, une femme âgée d'environ trente ans, attaquée d'une catalepsie, ou sommeil léthargique.

Pendant les six premiers mois elle se réveilloit d'elle-même tous les jours à midi & à minuit. Pendant les six mois suivans elle le faisoit à six heures du matin & à six heures du soir tous les jours, & de même alternativement pendant plus de quatre ans.

La malade n'ouvroit point les yeux en se réveillant, quoiqu'elle les eût bons, & prononçoit quelques paroles qui n'avoient pas de suite. Quelquefois elle rioit ou elle pleuroit comme un enfant, cela duroit environ une demi-heure, & se rendormoit aussitôt.

On profitoit du tems qu'elle étoit réveillée, & on la mettoit à son séant, ou assise sur le lit, pour la faire manger, parce qu'elle ne l'auroit pas fait d'elle-même. Elle avoit assez d'appétit, & mangeoit bien.

Je pense que c'étoit peut-être le besoin de manger qui la réveilloit régulièrement deux fois dans les vingt-quatre heures. Elle faisoit ses nécessités dans le lit toute endormie. On la piquoit & la tourmentoit ; on lui a aussi appliqué des vessicatoires & des ventouses pour essayer de la réveiller. Elle étoit insensible à tout, même étant réveillée. Il n'y a pas d'apparence aussi qu'elle pût entendre.

Elle avoit assez d'embonpoint, le visage fort pâle, & la voix foible comme celle d'un enfant. Elle avoit beaucoup de souplesse dans les membres. Le pouls étoit bien réglé, & dans son état naturel. La respiration dans le sommeil étoit aussi comme celle d'une personne en santé, sans cela on auroit dit qu'elle étoit morte.

Les Médecins de l'Hôtel-Dieu s'assemblèrent en consultation. Ils regardoient cette maladie comme étant un accident particulier du genre nerveux, & un embarras dans le cerveau. Il n'y avoit pas d'apparence que la malade eût des vers, ou qu'elle fût attaquée de vapeurs. Elle étoit bien réglée tous les mois.

Enfin on n'a pû découvrir ce qui avoit pû donner lieu à cet accident.

La malade avoit les dents serrées pendant le sommeil. On ne pouvoit lui ouvrir la bouche que par force, ou qu'avec beaucoup de difficulté, pour lui faire prendre des médecines ou d'autres remèdes, ce qui empêcha de tenter différens moyens qui auroient pû hâter sa guérison.

Vers la fin de la quatrième année cette femme est sortie de cette létargie. Elle agissoit comme une personne en parfaite santé, ce qui n'a duré que six mois. Ensuite elle est devenue folle, & a fait des extravagances pendant trois ou quatre mois, après quoi elle est retombée dans le même accident de catalepsie, & a succombé au bout de six mois.

XLVI. OBSERVATION.

Maladie singulière.

En 1732, il vint à l'Hôtel-Dieu de Paris une femme âgée d'environ trente-cinq ans, attaquée d'un accès épileptique qui lui prenoit tous les jours à une heure réglée, occasionné par une tumeur de la grosseur d'un œuf de pigeon, qui étoit au poignet sur l'artère radial, accompagnée de battement semblable à celui de l'artère du pouls, & sans douleur. Elle montoit le long du bras, au col, & à la tempe sur l'artère temporal ; elle étoit quelques heures à faire ce trajet. La tumeur étant là, cette femme tomboit dans un accès d'épilepsie.

Ensuite elle parcouroit les membres dans toute leur longueur, & venoit demeurer quelque tems sur le poignet, & remontoit ensuite sur le bras, & étant sur la tempe, l'accès épileptique se renouvelloit.

La tumeur étoit vingt-quatre heures

à parcourir tous les membres. L'accès épileptique étoit aussi régulier tous les jours une fois à la même heure.

Cette femme n'avoit point de fièvre, ni d'autre indisposition que celle qui étoit ocasionnée par la tumeur, sinon qu'elle n'étoit pas bien réglée, elle avoit bon appétit, & dormoit bien.

Les Médecins lui firent quelques remèdes. On la saigna du bras & du pied, & de la gorge. Elle prit l'émétique, quelques médecines, & les bains, &c.

On essaya de faire une forte ligature au-dessus de la tumeur; mais la tumeur passoit par-dessous, & glissoit même sous la pointe d'une lancette.

Les Médecins de l'Hôtel-Dieu s'assemblèrent en consultation avec les premiers Chirurgiens. On proposa différens moyens; quelques-uns dirent qu'il falloit trépaner la malade; d'autres étoient d'avis, qu'on devoit amputer promptement l'avant-bras, pendant que la tumeur étoit sur le poignet. On proposa encore d'autres moyens. Cette femme ne voulut consentir à aucun.

Six mois après elle sortit de l'Hôtel-Dieu, avec la tumeur, comme elle y étoit entrée.

Nota.

On voit une Obſervation d'une ſemblable maladie, dans le Traité de Médecine par M. Allen, au Chapitre de l'épilepſie. La tumeur paroiſſoit ſur la région de l'eſtomac ; elle montoit à la gorge, & occaſionnoit un accès épileptique, avec beaucoup de convulſions, &c.

XLVII. OBSERVATION.

Sur l'uſage des vomitifs.

Il y a des précautions à prendre dans l'uſage des vomitifs, parce qu'il ſe rencontre quelquefois une diſpoſition particulière dans de certains ſujets, qui fait que les vomitifs leur font un effet différent qu'à d'autres, dans leſquels cette diſpoſition ne ſe rencontre pas.

Cela arrive aux uns à cauſe de la mauvaiſe qualité des humeurs qui ſont dans l'eſtomac, & qui ſe trouvent chargées de parties âcres, d'acides, ou d'aigres âcres, qui ſe joignent au vomitif,

& qui occaſionnent de l'irritation, ou uue ſuperpurgation ; & à d'autres, parce que la membrane nerveuſe de l'eſtomac ſe trouve naturellement plus ſenſible, ou parce qu'elle eſt dénuée du velouté qui la tapiſſe, ou qui la recouvre, ce qui fait qu'à ceux-là le moindre vomitif cauſe plus d'agacement & d'irritation dans l'eſtomac, & donne lien à des accidens très-fâcheux.

Pour le plus sûr, il faut donner le vomitif par petites doſes, & le réitérer plus ou moins ſelon le cas, la néceſſité & les circonſtances.

Il eſt toujours mieux de préparer le malade par la ſaignée, la diète, & l'abondance de la boiſſon, avant que de donner le vomitif, à moins que la maladie n'exige de le donner d'abord, ou trois ou quatre heures après la ſaignée, comme il arrive quelquefois qu'on eſt obligé de faire dans de certaines maladies, lorſque le malade ne paroît pas être aſſez ſanguin, ou avoir beſoin d'être ſaigné ; ou lorſqu'il ſe rencontre que le cas eſt preſſant, comme dans une attaque d'apoplexie d'humeurs, où la ſaignée ſeroit préjudiciable, & dans une attaque d'apoplexie de ſang ou d'humeurs tout enſemble, qui oblige de donner le vomitif d'abord après la ſaignée, & ſans autre préparation.

Excepté ces différens cas, pour pluſieurs raiſons la ſaignée doit précéder le vomitif, ſoit pour éviter le crachement de ſang ou le ſaignement de nez, & auſſi d'autres accidens.

Il eſt vrai qu'il ſe trouve que des émétiques ſont plus violens les uns que les autres, & qu'il y en a auſſi qui ſont mal préparés ; c'eſt à quoi il faut avoir attention, en tâchant, autant qu'il ſe peut, de ne ſe ſervir que de ceux qu'on ſçait être bons, & bien préparés par des Apothicaires fidèles, & qui paſſent pour habiles, ou pour ne vendre que de bonnes drogues.

Mais quand on ne peut faire autrement, on riſquera beaucoup moins en uſant de la précaution que j'ai dite ; c'eſt-à-dire, de ne le donner qu'en petite doſe, & de le répéter autant de fois qu'il ſera néceſſaire, & ſelon l'effet.

J'ai remarqué que de certains émétiques préparés en Allemagne, & auſſi ailleurs, & ordonnés à des malades par des Médecins, à une doſe de deux grains seulement, ont fait des effets surprenans, & occasionné des accidens si fâcheux, qu'on auroit dit que le malade étoit empoisonné par quelque corrosif, à cause des mouvemens spasmodiques du genre nerveux, & des convulsions ou des crampes dans les jointures, des foiblesses & des défaillances, des sueurs froides, presque sans connoissance, & en grand danger.

EXEMPLE.

J'ai vû un malade qui, pour n'en avoir pris aussi que deux grains, s'élançoit continuellement, & se seroit jetté en bas du lit, si on ne l'avoit bien tenu, à cause des douleurs qu'il avoit dans l'estomac.

Ayant été appellé en pareil cas, j'ai conseillé de faire prendre au malade de l'huile d'amande douce ou du lait, ou du bouillon fort gras, & ensuite des lavemens, & une ptisanne adoucissante. On voit aussi des malades auxquels les vomitifs ne font faire que des efforts, ou qui ne produisent aucune évacuation par le haut ni par le bas, & qu'à d'autres le remède fait seulement son opération par le bas, selon la disposition qui se trouve dans les humeurs, ou dans les fibres charnues de l'estomac, qui font que ses orifices se ferment entièrement, & occasionnent les accidens que j'ai dit; ou que l'un ou l'autre orifice s'ouvre ou se relâche, ce qui procure au remède la facilité de faire son effet plus ou moins, ou de procurer l'évacuation des humeurs par le haut ou par le bas.

AUTRE EXEMPLE.

En Lorraine, un Médecin ordonna à un malade trois grains d'émétique en une dose. L'émétique lui fit faire beaucoup d'efforts, sans procurer d'évacuation par le haut ni par le bas. Il se trouva fort mal, & presque sans connoissance; il avoit une sueur froide sur tout le corps, & des défaillances, de manière qu'il étoit en danger.

On envoya chez le Médecin, qui ordonna de donner encore au malade une seconde dose d'émétique de trois grains, parce que la première, disoit-il, n'ayant fait que de l'irritation dans l'estomac, la seconde, venant à l'appui de la première, procureroit l'évacuation des humeurs. Le malade qui avoit encore assez de connoissance pour montrer son opposition à l'émétique, fit connoître qu'il ne vouloit point y consentir ; ce qui lui sauva la vie : la nature prit le dessus, & les accidens cessèrent.

Je suis persuadé que dans ce cas, si la première dose d'émétique eût été plus forte, ou que le malade eût pris la seconde, il n'auroit pû en réchapper, parce qu'il en seroit arrivé plus de secousses & plus d'irritation à l'estomac, ce qui auroit resserré davantage les orifices de ce viscère, au lieu de procurer le relâchement que le Médecin espéroit.

Je pense que dans ce cas, les absorbans, les calmans, les antispasmodiques, & l'huile, de même qu'une fomentation émolliente appliquée sur le ventre, & l'usage des lavemens, &c. étoient ce qui convenoit mieux qu'une seconde dose d'émétique.

Nota.

J'ai remarqué qu'il étoit fort inutile de spécifier dans cet Ouvrage la dose de certains remèdes. C'est la prudence, jointe à l'expérience, qui doit conduire dans les occasions, parce que les mêmes remèdes, quoique bien administrés pour les mêmes maladies, ne produisent pas toujours les mêmes effets dans tous les sujets, à cause de la différence des tempéramens, ou de la disposition actuelle & particulière qui s'y rencontre. On voit souvent dans la pratique, qu'une moindre dose d'émétique fait plus d'effet à de certains malades, qu'une plus grande dose ne fait à d'autres.

Le conseil que je pourrois donner aux jeunes Médecins & Chirurgiens, c'est de s'appliquer beaucoup aux différentes constitutions des corps, c'est le moyen d'acquérir l'expérience qui, comme on dit ordinairement, est la mère de toute science : *experientia docet.*

Fin de la première Partie.

OBSERVATIONS DE MÉDECINE ET DE CHIRURGIE.

SECONDE PARTIE.

MALADIES CHIRURGICALES.

I. OBSERVATION.

Plaie de tête, avec fracture & enfoncement de l'os frontal & des sinus frontaux, accompagnée d'épanchement assez considérable de sang & de matière sur la dure-mère & sur la base du crâne, & de déperdition de substance d'une partie des meninges du cerveau, & de l'os ethmoïde, & aussi de l'exfoliation de quelques branches du nerf olphactif, &c.

LE 26 Octobre 1739, Son Excellence Monsieur le Gouverneur de la Ville de

Dusseldorp, me fit dire d'aller voir dans un village un Soldat du Régiment de Son Altesse Sérénissime le Prince de Birkinfeld. Je trouvai le Soldat au lit. Il avoit été blessé la veille d'un coup de bâton sur la tempe, qui l'avoit étourdi & jetté à terre ; il reçut en même tems un coup de hoyau au milieu du front, qui enfonça & brisa l'os frontal & les sinus frontaux.

Le Soldat perdit connoissance pendant une demi-heure, vomit & saigna du nez. Le Chirurgien-Major du Régiment l'avoit saigné du bras & pansé aussitôt. Le malade avoit assez bien passé la nuit. Il étoit sans fièvre, ni mal de tête, & en bonne connoissance.

Je l'examinai & levai l'appareil. Il y avoit une petite plaie, & un enfoncement assez considérable au milieu du front entre les sourcils, à pouvoir y mettre le pouce. Je rappliquai le bandage, & fis porter le malade à l'Hôpital, & m'y transportai aussi.

Après avoir ôté l'appareil, je visitai toute la tête, & la fis raser. J'examinai aussi l'endroit de la tempe qui avoit reçu le coup de bâton, je n'y trouvai qu'une simple contusion. Ensuite je fis une incision cruciale sur le front, pour mettre l'os à découvert, & conservai les quatre angles de la peau.

J'apperçus plusieurs fractures à l'os coronal, & que les pièces d'os passoient l'une sur l'autre.

Cette fracture représentoit irrégulièrement la figure d'une étoile, & formoit au milieu des sourcils un enfoncement en manière de voûte, dont la convéxité pressoit le cerveau, & la cavité s'appercevoit en-dehors.

Je pansai la plaie à sec pour arreter le sang, & afin de pouvoir appliquer le trépan quatre heures après. Je fis saigner du bras le malade, & préparer l'appareil, & retournai à l'Hôpital à dix heures du soir. Je levai l'appareil, ensuite je posai une couronne de trépan à côté de l'enfoncement; il sortit beaucoup de sang qui étoit épanché sur la dure-mère, & ayant fait faire au malade plusieurs inspirations, & retenir son haleine, ou pousser en bas, comme pour aller sur le siège, il en sortit encore davantage. J'essayai aussi de relever l'enfoncement, & d'enlever quelques fragmens, ce qui ne pût se faire à cause que les pièces d'os étoient enclavées, & qu'elles paſſoient l'une ſur l'autre.

Je panſai la plaie, & fis faire une troiſième ſaignée au malade. Je le mis au bouillon, & lui ordonnai une ptiſanne vulnéraire, une potion abſorbante, & un lavement émollient pour le lendemain matin.

Le lendemain je trouvai que le malade étoit ſans fièvre, & qu'il avoit aſſez bien paſſé la nuit. Il avoit ſur toute la face une grande échymoſe, le viſage étoit noir, il ſortoit auſſi du ſang par l'angle interne des yeux, comme d'une plaie récente, de manière que le malade en avoit la face toute couverte.

Je penſai qu'il devoit y avoir encore beaucoup de ſang épanché ſous le crâne, & qu'il falloit pour pluſieurs raiſons appliquer une ſeconde couronne de trépan, ou même davantage.

Après cette ſeconde opération, il ſortit encore aſſez de ſang, comme après la première.

Il n'y a point de fracture au crâne qui oblige à devoir poſer autant de couronnes de trépan que celle de cette eſpèce, parce que la voûte, l'embarrure

&

& l'enclavure des pièces d'os qui ſe reçoivent réciproquement dans l'intervalle ou le vuide qui ſe trouve dans les ſinus frontaux, fait une eſpèce de point d'appui qui les affermit, ce qui fait auſſi qu'elles ſe ſoutiennent mutuellement, & qu'on eſt obligé de toute néceſſité, de poſer d'abord pluſieurs couronnes de trépan, afin de pouvoir relever les pièces d'os, & dégager le cerveau qui ſe trouve comprimé, & auſſi pour évacuer le ſang épanché ſous la voûte du crâne, & empêcher qu'il n'arrive de plus grands accidens.

Je fis connoître aux Médecins de l'Hôpital la néceſſité de devoir poſer une troiſième couronne ; ils s'y opposèrent ; ce qui m'obligea de retarder l'opération de quelques jours.

Le ſixième jour, la matière blanche & louable ſortoit abondamment par les deux ouvertures que j'avois faites au crâne par le trépan, elle regorgeoit & paſſoit auſſi à travers les fentes ou fractures de l'os.

Le malade eut un peu de fièvre & d'agitation la nuit. Je lui fis faire une quatrième ſaignée, & le lendemain une du pied. Il avoit la langue chargée, les urines étoient rouges & épaisses, le ventre étoit un peu bouffi ou gonflé, ce qui n'étoit occasionné que par les humeurs des premières voies, qu'il falloit évacuer.

Je fis ajouter les purgatifs aux lavemens émolliens qu'on donnoit tous les jours au malade, & lui ordonnai aussi deux verres de prisanne royale; par ce moyen il évacua assez d'humeurs, ce qui fit cesser la fièvre.

Néanmoins considérant le danger où le malade étoit exposé par le retard de l'opération que j'avois proposée, & d'ailleurs que la matière passoit non-seulement par les endroits que j'ai dit, mais aussi qu'elle sortoit par les sinus frontaux & par le nez, & descendoit dans la gorge, de manière que le malade étoit obligé de rester assis sur le lit, pour pouvoir la cracher plus facilement, & que la matière passoit de même par l'angle interne des yeux, & couloit sur les joues, le malade en avoit la face toute couverte. Je pensai aussi qu'il y avoit à craindre que le séjour de la matière sur la base du crâne, pourroit occasionner, non-seulement l'exfoliation de la dure-mère, mais aussi d'autres accidens très-fâcheux, qui exposeroient le malade à un grand danger. Dans ces circonstances je fis connoître aux Médecins tous ces inconvéniens, & leur représentai encore une fois que le retardement de l'opération que je proposois, alloit exposer évidemment la vie du malade. Tout cela ne fut point capable de les convaincre, & ils continuèrent de persister dans leur opposition à l'opération, hors un seul qui fut de mon avis, ce qui fit que sans plus d'égard, je fis l'opération d'abord, & posai une troisième couronne de trépan à côté & sur le bord du sinus frontal droit. La première table du crâne étant enlevée, il sortit beaucoup de matière qui venoit de la base du cerveau. La seconde table n'avoit aucune solidité, je l'enlevai avec l'élévatoire; & tirai aussi avec des pinces plusieurs fragmens qui avoient percé & déchiré la dure-mère, & qui en avoit aussi occasionné la suppuration, de manière que le sinus frontal droit fut presqu'entièrement détruit.

Je pansai la plaie à cause du sang qui venoit de quelques vaisseaux ouverts de la membrane pituitaire, ce qui empêchoit d'en pouvoir faire davantage.

Le lendemain qui étoit le douze, je trouvai le malade assez bien, & sans fièvre. Il y avoit de semblables accidens au sinus frontal gauche, il étoit enfoncé comme celui du côté droit. Je posai à côté une quatrième couronne, j'enlevai plusieurs esquiles & quelques fragmens des deux tables du crâne, ce qui avoit aussi occasionné l'exfoliation ou la suppuration d'une partie de la dure-mére en cet endroit. Ce sinus fut presque détruit comme l'autre. J'ôtai aussi quelques portions de l'os ethmoïde qui s'en étoient séparées, & qui tomboient par petites parties.

Le treize, je posai une cinquième & dernière couronne de trépan sur la partie moyenne & supérieure de l'os frontal. Après avoir enlevé la table externe, j'ôtai une pièce ou fragment de la table interne du crâne, qui étoit large d'un pouce, & qui ne tenoit presqu'à rien. J'ôtai aussi quelques petites esquiles qui se trouvoient dessous. J'égalisai la circonférence de cette grande ouverture du crâne, en ôtant les pointes & les inégalités de l'os, & pansai la plaie.

Dans la suite la matière pouvoit monter d'elle-même de la base du cerveau & du crâne, & sortir abondamment & avec aisance à chaque inspiration que je faisois faire au malade, à chaque pansement.

La partie supérieure des os du nez étoit un peu enfoncée, & se releva d'elle-même dans la suite.

Le cerveau se trouvoit à découvert presque de la largeur & de la grandeur du coronal.

On pouvoit voir & toucher facilement, en appuyant un peu avec une spatule sur les lobes antérieurs du cerveau, les filets ou branches du nerf appellé olphactif, qui passent à travers les trous ou les ouvertures de la lame cribleuse de l'os ethmoïde, & qui se distribuent dans le nez, dont quelques-unes s'exfolièrent, ainsi que la dure-mère en cet endroit, à cause du séjour que la matière avoit fait sur la base du crâne.

Le sinus longitudinal supérieur & le cerveau n'étoient plus comprimés, la matière avoit aussi son cours libre par l'ouverture du crâne, de manière qu'elle ne passoit plus par le gosier, ce qui faisoit que le malade n'en étoit plus incommodé dans la bouche, & qu'il pouvoit rester couché la tête appuyée sur l'oreiller. Néanmoins quoique la matière sortît aisément par la plaie, elle ne laissoit pas de passer aussi par l'angle interne des yeux dans l'intervalle des pansemens, & de couler sur le visage, quoique je pansasse le malade deux fois par jour.

Il y a lieu de croire qu'il y avoit une fente ou fracture à chaque apophise orbitaire du coronal dans l'orbite, ce qui, dès le commencement, avoit donné passage au sang qui sortoit par les yeux; & à la matière dans la suite.

Il survint un nouvel accident, le malade fut encore une seconde fois attaqué de la fièvre, qui se termina néanmoins aisément, & sans aucun secours de la Médecine; c'est-à-dire, que comme le malade n'avoit eu qu'un simple accident de fièvre, & qu'il ne prenoit que du bouillon pour toute nourriture depuis trois semaines, il s'en trouvoit un peu affoibli. D'ailleurs, il avoit beaucoup d'appétit, son tempérament & son âge ne permettoient pas qu'il pût aisément soutenir une diète si sévère, la nature, forte & vigoureuse, ne s'en accommodoit pas. Le malade s'en chagrinoit &

s'imaginoit qu'il mourroit par la diète plutôt que de son accident, ce fut ce qui lui occasionna la fièvre.

Pour moi je pensois que peut-être cet accident étoit occasionné par un reflux de matière dans le sang, ou que la matière auroit pû s'échapper à travers quelques fractures qu'on ne pouvoit appercevoir, & faire quelque dépôt dans le cerveau. Après bien des réflexions, & n'appercevant aucun autre symptôme, de certitude sur ce que je pensois, je crus que la diète pouvoit être la cause principale de la fièvre, à cause du trouble que cela occasionnoit dans l'esprit du malade, ce qui faisoit aussi une révolution dans les humeurs qui altéroit les fonctions du corps & les facultés de l'ame, par rapport à l'union intime qui se trouve entre les fonctions de l'une & de l'autre, de manière que si l'un se trouve dérangé ou affecté par quelque indisposition, l'autre s'en ressent aussi.

Je fis donner au malade une soupe à midi, & du ris le soir, avec un peu de vin dans le bouillon qu'il prenoit dans la journée, à cause que l'Allemand y est fort accoutumé, & qu'outre qu'il a besoin de manger plus qu'un autre, il est auſſi fort habitué au vin, quoiqu'il ſoit vrai qu'il ſe rencontre quelques François qui n'en ont pas moins beſoin en pareille circonſtance, & auxquels il faut accorder quelque choſe, à cauſe de l'habitude & de la différence du tempérament, ou de la diſpoſition de l'eſtomac.

L'abondance de la matière ne permettoit pas d'accorder plus de nourriture au malade, quoique ſans fièvre dans la ſuite. C'en fut aſſez. Ce peu d'augmentation de nourriture le fortifia, & guérit ſon imagination & la fièvre dès le même jour.

On pourroit ici, avec raiſon, faire l'application d'un Aphoriſme d'Hippocrate qui dit : » Qu'on doit accorder » quelque choſe, & avoir égard à l'âge, » au tempérament, & à l'habitude du » malade, &c.

Et quibus ſemel aut bis, & plura vel pauciora, & per partes offerri conducat videndum, concedendum autem aliquid, & conſuetudini, & tempeſtati, & regioni, & ætati, &c. Aphor. 17. Sect. 1.

La plaie continua de bien aller, la ſuppuration ou l'exfoliation des bords de la circonférence de l'ouverture du crâne, ſe fit aſſez promptement, parce que le ſujet étoit jeune, ſain, & très-robuste. Les bourgeons ou productions charnues de la dure-mère, commençant à croître, se joignirent par la suite au cuir chevelu des quatre angles de la peau que j'avois laissée. Je fus obligé très-souvent d'y appliquer la pierre infernale, pour empêcher que les chairs ne crûssent plus vîte que ne faisoit la circonférence de l'os, afin que le tout pût se rejoindre en même tems, & d'une manière uniforme, sans laisser presque aucune difformité, ou une grande cicatrice.

Les sinus frontaux restèrent ouverts pendant du tems, & assez pour y introduire gros comme un pois de charpie, ce qui a coutume d'arriver suivant le sentiment d'un Auteur moderne, qui dit: *Que cela arrive à cause de la pituite ou de la morve qui se présente presque continuellement à l'ouverture, ce qui y entretient une fistule qu'il n'est guères possible de fermer ou de cicatriser entièrement, &c.*

Et que ceux à qui cet accident est arrivé ont été obligés de porter une emplâtre sur l'ouverture fistuleuse des sinus, pour les préserver de l'impression de l'air, observant d'y mettre la main à chaque fois qu'ils devoient éternuer, se moucher, ou tousser.

Néanmoins je n'ai trouvé d'autre difficulté que le tems, pour réussir à les fermer, par la raison que cette humeur pituiteuse ayant sa pente, son évacuation & son cours libre par les sinus antérieurs & postérieurs du nez, pourquoi s'arrêteroit-elle ou passeroit-elle plutôt par l'ouverture de la fistule accidentelle ? Il semble au contraire qu'elle ne doit pas s'y arrêter, si on a soin de nettoyer & de dessécher souvent la plaie avec les remèdes convenables, comme par exemple, le charpis sec & rapé, la teinture de mirrhe, l'emplâtre dessicatif composé, ou l'emplâtre divin, &c. Sinon on doit attribuer cette difficulté à toute autre cause, comme à un vice particulier du sang ou des humeurs, ce qu'on doit aussi entreprendre de corriger.

Enfin, vers le sixième mois, l'ouverture des sinus étoit si petite, qu'à peine pouvoit-on y introduire un stilet fort menu, de manière qu'à la fin du huitième, on n'appercevoit sur le front & entre les sourcils, qu'une petite cicatrice de la grandeur d'un ongle ; & le Soldat fut si parfaitement guéri, qu'il continua de servir dans les Troupes.

Réflexion.

Premièrement, cette Observation est une confirmation de ce qu'on voit arriver tous les jours dans la pratique ; c'est-à-dire, qu'on voit plus d'accidens fâcheux à la suite des fractures simples, & qui sont accompagnées d'une commotion au cerveau, qu'à celles dont l'os se trouve entièrement brisé ; parce que la force du coup se perdant dans l'os, qui se trouve fracassé & divisé, il en arrive moins d'accidens au cerveau.

Secondement, qu'on doit trépaner sans hésiter, non-seulement sur les parties des os qui se trouvent peu affermies, mais aussi sur les sinus frontaux, comme sur toute autre partie de la tête, quand la nécessité l'exige.

Troisièmement, qu'il est vrai que la diète doit tenir le premier rang entre tous les remèdes dans le traitement des maladies. Néanmoins il se trouve des occasions où il est nécessaire de se relâcher un peu pour un plus grand bien, parce que, comme on dit ordinairement : *Il n'y a point de règle sans exception.*

Nota.

J'ai traité des femmes en couche, & aussi d'autres malades, qui auroient péri par cette seule raison, c'est-à-dire par la diète, & que d'autres y ont succombés, même entre les mains d'habiles Praticiens, faute de s'être apperçu de la cause qui avoit occasionné le dérangement, & ensuite la mort.

L'Académie de Chirurgie de Paris m'a fait l'honneur de m'écrire dans le tems, par M. Hevin, Secrétaire, au sujet de cette cure, pour m'engager d'en envoyer un Mémoire circonstancié, parce qu'elle fait une Observation très-curieuse & très-utile pour la pratique.

J'ai encore la Lettre de M. Hevin.

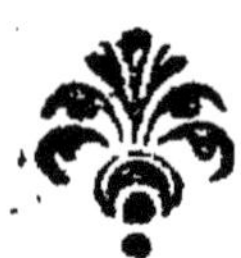

II. OBSERVATION.

Sur une fracture compliquée & composée, aux deux jambes, avec luxation complette du pied droit.

LE 5 Juin 1743, Son Excellence M. le Baron de Beverenne, Grand Maréchal des Duchés de Bergue & de Juliers de Son Altesse Sérénissime Electorale Palatine, à Dusseldorp, me fit appeller à trois heures après midi.

Il étoit tombé de dessus le siège de la voiture qu'il menoit. Les deux roues d'un côté de la voiture lui avoient passé sur les jambes, & les avoient fracturées, de manière que les pointes des extrémités des deux os fracturés de chaque jambe, avoient percé les bas, & sortoient dehors. Il y avoit aussi une luxation complette au pied droit.

Je fis d'abord ôter les jarretières & es boucles des souliers du malade, & aussi fendre les bas d'un côté, à cause du gonflement des parties qui commençoient déja à enfler. Je le fis porter chez lui, & mettre dans son lit.

On prépara trois appareils à dix-huit chefs, deux pour la fracture des jambes, & le troisième pour la luxation du pied, qui étoit considérable, de manière que le pied étoit entièrement plié & tourné en-dedans.

Je ne saignai le malade qu'après la réduction des fractures, parce qu'il sortoit de table.

Je commençai par réduire la luxation du pied, & coupai une partie d'un tendon fléchisseur du pied, qui sortoit dehors à travers la peau, de la longueur de deux travers de doigt. Ensuite je réduisis la fracture des deux jambes, & posai les appareils.

La rupture du tendon du muscle pétonier antérieur, le déchirement d'une partie des ligamens de l'articulation & des vaisseaux, étoient ce qu'il y avoit de fort à craindre pour les suites. Néanmoins il n'en est arrivé qu'une échymose assez considérable.

Je saignai du bras le malade deux heures après la réduction des fractures, & lui ordonnai de la limonnade pour boisson, & du bouillon pour toute nourriture.

Le malade, âgé de trente ans, étoit d'un tempérament fort plethorique, sanguin, très replet, & habitué à boire beaucoup de vin, & sujet au rhumatisme goutteux, il avoit aussi le sang un peu vicié.

Le soir je fis appliquer sur les appareils une fomentation émolliente assez chaude, & animée avec un peu d'eau-de-vie, & le saignai une seconde fois à dix heures du soir, & le lendemain matin aussi. Je pansai les plaies avec un digestif simple, & appliquai sur les jambes & sur le pied des emplâtres d'onguent de stirax, & de l'eau-de vie camphrée, & fis renouveller la fomentation de quatre heures en quatre heures pour humecter les appareils, & calmer la chaleur des parties.

Le troisième jour le malade fut saigné deux fois.

Le quatrième il sentit des douleurs dans les jambes, accompagnées de frémissemens & de mouvemens involontaires ou spasmodiques. Je lui ordonnai des émulsions absorbantes avec le sel sédatif d'Homberg, une potion antispasmodique, une prisanne nitrée pour boisson, & lui fis une sixième saignée le soir, assez forte.

Les lavemens auroient pû être d'un grand secours ; mais il auroit été imprudent de lui en faire prendre.

J'ordonnai que le bouillon fût fort léger, ou coupé avec de l'eau. Il survint de la fièvre. Le malade avoit des crampes dans les pieds & dans les mains.

Le six il eut un peu de rêveries & d'agitation la nuit, son pouls étoit dur & intermittant, le genre nerveux étoit irrité & agacé.

La nuit du sept au huit, le malade fut attaqué d'un sommeil léthargique. Je lui fis une septième saignée très-copieuse à quatre heures du matin, ce qui débarrassa la tête d'abord. Il saigna du nez dans la journée, & vomit un peu de bile, il se plaignoit d'avoir la bouche amère & pâteuse ; c'étoit une suite & un effet de l'abondance de la boisson qui détrempa les humeurs & qui les mit en mouvement, & les disposoit à couler ou à s'évacuer. Le pouls n'étoit plus dur ni intermittant.

J'ordonnai des apozèmes amers & rafraîchissans au malade. J'y ajoutai le sel de saignete & de la manne le matin pour le faire aller du ventre, & pour évâcuer les humeurs des premières voies,

& auſſi pour corriger celles de la maſſe du ſang, & calmer la fièvre.

Le dix, le malade ſe plaignit d'envie de vomir. Je lui donnai un doux vomitif ; il évacua beaucoup d'humeurs bilieuſes par le haut & par le bas, ce qui diminua beaucoup la fièvre, & fit ceſſer preſque tous les accidens en même tems.

Les humeurs continuèrent de s'évacuer par différentes voies. La tranſpiration augmenta, les ſueurs devinrent très-abondantes, & enlevèrent, après quelques jours, le reſte des humeurs peccantes qui avoient occaſionné la fièvre, & qui ceſſa entièrement ; de manière que le quinzième jour de la maladie le malade fut entièrement hors de danger, & aſſez bien à tous égards : il ſe ſentoit de l'appétit, & demandoit à manger.

Le ſeizième jour de la maladie, il arriva un accident imprévu, qui occaſionna beaucoup d'allarmes.

Le malade étoit couché ſur un lit composé de machines mouvantes, on pouvoit remuer le lit ſans être obligé de tranſporter le malade ſur un autre, une ſeule perſonne pouvoit facilement élever le malade couché sur le drap, par le moyen de cordes & de poulies attachées à chaque colonne du lit, qu'on faisoit mouvoir par le moyen d'une roue qui étoit aussi attachée à une des colonnes. Le malade restoit élevé & suspendu, pendant qu'on remuoit le lit, & on le descendoit de la même manière, à quoi je m'opposai, parce que je craignois quelque accident, si une des cordes venoit à casser, comme il est effectivement arrivé.

Le seize, à onze heures du soir, le malade faisant remuer son lit à son ordinaire, une des quatre cordes que j'ai dit, cassa. Le malade tomba de trois pieds de haut sur le sommier, ce qui fit plier les deux jambes à l'endroit du cal, qui n'avoit pas encore assez de consistance ni de solidité.

On me vint chercher aussitôt. Je redressai les jambes, & remis les appareils. Les plaies étoient encore de la largeur d'une pièce de vingt-quatre sols, les bords étoient durs & caleux, à cause d'un vice particulier du sang.

Je mis le malade à l'usage des bols fondans, joints à une prisanne dessicative, & quelques purgations. Ensuite les plaies se cicatrisèrent au bout de trois semaines ou un mois.

Le malade qui avoit beaucoup d'appétit me trompoit & n'observoit pas le régime, & buvoit deux ou trois bouteilles de vin par jour, ce qui n'étoit que la moitié de son ordinaire étant en santé; il croyoit par-là assez se ménager. Ce dérangement dans le régime, joint à la chûte, ou à l'accident qui venoit de lui arriver, retarda beaucoup la guérison, & occasionna un reliquat d'humeurs qui se jetta sur les nerfs, & qui ne se manifesta que sur la fin du traitement, & après la parfaite guérison des fractures des jambes, & de la luxation du pied, qui se fit au bout de deux mois; desorte qu'il resta au malade une foiblesse dans les nerfs des muscles des lombes, & dans ceux des extrémités inférieures, sans boîter néanmoins, de manière qu'il ne pouvoit marcher ferme, sans s'appuyer sur une canne. La foiblesse des parties, joint à la fatigue qu'il essuyoit en marchant, occasionnoient tous les soirs l'enflure des jambes, qui ne se dissipoit que le matin, alors on les trouvoit sèches & dans l'état naturel; de manière qu'il n'a pu se rétablir parfaitement de cette indisposition que par l'usage du marc de raisins, & ensuite en prenant les bains des eaux minérales sulphureuses d'Aix-la-Chapelle, qui fortifièrent les nerfs des parties affligées, & rétablirent la force dans les jambes, de façon qu'il marcha ferme & sans canne.

III. OBSERVATION.

Sur le même sujet.

UN Soldat de la Garnison de la Ville de Dusseldorp, âgé de quarante ans, qui avoit une fracture simple & composée à une jambe, fut porté à l'Hôpital. Je le traitai, & le guéris en six semaines.

Sur la fin du traitement, il lui resta un reliquat de maladie, comme à celui de l'Observation précédente ; c'est-à-dire, que cela venoit de l'usage immodéré du vin pendant la cure. Il ne pouvoit marcher facilement, & avoit les jambes & les cuisses un peu enflées, accompagnées de rougeur & de dureté.

Lorsque le Soldat eut commencé à

se corriger sur l'usage du vin, & à vivre de régime, cet accident commença à diminuer, & se dissipa ensuite entièrement par l'usage des bains des eaux minérales chaudes de Borchete, qui sont situées sur une montagne à deux petites lieues d'Aix-la-Chapelle; elles descendent aussi dans la Ville, & servent à faire les bains d'Aix-la-Chapelle, &c.

REMARQUE.

On voit par les deux exemples que j'ai rapportés, que le mauvais régime dans les maladies, devient un grand obstacle à la guérison, tant que le malade y persévère. Il est plus facile de tirer d'affaire un malade, quoique foible ou d'un tempérament médiocre, & qui observe un bon régime & la diète, que de guérir un autre qui seroit plus robuste, mais qui ne garderoit ni diète ni régime, par la raison, & comme on dit d'ordinaire : *Que la diète & le régime dans les maladies, tiennent lieu d'une seconde nature.*

AUTRE REMARQUE.

Voici un exemple, & ce que j'ai observé touchant les effets admirables des bains minéraux d'Aix la Chapelle, pour la guérison des maladies qui attaquent particulièrement les nerfs.

En 1738, M. le Prince de Ghrinberghen, qui étoit sujet à des accès de goutte fort violens, avoit eu un dépôt de matière assez considérable dans le bas-ventre, & dont il se tira très-heureusement par les soins de MM. Silva, Morand, Petit & Boudou. Cette maladie dura quatre à cinq mois, sans qu'il pût sortir du lit, ce qui lui occasionna un reliquat, ou une foiblesse dans les nerfs des muscles lombaires, & dans ceux des cuisses & des jambes, de manière qu'après la guérison du dépôt, le Prince ne pouvoit marcher, ni se soutenir sur les jambes.

Ses Médecins lui conseillèrent d'aller prendre les bains des eaux minérales d'Aix-la-Chapelle, pour se rétablir.

Je l'accompagnai dans le voyage. Il étoit obligé de se faire porter, & mettre dans le bain.

Le troisieme jour qu'il en fit usage, il se sentit déja assez de force dans les jambes, pour pouvoir y entrer de lui-même sans secours, ce qu'il essaya de faire le lendemain avec succès, & surprise de la part de ceux qui le virent.

Le sixième jour le Prince pouvoit déja marcher, & même monter à cheval, s'il eût voulu, & fut guéri parfaitement par ce moyen.

Nota.

Les bains d'Aix-la-Chapelle sont très-efficaces & très salutaires pour un grand nombre de maladies ; mais ils doivent être administrés avec jugement & mesure, selon leur cause & leurs accidens.

On doit aussi avoir égard au tempérament des malades, afin d'en tirer plus d'avantage.

Le Prince ne les prenoit pas dans leur chaleur naturelle, ils lui auroient fait beaucoup de mal, & rappellé l'humeur de la goutte. Il les prit fort tempérés au commencement, & même coupés avec moitié ou les trois quarts d'eau de fontaine. On augmentoit aussi de jour en jour le degré de chaleur & la qualité de l'eau, pendant douze ou quinze jours, de façon qu'il ne s'en trouva pas incommodé ; au contraire, il en reçut beaucoup de soulagement, & la guérison.

IV. OBSERVATION.

Contusions, tumeurs à la tête, côte enfoncée.

A Paris, le 15 Mai 1758, M. le Marquis de Cavenac, Capitaine au Régiment de Thiange, Dragons, me fit appeller pour son domestique.

Ce garçon étant derrière le carrosse de son Maître, à deux heures du matin, tomba à la renverse par-dessus la roue, & resta quelque tems sur le pavé sans connoissance, à cause d'une commotion au cerveau ; étant revenu à lui, il se releva, & s'en retourna chez son Maître.

Il avoit plusieurs grosses tumeurs à la tête, sur le front, aux tempes, & à l'occiput, accompagnées d'un emphysème assez considérable, & de sang épanché sous la peau. Il avoit aussi la quatrième

quatrième des fausses-côtes du côté droit enfoncée. J'ordonnai qu'il fût saigné deux fois dans la journée, & de mettre sur les tumeurs des compresses trempées dans de l'eau-de-vie camphrée, bien chaude, & d'appliquer un bandage compressif.

On mit aussi les mêmes remèdes sur la côte enfoncée, & un bandage de corps.

Je lui ordonnai de ne prendre que du bouillon, & une prisanne vulnéraire pour boisson. On lui donna aussi des lavemens, & il fut saigné encore deux fois le lendemain. Le troisième jour on lui en fit une cinquième, & on continua de le panser de même. Je fis appliquer des emplâtres d'onguent de stirax sur le visage qui étoit noir, à cause du sang qui s'y étoit extravasé, ce qui faisoit une échymose assez considérable, qui se dissipa sans autre accident.

Le malade n'avoit point de fièvre, ni mal de tête, il fut purgé deux ou trois fois, & guéri parfaitement en trois semaines.

RÉFLEXION.

Quelques-uns auroient ouvert les tumeurs que le malade avoit à la tête, afin d'examiner l'état de l'os, ainsi que pour évacuer le sang épanché sous la peau, ce qui auroit occasionné une cure fort longue. Cette méthode est bonne; mais il ne me paroît pas qu'elle doive être toujours suivie, sur-tout quand il ne survient aucun accident. Par la mienne, la cure est prompte, moins dispendieuse, & moins douloureuse.

Dans le cas où il y auroit une fracture ou une fêlure à l'os, avec épanchement sous le crâne, &c. les symptômes ou les accidens qui ont coutume d'arriver, venant à paroître, il sera tems d'y remédier.

D'ailleurs, si les tumeurs avoient été plus grosses ou plus remplies de sang, j'aurois fait simplement une petite ouverture au bas; c'est-à-dire, à la partie la plus déclive de la tumeur, pour évacuer le sang; & j'aurois appliqué de même un bandage compressif; de cette manière la tumeur auroit disparu, & la plaie se seroit fermée d'abord,

Ainsi, de cette manière comme de l'autre, le malade se trouve presque guéri en vingt-quatre heures.

J'ai cru devoir suivre cette méthode dans ces occasions, & je l'ai toujours fait avec succès, & à l'avantage des malades, sans qu'il en soit jamais arrivé aucun accident.

Néanmoins il faut avouer qu'il n'y a point de méthode où il ne puisse se rencontrer quelques inconvéniens; mais celle dont je me sers, est assurément celle où il s'en trouve infiniment moins.

Je me conduis de même pour le traitement & la guérison des abcès, ou des dépôts de matières sous la peau, ou dans les parties charnues; c'est-à-dire, que je fais une ouverture à la partie basse de la tumeur, pour évacuer la matière, & quelquefois, ou selon la circonstance, j'en fais une seconde sur la pointe ou au sommet de la tumeur, pour évacuer le pus ou la matière qui vient de plus haut. J'applique ensuite un bandage compressif. Par ce moyen la matière s'évacue, le sac qui la contenoit & l'incision que j'ai faite se trouvent réunis en vingt-quatre heures.

EXEMPLE.

Un Garçon Chirurgien d'une Compagnie d'un Régiment Allemand, avoit une grosse tumeur plate ou un dépôt de matière sur le dos, qui s'étendoit depuis l'omoplate, jusques sur la crête de l'os des iles, accompagné d'un délabrement assez considérable. Je fis une ouverture grande comme une boutonnière au bas de la tumeur, & une autre au milieu, au-dessous de l'angle inférieur de l'omoplate. Ces deux petites ouvertures procurèrent d'abord l'évacuation de toute la matière, il en sortit plus de deux pintes. Ensuite j'appliquai le long du dos quelques petits linges & beaucoup de charpie, pour comprimer & remplir toutes les inégalités, & aussi des compresses & un bandage compressif, de manière que le lendemain, à la levée de l'appareil, je trouvai que la nature en avoit fait plus en vingt-quatre heures qu'on n'auroit pû faire en trois mois d'une autre manière.

Les deux incisions que j'avois faites étoient réunies, toute la cavité du sac, qui contenoit une si grande quantité de matières, disparut; la peau étoit si bien unie ou collée aux chairs, qu'on auroit dit qu'il n'y avoit point eu de dépôt, ce qui se fait par le moyen du suc nourricier qui exude des vaisseaux. Ce glutin assujettissant la peau aux chairs, rétablit le cours des fluides dans les vaisseaux, & remet les parties dans leur état naturel, de manière que le malade fut guéri en quelques jours.

Remarque.

Quand il arrive qu'un abcès ou dépôt de matière, est accompagné d'altération à quelque tendon, ou aux os, ou aussi de quelque carie, ou bien qu'il y ait des sinus ou clapiers, ainsi qu'il a coutume d'arriver aux abcès fistuleux, ou dans les parties glanduleuses, &c.

Dans ce cas, les incisions ou l'application du caustique, ou de différens remèdes, étant nécessaires, la plaie doit être tenue ouverte jusqu'à ce que les parties lésées soient entièrement rétablies, ou qu'on ait remédié aux accidens; ce qui fait que dans ces occasions, je me conduis selon les circonstances, & conformément aux accidens.

AUTRE EXEMPLE

Pour montrer qu'on ne doit pas entreprendre légèrement aucune opération, sans avoir employé auparavant tous les remèdes capables de la faire éviter.

En 1735, on amena à l'Hôpital Royal de Strasbourg, un Soldat de la Garnison qui avoit une hernie ou bubonocelle, accompagnée d'étranglement dans l'anneau, qui lui occasionnoit un vomissement assez fréquent de matières fécales, depuis environ deux jours.

On le saigna assez copieusement, parce qu'il arrive quelquefois qu'à la suite d'une forte saignée, le malade venant à tomber en syncope, il se fait un relâchement général dans toutes les parties; de manière qu'en essayant d'abord, & dans le tems du relâchement ou de la syncope, de manier la tumeur, & de faire rentrer l'intestin, cela réussit, ainsi qu'il m'est arrivé de faire, avec succès, à des malades qui continuoient de vomir les matières fécales depuis cinq jours.

On donna au malade des lavemens émolliens & carminatifs, on appliqua ſur le ventre une fomentation, & ſur la tumeur des cataplaſmes émolliens, réſolutifs & carminatifs. On lui donna auſſi quelques potions abſorbantes & calmantes, ou cordiales, pour le ſoutenir, parce que, dans ce cas, le malade ne peut garder le bouillon, & le vomit preſqu'auſſitôt qu'il l'a pris.

On eſſaya auſſi pluſieurs fois de faire rentrer l'inteſtin ; tout fut mis en uſage, & rien ne réuſſit ; au contraire, le malade s'affoibliſſoit, ce qui détermina le Chirurgien-Major, conjointement avec les Médecins, de conclure qu'il falloit faire l'opération au malade le lendemain, qui étoit le troiſième jour de ſon arrivée à l'Hôpital, & le cinquième de la maladie.

On prépara l'appareil & ce qui étoit néceſſaire pour le lendemain matin. Dans le moment qu'on diſpoſoit le malade pour opérer, le Chirurgien Major, feu M. le Maire, très-habile dans ſa profeſſion, & un grand Praticien, fit réflexion ſur un moyen qu'il vouloit encore tenter, & remit pour l'après-midi à faire l'opération ; c'eſt-à dire, qu'il ordonna de faire préparer un demi-bain fait avec les herbes émollientes, pour y mettre le malade, ce qu'on fit dans l'instant. Le malade y resta environ une heure. Ensuite M. le Maire essaya encore de faire rentrer l'intestin, pendant que le malade étoit dans le bain, ce qui réussit. L'intestin rentré, tous les accidens cessèrent. Par-là on évita au malade une opération qui auroit pû avoir des suites, il fut guéri en peu de jours, & depuis se porta très-bien.

V. OBSERVATION.

Sur une brûlure de la face assez considérable, & guérie avec un remède fort simple.

ETant à Dijon, au mois de Mai 1753, avec le Régiment de Thiange, Dragons, je fus appellé pour voir la femme du Brigadier de la Compagnie de M. le Chevalier de Covorde.

Cette femme étant assise devant le feu à onze heures du soir, vis-à-vis une chaudronnée de lessive qu'elle faisoit chauffer, s'endormit la tête penchée ſur le chaudron, & tomba en-devant; la tête plongea dans le chaudron de leſſive qui étoit bouillante, & voulant ſe retenir, elle y mit auſſi le bras.

Elle avoit le viſage, la tête & les oreilles fort enflés, de même que l'avant-bras.

Je la mis au bouillon, & à l'uſage d'une ptiſanne rafraîchiſſante, & lui ordonnai une ſaignée du bras & des lavemens. Elle avoit très-peu de fièvre, & un peu de mal de tête, & ne pouvoit ouvrir les yeux ni la bouche facilement; il falloit lui donner le bouillon avec un biberon; elle avoit auſſi de la peine à entendre. Le viſage, les lèvres, les oreilles & le bras étoient couverts de cloches, ou phlictaines.

J'appliquai un onguent ſur la brûlure après avoir coupé toutes les veſſies. La malade fut reſſaignée le ſoir. (Si la douleur de tête ou la fièvre avoient augmenté, je l'aurois fait ſaigner du pied.)

Le remède que je préparai, & que j'appliquai ſur la brûlure, étoit composé de ſix onces d'huile d'olive, avec quatre ou cinq blancs d'œufs frais qu'on met dans un petit bassin, on bat & mêle bien le tout ensemble à froid, avec une fourchette ou avec deux ou trois brins de bois d'un balet de bouillot, pour en faire un onguent ou liniment.

Je me servis pour l'application du remède d'une plume à écrire en manière de pinceau. Je trempai les barbes de la plume dans le liniment, & en appliquai légèrement une couche à froid sur toute la brûlure. Je recommandai ensuite d'en appliquer de même de quatre en quatre heures, & d'en préparer d'autre, lorsqu'il seroit consommé.

Il faut avoir attention que cet onguent ne soit point trop épais ; il vaut mieux qu'il le soit moins. On en doit préparer peu à la fois, parce qu'il s'épaissit lorsqu'il reste du tems dans le vase, ou exposé à l'air. Il faut aussi le bien battre & mêler chaque fois, avant que de s'en servir ou d'en appliquer sur le mal.

Quand le remède étoit séché sur la brûlure, par la chaleur de la partie, ce qui n'arrivoit néanmoins que quatre heures après qu'on l'avoit appliqué, la malade se plaignoit que les plaies lui faisoient de la douleur, & quand on en remettoit une nouvelle couche, elle se trouvoit soulagée ; cela la rafraîchissoit, adoucissoit & calmoit la douleur, lui procuroit du sommeil, & le repos de la nuit.

C'est une raison pour connoître quand il faut répéter l'application du remède, selon qu'il se séchera plus ou moins vîte.

Il faut observer de ne mettre sur les parties aucun linge, après avoir appliqué le remède, parce qu'il s'y attacheroit & empêcheroit le bon effet ; au contraire, il faut laisser la partie à l'air, & mettre un cerceau ou cercle de bois au-dessus, couvert d'une serviette en manière de berceau, pour préserver la partie blessée de l'air froid en hiver, & des mouches en été.

Néanmoins après avoir appliqué une couche du remède, on pourroit chaque fois mettre par-dessus des feuilles de vignes en été, ou des feuilles de chou en hiver, cela conserve plus long-tems son humidité, & rafraîchit la partie.

Cependant je ne me suis servi que du cercle de bois. (Il ne faut pas oublier ſur-tout qu'on ne doit point appliquer de linge, ni envelopper la partie.)

A meſure qu'on a appliqué le remède couche ſur couche, il ſe sèche chaque fois, comme j'ai dit, & on apperçoit qu'il ſe forme une croute, qui tombe enſuite par écailles vers le douzième jour, comme font les croutes de la petite vérole ; avec cette différence, que lorſque les croutes commencent à tomber, on apperçoit qu'il ne s'eſt point formé de matière deſſous, ni fait de ſuppuration, comme il a coutume d'arriver aux brûlures qu'on traite d'une autre manière, ce qui occaſionne de longues cures, & ce qui fait qu'après la guériſon il reſte toujours des marques ou des cicatrices hideuſes.

Quand les croutes ſont toutes tombées, on apperçoit qu'il s'eſt formé deſſous un épiderme ou ſur-peau toute nouvelle, & un peu rougeâtre, comme on voit que ſont quelques enfans nouveaux-nés, ce qui ſe diſſipe en trois ou quatre jours par le moyen de l'air qui deſsèche & raffermit la peau.

Le quinzième jour cette femme paroiſſoit avoir changé de peau, & au lieu d'un teint hâlé & groſſier qu'elle avoit auparavant, elle l'avoit aussi frais que si elle n'avoit jamais été hâlée, ni exposée aux ardeurs du soleil. Chacun étoit surpris de lui voir un si beau teint, & de n'avoir aucunes cicatrices.

Le bras fut pansé & guéri de la même manière.

Il ne lui est resté aucune incommodité aux yeux ni aux oreilles.

Ce remède est souverain, & mérite la préférence sur tout autre, pour la guérison de la brûlure. Je doute néanmoins qu'il puisse être aussi efficace étant appliqué sur une brûlure qui auroit été négligée, ou sur laquelle on auroit appliqué quelques remèdes ; ou bien que la brûlure fût accompagnée d'une espèce de gangrenne ou de pourriture, telle qu'en voici un exemple.

AUTRE BRULURE.

En 1731, à Paris, une femme âgée de soixante ans, étant ivre d'eau-de-vie, ayant du feu sous elle, le feu prit à sa chemise, & brûla la partie interne des cuisses & des jambes, ce qui fut négligé pendant trois jours. Elle fut ensuite portée à l'Hôtel-Dieu, & mise dans la Salle saint Nicolas.

La pourriture se manifesta de manière que la peau qui étoit noire & brûlée, de même qu'une partie des chairs, tomba par escares ou en lambeaux, accompagnée d'une grande suppuration noire & fort puante. La sanie ou matière s'étoit formée & amassée sous la peau, & dans l'épaisseur des muscles. Quelques tendons sous les jarrets s'exfolièrent & tombèrent en pourriture, ce qui auroit dû la rendre estropiée, à ne pouvoir se soutenir sur les jambes, ni marcher dans la suite. J'ai pansé les tendons avec l'esprit de thérébenthine, & les plaies avec l'onguent de stirax, & dans la suite avec l'onguent de Pompholix, pour dessécher & procurer la cicatrisation. Elle fut saignée quatre fois, & observa la diète, quoiqu'elle fût sans fièvre, &c.

Elle a guéri si parfaitement en six semaines, qu'au bout de deux mois elle pouvoit marcher ferme sans boîter.

RÉFLEXION.

Il faut observer, quant à la première brûlure, de continuer d'appliquer le remède jusqu'à ce que les croutes soient toutes tombées ; par ce moyen elles se détachent plus facilement.

Secondement, si la partie chevelue de la tête se trouve aussi attaquée de la brûlure, on coupera les cheveux bien près, avant que d'y appliquer le remède. Dans ce cas il faudra aussi de toute nécessité, chaque fois qu'on appliquera le remède, se servir ou mettre par dessus des feuilles de vigne ou de chou, selon la saison, afin de pouvoir couvrir & garnir la tête, qui ne doit point rester découverte ni exposée long-tems à l'air.

Troisièmement, si cette femme eût été traitée d'une autre manière, elle auroit pû perdre la vue & devenir sourde, à cause de l'inflammation & de la suppuration des paupières, qui auroit pû se communiquer au globe de l'œil, & l'endommager. L'inflammation ou la suppuration du conduit externe de l'oreille, auroit pû aussi passer jusqu'au timpan ou membranne du tambour, la relâcher ou l'affoiblir ; inconvéniens qui n'arrivent point, en se servant du remède que j'ai employé, parce qu'il empêche qu'il ne vienne de suppuration, &c.

VI. OBSERVATION.

Fistule lacrymale.

En 1742, un Soldat de la Garnison de la Ville de Dusseldorp, me vint consulter sur une petite tumeur qu'il avoit au grand angle de l'œil gauche, & il me dit que depuis deux ans l'œil étoit larmoyant, & que les larmes couloient sur la joue ; qu'en pressant la tumeur, l'humeur lacrymale passoit par les points lacrymaux, mêlée d'un peu de matière, ce qui lui occasionnoit une rougeur & une inflammation à l'œil de tems en tems, & que depuis quinze jours, ayant monté la garde par un grand vent & un tems froid, cela lui avoit occasionné une inflammation à l'œil, & un larmoyement plus considérable, accompagné de douleur & d'enflure aux paupières, & ensuite un abcès dans le grand angle.

Je l'examinai, l'abcès s'ouvroit antérieurement sur le bord de l'orbite & de l'apophyse maxillaire, accompagné de callosité à l'entrée. Il y avoit aussi une seconde ouverture postérieurement, vis-à-vis la caroncule lacrymale ; l'œil étoit rempli de matière, accompagné d'un larmoyement assez considérable ; la narine du même côté étoit sèche. En pressant la tumeur, la matière en sortoit abondamment par les deux ouvertures ; la caroncule lacrymale en étoit toute couverte ; il ne passoit rien par les points lacrymaux, desorte que les larmes se répandoient & couloient sur la joue.

Je sondai la fistule, je trouvai que l'os unguis étoit découvert, quoiqu'il ne soit pas revêtu du périoste, comme le sont tous les os. Néanmoins il se trouve recouvert de la membrane lacrymale, appellée l'entonnoir du sac lacrymal, ce qui lui sert de périoste. Quand cette membrane se trouve percée par un abcès, le séjour que la matière fait sur l'os, a coutume d'y faire impression, ou d'y établir une carie, selon qu'elle est plus ou moins âcre, ou de mauvaise qualité.

Tous ces signes étant réunis, je ne doutai point de l'existence de la fistule, avec obstruction au sac lacrymal & des points lacrymaux ; d'ailleurs, il ne passoit rien par la narine, comme j'ai dit.

Je préparai le malade par la saignée & la purgation, & le mis à une diète blanche, & à l'usage des bouillons amers. Il fut saigné trois fois & purgé autant, & prit des lavemens ; & afin d'accélérer le traitement, & la guérison, j'ouvris la tumeur d'abord, jusques dans le sac, je le sondai, & essayai de l'injecter ; j'appliquai aussi les remèdes convenables, & un collyre sur l'œil.

Le malade avoit passé par le grand remède quelques années auparavant, pour cause de maladie vénérienne ; & comme, peut-être, il auroit pû se faire qu'il n'auroit pas été bien guéri, je lui fis prendre des bols fondans & une ptisanne dessicative par précaution.

Au bout d'une vingtaine de jours, l'os se recouvrit ; c'est-à-dire, que l'abcès ou l'ulcère du sac, se mondifia. Les ouvertures se fermèrent ; le canal nasal & les points lacrymaux se débouchèrent, lorsque l'inflammation & le gonflement des points lacrymaux & du canal lacrymal eurent cessé. Les larmes prirent leurs cours par le nez. Ensuite la plaie se remplit & se cicatrisa. Le malade fut guéri en cinq semaines.

RÉFLEXION.

Le Traité que M. Anel a fait sur cette matière, m'a déterminé à suivre en partie sa méthode, ce qui fait que je n'ai rien précipité au commencement, en évitant de percer d'abord l'os unguis, pour procurer une nouvelle route aux larmes, ce qui auroit fait une maladie plus longue, & une cure plus laborieuse.

J'ai fait cette opération en deux tems: après avoir ouvert l'entonnoir du sac lacrymal, j'ai essayé de conserver le conduit naturel des larmes, & de me servir de l'injection & de la sonde, par les points lacrymaux, selon que l'a décrit M. Anel, afin de détruire l'adhérence qui se trouvoit dans le sac lacrymal, ce qui ne put réussir par les points lacrymaux, à cause de leur gonflement, & parce qu'ils étoient renversés & tournés en-dedans.

Cet inconvénient m'a déterminé à ouvrir la partie supérieure du sac pour déboucher le canal avec la sonde & l'injection, elle ne pouvoit encore aller jusqu'à l'adhérence dans le canal lacrymal, parce qu'il y avoit des chairs fongueuses qui s'y opposoient. L'injection retrogradoit, & ne pouvoit passer plus loin ; mais par le moyen de l'ouverture que je fis, je pus me servir & appliquer les remèdes convenables ; c'est-à-dire, la pierre infernale, ou autres consomptifs & dessicatifs, pour détruire & consommer les chairs fongueuses, ce qui élargit la route, de manière que je pus me servir dans la suite, non-seulement de la sonde, mais aussi de l'injection. Par ce moyen je guéris la fistule, & conservai le conduit naturel des larmes.

Nota.

M. de la Forêt, Maître en Chirurgie, à Paris, a trouvé le moyen d'injecter & de sonder le conduit des larmes par la partie inférieure dans le nez, ce qui procure un avantage de plus à cette opération, & fait que le traitement & la guérison de cette maladie est plus facile & moins laborieuse que par la méthode ordinaire. La méthode de M. de la Forêt, me paroît aussi plus aisée à exécuter, & moins exposée aux inconvéniens que celle de M. Anel, ou du moins que l'une & l'autre ont de grands avantages, ce qui fait qu'à ce défaut de pouvoir exécuter l'une, on peut se servir de l'autre.

VII. OBSERVATION.

Fistule dans la bouche.

EN 1738, étant à Aix-la-Chapelle, un Apothicaire de la Ville me consulta. Il avoit une fistule dans la bouche depuis deux ans, occasionnée par trois grosses dents de la mâchoire supérieure, qui ne paroissoient pas gâtées, & qui néanmoins l'étoient assez pour occasionner une fluxion à la gencive, & y entretenir une fistule.

On y avoit fait des injections, & d'autres remèdes, sans succès.

Je conseillai au malade de faire tirer les trois dents, ce qu'on fit en trois jours différens, parce qu'il auroit été imprudent de les faire tirer à la fois, ou dans le même jour ; il en auroit pû arriver quelqu'accident. Le malade se servit d'un gargarisme vulnéraire & détersif,

& fut purgé ; par ce moyen la fistule se ferma au bout de quinze jours, & le malade guérit.

AUTRE EXEMPLE *sur le même sujet.*

Un Soldat me consulta pour pareil accidènt ; je lui fis tirer deux dents, quoiqu'elles parussent bonnes, afin de découvrir le fond de la fistule, & d'y remédier, & par-là de faire cesser l'écoulement de la matière ou sanie puante, qui tomboit dans la bouche ; surtout lorsqu'on pressoit un peu la gencive avec le doigt, il en sortoit davantage. Aussitôt que les deux dents furent arrachées, la fistule se ferma. Le malade ne se servit que de vin chaud pour se laver la bouche de tems en tems dans la journée, pendant deux jours. Il fut purgé deux fois, & bien guéri dans l'espace de huit jours.

AUTRE EXEMPLE *sur le même sujet.*

Un Soldat qui avoit une fistule aux gencives, me consulta. Elle s'ouvroit aussi en-dehors, sous l'angle de la mâchoire, à travers la parotide inférieure, ce qui étoit aussi accompagné de gonflement, & d'un abcès à la parotide.

Je conseillai au malade de faire dilater le sinus de la fistule, qui étoit en-dehors, & d'ôter la dent qui l'entretenoit en-dedans. Il ne suivit point mon avis; on continua au contraire de se servir d'injections, & de quelqu'autres remèdes; il s'établit une carie à l'os de la mâchoire inférieure, qui devint incurable par le mauvais traitement.

AUTRE EXEMPLE sur le même sujet.

Un Bourgeois de la Ville de Dusseldorp me consulta pour une fluxion qu'il avoit sur un côté du visage depuis huit jours à la suite d'un mal de dent de la mâchoire inférieure. La fluxion & le mal de dent étant passés, il resta un gonflement de la parotide inférieure du même côté que la douleur de dent. Je lui conseillai de faire quelques remèdes de bonne heure, & de faire tirer la dent, afin de dissiper le gonflement & de prévenir les suites de quelqu'accident, ce qu'il négligea pendant un an, parce qu'il ne sentoit aucune douleur,

Cette négligence occasionna la formation d'un dépôt de matière qui se fit lentement sous la racine de la dent. La matière caria l'os de la mâchoire, l'abcès s'ouvrit en-dehors, ensuite il se forma un cancer qui fut négligé & mal traité, desorte que le malade, ensuite du mauvais traitement, périt de cet accident au bout de quinze mois.

REMARQUE.

Il y a de certaines maladies qui ne deviendroient pas incurables ou mortelles, si elles étoient traitées à tems, & comme il faut, par de bons Médecins & Chirurgiens, ou que les malades ne se négligeassent pas. La mauvaise disposition qui se rencontre dans le corps qui est mal sain, peut aussi y contribuer. Néanmoins cette mauvaise disposition, dans les humeurs, ne feroit pas tant de progrès si on prévenoit les suites, ou si on attaquoit la cause du mal dès le commencement, en la corrigeant, la détournant, ou la détruisant d'abord, autant qu'il se peut, par les remèdes convenables.

Cette mauvaise disposition dans le sang, fait à peu près de même, comme fait

fait, par exemple, un peu de levain qu'on met dans la pâte, & qui en corrompt toute la masse. Ainsi, dans les maladies, ce qui n'étoit au commencement qu'une simple indisposition dans le sang, devient dans la suite un vice général mêlé avec les humeurs, qui altère leur qualité, & qui donne lieu à des maladies fâcheuses ou mortelles, qui n'ont commencé que par de simples indispositions qu'on a négligées. C'est ce que nous marque ce mot d'un Ancien : *Principiis obsta.*

Et ce qui suit :

Serò medicina paratur cùm mala per longas invaluêre moras.

Si quand le mal commence on tarde à l'arrêter,
Aucun remède enfin ne peut le surmonter.

VIII. OBSERVATION.

Gonflement à une parotide, maux d'yeux.

ON me consulta à Dusseldorp pour une Demoiselle, âgée de douze ans. Elle avoit de tems en tems un gonflement à une parotide inférieure, qui formoit une tumeur assez grosse sous l'angle de la mâchoire, & qui lui occasionnoit très-souvent une inflammation ou rougeur à l'œil du même côté. Quelquefois l'inflammation se communiquoit aussi aux deux yeux. On y avoit fait plusieurs remèdes pendant du tems, sans succès.

J'examinai ce qui pouvoit en être la cause ; j'observai que la Demoiselle avoit deux grosses dents d'en-bas, du même côté que la tumeur, qui étoient un peu gâtées ; que le gonflement de la parotide & l'inflammation de l'œil venoient aussi de-là.

Je conseillai de faire tirer les deux dents, & de purger la Demoiselle quelques jours après ; de mettre ensuite sur la glande une emplâtre émolliente & fondante, & de bassiner l'œil avec un collyre, ce qu'on exécuta ; par ce moyen la Demoiselle guérit parfaitement en quinze jours, sans aucune récidive de cet accident.

Réflexion.

Cet accident étoit occasionné par l'air qui passoit à travers la carie de la dent, & qui irritoit la branche du nerf qui s'y distribue. Ce nerf est une ramification du nerf maxillaire inférieur qui en donne aussi quelques rameaux à la parotide, ce qui y causoit de l'irritation, & un peu d'inflammation & de douleur, selon les changemens de tems, ou de la saison, & aussi par la disposition des humeurs, & à cause de l'âge, qui, dans ce tems, a coutume de changer l'état de la nature. Le nerf maxillaire donne aussi quelques branches de nerfs à la face, & communique avec le petit sympatique, qui fournit quelques filets de nerfs à la conjonctive de l'œil, c'étoit ce qui occasionnoit pareillement l'irritation, un peu d'inflammation, & de la douleur à l'œil, qui, avec le tems, auroit pû donner lieu à d'autres accidens plus fâcheux.

Secondement, quand il arrive un gonflement à une parotide inférieure, qu'elle est roulante, d'une médiocre grosseur, & sans douleur, d'habiles Praticiens conseillent de n'y appliquer aucune emplâtre, mais seulement de tenir la partie chaudement en hiver, & de faire une saignée du pied, si c'est à une personne du sèxe qui n'est pas bien réglée; ensuite de purger plus ou moins, selon le besoin.

Je pense que, dans ce cas, la saignée & la purgation ne sont pas moins utiles & nécessaires aux hommes qu'aux personnes du sèxe.

IX. OBSERVATION.

Tumeur scrophuleuse, communément dite humeur froide.

AU mois d'Avril 1749, une personne de considération à Paris, me vint consulter avec une Demoiselle de dix-sept ans qui avoit une tumeur assez grosse, située sous l'angle de la mâchoire inférieure, accompagnée d'une fistule qui passoit dans le col.

Cette maladie avoit été traitée pendant deux ans sans succès, de manière qu'on l'abandonna comme étant incurable, ou comme une maladie qui avoit l'apparence, les signes & le caractère des maladies scrophuleuses, communément dites *humeurs froides*.

Je l'examinai, & m'informai à l'un & à l'autre de tout ce qui avoit précédé, & de ce qu'on avoit fait, afin de découvrir & de connoître à fond la cause de la maladie, & pourquoi elle étoit si rebelle.

Je considérai cet accident, non-seulement comme ayant les apparences des maladies scrophuleuses, sans en avoir le caractère; mais plutôt comme étant une maladie dégénérée par ancienneté.

La tumeur étoit grosse comme le poing, & représentoit assez la figure d'une poire; elle occupoit toute la parotide & les glandes jugulaires, & n'avoit point d'adhérence aux parties voisines. Il y avoit une petite ouverture au milieu, dont les bords étoient durs & calleux, ce qui formoit une fistule qui pénétroit fort avant dans le col, & qui passoit derrière l'artère carotide externe. Cette tumeur étoit dure, rouge, & presque insensible. La matière qui en sortoit étoit claire comme de l'eau, quelquefois plus épaisse, verte & jaune alternativement. La grosseur, la couleur, la dureté, la sensibilité & la figure de la tumeur changeoient assez souvent. Cette variété a aussi continué pendant tout le tems du traitement; lorsque la malade avoit ses règles, la tumeur grossissoit considérablement, de manière qu'elle s'allongeoit & descendoit jusques sur la clavicule.

Je prescrivis à la malade un régime convenable, & la mis à l'usage de la diète blanche, sans vin; elle ne prenoit qu'une soupe le soir. Je lui ordonnai une saignée du bras, & une du pied quelques jours après, des lavemens tous les jours, & une prisanne dessicative. Je lui donnai un vomitif le lendemain de la saignée, pour évacuer les humeurs de l'estomac, & pour le bien disposer à faire la digestion des alimens, & aussi la préparation des remèdes qui, de l'estomac, passent avec le chyle dans le sang, parce que j'ai remarqué, dans les maladies, qu'il se fait presqu'autant de mauvaises préparations de remèdes, dans un estomac rempli d'humeurs ou mal disposé, que de mauvaises digestions d'alimens, même du bouillon.

Je purgeai la malade, & appliquai ſur la tumeur une emplâtre fondante, pour mettre l'humeur en mouvement, parce que la tumeur ne paroiſſoit pas d'un caractère à venir à ſuppuration. Enſuite j'y mis des cataplaſmes émolliens & réſolutifs; j'y ajoutai de l'emplâtre fondante, & de l'onguent Napolitain pour les rendre plus actifs & plus pénétrans. J'ordonnai enſuite à la malade une opiate fondante, apéritive & purgative, & lui continuai l'uſage de ces remèdes pendant deux mois, ce qui fit diminuer la tumeur de moitié; après quoi je lui donnai un ſecond vomitif, & la purgeai pour évacuer les humeurs qui viennent de la dépuration du ſang, & du dégorgement des glandes dans l'eſtomac & dans les premières voies, & afin de la préparer à d'autres remèdes.

Pendant le traitement, j'injectai la fiſtule avec une liqueur déterſive, balſamique & vulnéraire, & à meſure que la cure avançoit, que le ſang ſe purifioit, & que les humeurs s'évacuoient, le ſinus fiſtuleux ſe rempliſſoit, & la calloſité ſe diſſipoit auſſi.

Vers la fin du troiſième mois je

commençai, pour ainsi dire, un second traitement ; c'est-à-dire, que je fis prendre les bains à la malade pour préparer & disposer les pores & les vaisseaux de la peau à l'usage du mercure en frictions, par extinction, afin qu'il pût passer plus facilement dans la masse du sang, le corriger & le dépouiller d'un vice particulier qui y régnoit.

La malade fit usage de ce remède pendant deux autres mois ; de manière que, pendant l'usage des frictions, je la purgeai souvent, & lui recommandai de boire d'une prisanne simple. La malade prenoit des lavemens tous les jours, afin d'évacuer les humeurs qui se déposoient dans le canal intestinal.

Elle faisoit régulièrement quatre à cinq selles par jour, & davantage le jour qu'elle prenoit médecine. Elle avoit des sueurs assez souvent, & une continuelle & abondante transpiration, ce qui étoit entretenu par l'abondance de la boisson, qui procuroit aussi beaucoup d'évacuation par les urines, qui entraînent & charient avec elles une partie des humeurs peccantes qui viennent de la dépuration du sang & des humeurs alimentaires ou utiles, ce qui se fait par le dégorgement des glandes, comme j'ai dit plus haut, que cela arrive à la suite de l'usage des fondans, & qu'on évacue par les purgations.

C'est un avantage qui est particulier à cette cure, qu'on ne peut espérer ni trouver par toute autre, ce qui fait aussi que je lui donne la préférence pour le traitement & la guérison des maladies vénériennes, & pour toute autre maladie où ce remède paroît nécessaire, ou devoir être employé ; c'est aussi celle qui s'accommode le mieux à la nature, & avec laquelle j'ai guéri beaucoup de maladies ; elle se fait toujours sans danger, & sans fatiguer le malade.

Je donnai encore une troisième prise d'ipécacuhana à la malade, pour vuider l'estomac qui, dans ce cas, se trouve toujours assez chargé d'humeurs, de même que le canal intestinal, ce qui se reconnoît assez par les dégoûts, la bouche mauvaise ou pâteuse, & la langue chargée, comme on voit qu'il arrive dans toutes les maladies, lorsque l'estomac est chargé d'humeurs.

Vers le quatrième mois, la tumeur n'étoit plus que de la grosseur d'une noix.

Après l'usage des frictions mercurielles, je remis la malade à l'usage des bols fondans, comme auparavant, pendant deux autres mois, pour achever de fondre & résoudre le reste de la tumeur ; je continuai aussi d'y appliquer les topiques comme au commencement, de manière qu'elle se dissipa ; la fistule se remplit, se ferma, & se cicatrisa parfaitement au bout de six mois. Après la guérison, il n'est resté aucune marque, ni trace de la tumeur.

La malade au lieu de maigrir ou de s'affoiblir, a gagné de l'embonpoint, & est devenue d'un meilleur tempérament, ce qui a continué depuis.

J'observerai encore qu'après le traitement, je la mis à l'usage du lait coupé, avec une décoction de squine, pendant un mois, & la purgeai encore trois fois.

X. OBSERVATION.

Tumeur glanduleuse au sein.

UNe Dame, Chanoinesse des environs de la Ville de Dusseldorp, me consulta sur une tumeur qu'elle avoit au sein depuis quatre ans. Elle étoit de la grosseur d'un œuf de poule. On lui avoit conseillé de l'extirper, ou de s'en faire faire l'opération. La tumeur avoit été occasionnée par un coup qu'elle avoit reçu, ce qui avoit causé l'engorgement de quelques glandes de la mammelle.

Je la traitai, & la guéris en trois mois, sans opération, par l'usage des prisannes, des fondans, des évacuans, & des topiques que j'appliquai sur la tumeur; c'est-à-dire, les emplâtres fondantes, résolutives, & émollientes, & ensuite par des cataplasmes; par ce moyen la tumeur s'amollit un peu, se résolut, & disparut entièrement.

RÉFLEXION.

Quand ces maladies sont détruites dans le principe, & que le sang est corrigé, on n'a point à craindre qu'il en arrive de suites, ni que l'accident se renouvelle, ou même que l'humeur se porte ailleurs. Je commence toujours par corriger & purifier le sang, & évacuer les humeurs par les purgations, avant que de travailler à détruire le mal local, parce qu'on ne tire aucun avantage en extirpant, ou en faisant disparoître par résolution une tumeur de ce caractère, si auparavant on n'a soin d'enlever la première cause par l'usage des remèdes internes, pour prévenir les suites, sans cela, on ne réussit guères dans la guérison; il arrive au contraire que la maladie se renouvelle, ou qu'elle se porte ailleurs, sur quelques parties plus essentielles, ou qu'elle occasionne d'autres maladies.

XI. OBSERVATION.

Sur le même sujet.

J'Ai traité de même une fille, âgée de vingt-cinq ans, qui avoit toutes les glandes d'une mammelle gonflées & dures depuis quelques années, de manière que la mammelle étoit une fois plus grosse que l'autre, & si dure que le meilleur instrument n'auroit pû l'entamer.

J'ai résolu & fondu entièrement la tumeur par l'usage des topiques fondans que j'y ai appliqué, joint à l'usage des remèdes internes. La tumeur s'est entièrement dissipée, de manière qu'il n'a resté que la peau collée sur le muscle pectoral. Les glandes & la graisse ont entièrement disparu. Je me suis servi de bols fondans, de cataplasmes émolliens & résolutifs, & d'emplâtres fondantes, joints à la diète & aux purgations, comme aussi de quelques frictions d'onguent Napolitain, que j'ai appliqué de tems en tems sur la partie.

XII. OBSERVATION.

Plaie à la tête, avec fracture au crâne.

EN 1740, un Soldat de la Garnison de la Ville de Dusseldorp, ayant reçu un coup de pierre sur la tempe, l'os fut découvert de la largeur d'une pièce de vingt-quatre sols ; il y avoit une fente ou fêlure qui, dans cet endroit, peut être regardée comme une fracture, à cause du peu d'épaisseur de cette partie de l'os temporal, appellée écailleuse, & qui est presque transparente.

Je fis panser la plaie, & saigner le malade deux fois ; il n'avoit point de fièvre. Je lui fis donner des lavemens, & une prisanne vulnéraire, & le réduisis au bouillon par précaution. Il ne survint aucun symptôme, ni accident, qui m'obligeât de faire d'autres remèdes ; au contraire, le malade se trouva parfaitement bien.

Il se fit un dépôt de matière à côté de la plaie, occasionné par une contusion qui se fit par la chûte, ensuite du coup de pierre que reçut le Soldat, ce qu'on négligea ou laissa ouvrir de soi-même. Le Chirurgien-Major du Régiment n'eut pas soin de panser lui-même le malade ; à chaque pansement ; le Garçon laissa la plaie trop exposée à l'air, ce qui occasionna un peu d'altération à l'os, qu'on négligea aussi ; desorte que je fus obligé dans la suite d'y appliquer légèrement le trépan perforatif ; je perçai l'os de quelques petits trous, en manière de crible, afin de hâter & de procurer l'exfoliation de la superficie de l'os, qui se fit assez promptement. Je mis sur l'os un plumaceau de charpie trempée dans de l'esprit-de-vin rectifié, & me servis ensuite du baume de Fioravinti, & de la teinture de mirrhe, ainsi que de la charpie sèche, alternativement. La plaie des parties charnues, fut pansée avec le baume d'arceus, & bientôt cicatrisée. Je purgeai le malade deux fois, après quoi il guérit parfaitement en deux mois ; il l'auroit été même plutôt, s'il n'avoit pas été négligé, ou qu'il eût été mieux pansé au commencement.

Nota.

On voit par cet exemple, qu'il n'est pas toujours nécessaire de trépaner pour une simple fêlure au crâne, lorsqu'il n'y a aucun accident, ni symptôme, qui montre que l'opération soit nécessaire. Je sçais que cela ne s'accorde pas avec la pratique de plusieurs Chirurgiens fort habiles, que les opinions & les sentimens sont différens là-dessus, comme sur d'autres matières, & qu'il est vrai que les uns & les autres appuient leur sentiment sur des faits d'expériences ; néanmoins il est certain que si on suivoit ce que pensent là-dessus plusieurs Auteurs, il semble qu'on devroit faire des incisions ou trépaner pour la moindre chûte, coup, plaie, ou bosse sur la tête, accompagnée d'étourdissement, ou de perte de connoissance, &c. en disant qu'il le faut faire dans ces occasions, par précaution, & pour plus de sûreté. Cependant plusieurs Praticiens très-habiles ne sont pas de même avis ; ils disent au contraire qu'il faut attendre qu'il se présente quelques signes d'une fracture au crâne, ou d'un épanchement sur le cerveau, aussi ai-je toujours préféré de suivre leur sentiment dans la pratique. Je l'ai toujours fait avec succès & à l'avantage des malades, parce que, comme je l'ai déja fait remarquer ci-dessus, ces sortes d'incisions ou de trépans faits inutilement, sont presque toujours suivis d'accidens fâcheux.

XIII. OBSERVATION.

Plaie à la tête, avec carie au crâne.

EN 1730, j'ai vû à l'Hôtel-Dieu de Paris, un malade qui avoit une plaie à la tête, occasionnée par une chûte. L'os étoit découvert; il fut pansé & guéri en peu de jours, & se porta très-bien.

Quarante jours après sa guérison il se sentit un peu de fièvre, accompagnée de migraine & d'embarras dans la tête; il revint à l'Hôtel-Dieu, on lui fit une saignée du bras, & ensuite une du pied, & plusieurs autres remèdes. Le mal augmenta de manière que le malade mourut le huitième jour.

M. Boudou fit ouvrir la tête, on trouva qu'il s'étoit établi une carie à la table interne du crâne; & qu'elle étoit percée de la grandeur d'une pièce de douze sols; ce qui n'avoit pû arriver que par une suite d'inflammation dans le diploé, & d'un abcès qui s'étoit fait entre les deux tables; la matière âcre, par son séjour, y avoit établi une carie, & percé le crâne, de manière que la matière s'étoit épanchée sur le cerveau.

Nota.

Cet accident est rare, & on en voit peu d'exemples. Les plus grands Maîtres de l'Art avouent que cela ne peut arriver que par l'une de ces raisons; c'est-à-dire, à la suite d'un coup sur la tête; d'une chûte; ou bien d'un vice particulier du sang, soit vérolique ou scorbutique: car, pour croire que cela puisse se faire autrement, ou venir d'une simple indisposition de la nature, comme d'une inflammation, ou d'un abcès, tel qu'il en arrive dans toute autre partie, on n'en a point d'exemple.

Autre Exemple.

Fracture à la table interne du crâne ; contre-coup.

En 1730, il vint à l'Hôtel-Dieu de Paris, un homme qui avoit fait une chûte, & qui s'étoit blessé légèrement à la tête ; il n'y avoit qu'une petite plaie à la peau, l'os n'étoit point découvert ; cet accident n'étoit accompagné d'aucuns signes, ni de symptômes, qui pussent faire soupçonner une fracture au crâne, ni d'épanchement sur le cerveau, de manière qu'il fut pansé & guéri en peu de jours, & se porta très-bien. Six semaines après, il revint à l'Hôtel-Dieu avec une grande fièvre, qui fut suivie du transport. On lui fit plusieurs remèdes sans succès, & enfin il mourut quelques jours après.

Remarque.

On ouvrit la tête & on visita le crâne, parce qu'on soupçonnoit qu'il pouvoit y avoir une fracture avec épanchement, ou un dépôt dans le cerveau, occasionné peut-être par la commotion.

On examina la tête, & la partie de l'os, où avoit été la plaie à la peau ; on n'y trouva point de fracture. Ensuite on ouvrit le crâne, on apperçut une fracture à la table inférieure ou interne du crâne. La fracture se trouvoit précisément opposée à l'endroit où avoit été la plaie à la peau, (ce qu'on appelle contre-coup.) La table externe, qui n'étoit point endommagée, avoit supporté tout l'effort de la chûte & du coup, sans se fracturer. La force de l'air comprimé entre les deux tables du crâne, fractura la table externe. (Le contre-coup se fait quelquefois, non-seulement au côté opposé au coup, comme il est arrivé ici; mais aussi d'un côté de la tête au côté opposé; c'est-à dire, comme seroit, par exemple, un coup reçu sur le front, qui, sans faire de fracture à l'os frontal, en occasionneroit une derrière la tête à l'occipital, comme on voit que cela arrive aussi du côté droit de la tête au côté gauche, &c.)

Il est arrivé de-là, que quelque peu de sang du diploé, s'étant échappé à travers la fracture, & épanché sur la dure-mère, s'est converti en matière par son séjour, & a formé un abcès sur le cerveau; la matière n'ayant point eu d'issue, y fit impression, & l'endommagea, ce qui occaſionna les accidens qui ſont arrivés, & la mort.

XIV. OBSERVATION.

Enfoncement au crâne.

EN 1748, j'ai vû un Soldat de la Garniſon de Louvain en Flandres, qui avoit un enfoncement au milieu du coronal, ſans fracture à l'os, ce qui formoit une cavité à pouvoir y mettre le pouce, & lui occaſionnoit de tems en tems des foibleſſes & des étourdiſſemens, à cauſe de la compreſſion que l'os faiſoit ſur le cerveau. Il ne voulut point ſouffrir qu'on découvrît l'os, ni qu'on le trépanât. Ces accidens ont ſubſiſté pendant un an, & enſuite ſe ſont diſſipés entièrement; de manière que le Soldat ſe portoit très-bien, quoiqu'avec cet enfoncement au milieu du front, qu'il avoit ſoin de couvrir avec ſon chapeau abaiſſé ſur les ſourcils, afin d'empêcher qu'on ne s'apperçût de la difformité.

XV. OBSERVATION.

Sur le même sujet, accompagnée d'un exemple fort remarquable.

UNe femme en descendant dans une cave, la trappe lui tomba sur le sommet de la tête, & lui occasionna un étourdissement, sans néanmoins perdre connoissance ; il parut ensuite une dépression ou enfoncement au milieu du front, en manière d'une petite fossette, ce qui s'est dissipé au bout de six mois.

EXEMPLE.

Le beau-frère d'un Commissaire des Guerres, de mes amis, reçut un coup de pierre sur le sommet de la tête, étant à cheval, ce qui lui occasionna un enfoncement au crâne, assez considérable ; de manière qu'il tomba à terre, & perdit connoissance ; étant revenu à soi, son domestique le releva & l'aida à remonter à cheval, & s'en retourna chez lui.

L'enfoncement pouvoit contenir au

moins quatre onces de liqueur, ce qui fut suivi de défaillances & d'étourdissemens assez fréquens, qui ne se sont dissipés qu'au bout de huit ans.

On m'a assuré que la Faculté de Montpellier lui offrit dans le tems trois mille livres de pension, réversible à sa femme & à son fils, s'il vouloit permettre qu'on le trépanât, afin de remédier à cet accident, tenter sa guérison, examiner l'état du cerveau, & d'empêcher qu'il ne fût comprimé. Le malade ne voulut point y consentir, & s'est très-bien porté dans la suite, sans se ressentir davantage de ces accidens, quoiqu'avec cet enfoncement sur la tête, que plusieurs Médecins, Chirurgiens, & autres personnes, ont voulu voir par curiosité.

XVI. OBSERVATION.

Plaie à la tête, avec altération à l'os.

AU mois de Mai 1748, étant à Louvain pendant le Siège de Maëstricht, il se présenta à l'Hôpital Royal un Soldat du Régiment de Picardie, qui avoit une plaie à la tête, sur la partie supérieure du pariétal gauche, l'os étoit découvert de la grandeur d'un écu de trois livres.

On le pansa un mois entier, l'os ne put être recouvert de bonnes chairs, par la difficulté de faire exfolier la superficie ; il se sécha, & devint de couleur de châtaigne.

On me le fit voir ; j'examinai la plaie & l'état de l'os, je le raclai avec une rugine, & quelques jours après j'y appliquai le trépan perforatif, & perçai la première table du crâne de quelques petits trous, jusqu'au diploé, & couvris l'os d'un plumaceau trempé dans l'esprit-de-vin rectifié ; j'y mis ensuite de la teinture de mirrhe, & de la charpie

charpie sèche, alternativement. J'ordonnai au malade les remèdes internes qui convenoient, par précaution.

Le quinzième jour de mon traitement, l'os noircit, & fut couvert de chairs fongueuſes, ce que je ne pus empêcher, malgré la pierre infernale, les conſomptifs & les deſſicatifs que j'appliquai ; les bords de la plaie devinrent auſſi durs & calleux.

J'enlevai les chairs fongueuſes, & découvris l'os. J'y appliquai un petit plumaceau, imbibé d'eau mercurielle, & bien exprimé, & l'ôtai quatre heures après. La ſuperficie de l'os ſe conſomma, & vint à ſuppuration, l'os devint blanc, les bords & les chairs des environs de la plaie devinrent auſſi meilleurs ; j'y mis de la charpie sèche, & continuai de panſer la plaie de l'os comme auparavant ; de manière que huit jours après, l'os ſe trouva preſqu'entièrement recouvert, les chairs étoient plus fermes & plus vermeilles ; enfin la plaie fut fermée & bien cicatriſée au bout de ſix ſemaines.

REMARQUE.

Pendant le traitement, j'obſervai que

les chairs de la surface de l'os croissoient plus vîte que n'avançoit la cicatrice ; il me falloit avoir soin de les consommer, & d'y appliquer souvent la pierre infernale, de manière que quinze jours avant que la plaie fût cicatrisée, ces chairs ne se trouvoient pas encore assez adhérentes à l'os, elles n'étoient contenues & assujetties que par celles qui viennent, ou qui avoient crû à travers les petits trous que j'avois faits à l'os avec le trépan perforatif, ce qui faisoit autant de petites cloisons ou de petites barrières, qui les assujettissoit ; de manière aussi qu'elles ne sont devenues bien adhérentes à la surface de l'os, que dans la suite, & qu'après sa parfaite exfoliation ou suppuration, qui ne s'est faite que fort lentement ou imperceptiblement, & comme par manière de transudation à travers les chairs.

La perforation que j'ai faite à l'os, l'application de l'eau mercurielle, & l'usage des remèdes internes que j'ai employés dès le commencement, par précaution, ont également contribué à pouvoir réussir à fermer la plaie, & à guérir le malade, parce qu'il arrive assez souvent qu'un vice particulier du sang, vénérien, ou autre, occasionne du retardement, & peut causer des accidens dans la cure des plaies, comme dans le traitement de toutes autres maladies, ce qui fait qu'on ne sçauroit prendre trop de précautions, sur-tout au commencement, sans attendre que cela se montre trop évidemment, afin de n'être pas obligé de faire dans la suite un plus long traitement.

XVII. OBSERVATION.

Sur le même sujet.

DAns le même tems que j'étois à Louvain, on me consulta au sujet d'un Officier de l'État-Major de la Garnison, qui avoit une plaie à la tête depuis un an, pour laquelle il avoit déja dépensé trois mille livres en Consultations & pour visites de Médecins & de Chirurgiens, sans avoir pû obtenir la guérison. La plaie étoit sur un des pariétaux, l'os étoit découvert & altéré, de manière qu'on n'avoit pû jusqu'alors le faire suppurer ou exfolier assez pour qu'il se recouvrît de bonnes chairs.

Je conseillai d'y appliquer l'eau mercurielle. Le Chirurgien qui pansoit le malade, se contenta d'en appliquer une seule fois, parce qu'il craignoit quelqu'accident ; ce fut aussi ce qui retarda la guérison, qu'on ne put obtenir qu'au bout de quatre mois ; c'est-à-dire, pour n'avoir pas osé répéter l'application du remède.

REMARQUE.

Voici ce qu'on doit observer pour appliquer le remède sans danger.

Premièrement, en posant ce caustique sur l'os, il faut prendre garde qu'il ne touche au péricrâne, ni aux chairs de la circonférence de la plaie qui le recouvrent, ce qui pourroit causer des accidens fâcheux, ainsi qu'on a vû quelquefois arriver, faute de précaution, ou de sçavoir s'en servir.

Secondement, il faut l'appliquer avec une espèce de petit pinceau de charpie; il vaut mieux être obligé de le répéter jusqu'à deux ou trois fois, que de risquer d'en mettre trop d'abord ; & après l'avoir appliqué de cette manière, on couvre l'os d'un petit plumaceau de charpie sèche, fort mince, &c.

AUTRE EXEMPLE.

Dans le même tems, j'ai fait usage de ce remède à l'occasion d'une amputation de la jambe à un Soldat de l'Hôpital, dont l'extrémité du tibia étoit noire ou fort altérée, ce qu'on n'avoit pû faire exfolier ou suppurer.

L'os qui étoit devenu fort noir, étoit aussi dénué ou dépouillé des chairs, de la longueur d'un travers de doigt au moins. J'y appliquai l'eau mercurielle avec un petit pinceau de charpie, comme j'ai dit, de la même manière qu'on passe la pierre infernale sur une plaie. Ensuite je couvris l'os d'un plumaceau de charpie sèche; j'appliquai encore une seconde fois le caustique, & aussi une troisième; la plaie fut pansée à l'ordinaire, l'os devint blanc; de manière qu'en quinze jours ou trois semaines, il fut recouvert, la plaie bien cicatrisée, & parfaitement guérie au bout d'un mois.

XVIII. OBSERVATION.

Abcès à la paupière supérieure.

VErs la fin de l'année 1757, un Médecin de Paris me consulta pour un abcès à la paupière supérieure.

Les Médecins & Chirurgiens qui le traitoient, avoient pris cet accident pour une tumeur scrophuleuse, & s'imaginèrent aussi qu'il y avoit un gonflement ou une exostose à l'os frontal sur le bord de l'orbite. Le malade craignoit d'en perdre l'œil, ou de devenir aveugle, à cause qu'il ressentoit un peu de douleur dans l'autre œil. Il craignoit que le mal ne s'y communiquât.

Le malade qui venoit d'être pansé, fit ôter l'appareil. J'examinai la tumeur, & lui dis qu'on s'étoit trompé, non-seulement sur le caractère de la maladie, mais aussi sur les apparences & les circonstances, ce qui le rassura & le tranquillisa beaucoup.

Je considérai cet accident comme un simple abcès de nulle conséquence, &

assurai au malade qu'il n'y avoit point de gonflement à l'os, ou d'exostose, & lui conseillai de continuer d'y appliquer deux fois par jour le cataplasme anodin, avec l'onguent de la mer, comme auparavant, parce que l'abcès perceroit au bout de trois jours.

Le malade avoit été saigné du pied deux fois; il observoit aussi une bonne diète, & étoit sans fièvre. La tumeur étoit assez grosse, rouge, & si douloureuse qu'on n'osoit y toucher du bout du doigt. Je conseillai au malade de n'y point laisser faire d'incision, ainsi qu'on le lui avoit proposé, mais au contraire de la laisser percer d'elle-même, ce qui arriva deux jours après. L'abcès s'ouvrit au-dessus des cils de la paupière, & se vuida.

Néanmoins je fis continuer aussi régulièrement l'usage du cataplasme anodin, afin d'achever de fondre la matière, & de terminer la suppuration, & recommandai aussi au malade de faire presser doucement la tumeur à chaque pansement pour en faire sortir la matière, parce qu'alors la tumeur n'étoit plus si sensible. Le malade n'y sentoit presque plus de douleur, ni dans la tête, ni aux yeux, à cause du relâchement de la membrane conjonctive de la paupière, qui étoit fort tendue avant que l'abcès perçât ; ce fut ce qui avoit aussi occasionné de la douleur & de l'inflammation à la conjonctive de l'œil, parce que la douleur s'étoit communiquée au peri-orbitaire par les nerfs, & aussi aux meninges du cerveau, qui avoit occasionné le mal de tête, ainsi que la douleur qui se faisoit sentir dans l'autre œil.

Le malade se leva le troisième jour, & se pansa lui-même tous les jours deux fois avec le cataplasme, & fut guéri en deux semaines ; de manière qu'il ne parut aucune cicatrice, la peau s'étoit collée à la chair, & réunie parfaitement.

XIX. OBSERVATION.

Abcès au col.

EN 1742, étant à Dusseldorp, je fus appellé pour une petite fille de trois semaines, qui avoit un abcès assez considérable autour du col, & qui s'étendoit jusqu'aux clavicules, ou sur la partie supérieure de la poitrine, occasionné par une plénitude d'humeurs, parce qu'on avoit donné à l'enfant trop de bouillie, & mal préparée, l'estomac en faisoit une mauvaise digestion, de manière qu'il se forma des humeurs qui occasionnèrent le dépôt.

Je l'ouvris, & fis une ouverture derrière le col, deux fois plus grande que celle d'une saignée. J'en fis une pareille à chaque côté du col, & une quatrième sur la partie supérieure de la poitrine, entre les clavicules. Il en sortit beaucoup de matière sanieuse ou putride. J'appliquai un bandage assez compressif, afin que la peau pût se coller ou s'adhérer aux chairs ; l'espèce de sac qui contenoit la matière, s'affaissa & disparut en vingt-quatre heures, les petites incisions étoient aussi réunies. Je la purgeai plusieurs fois, & elle fut guérie en quinze jours. J'ordonnai aussi une saignée & une purgation à la nourrice, & lui fis observer le régime.

REMARQUE.

Le mauvais régime ou le tempérament mal sain d'un enfant, ne sont pas toujours la seule cause qui lui occasionne des maladies ; la mauvaise santé de la nourrice y peut contribuer presqu'autant, & souvent davantage ; ce qui fait qu'on ne doit pas négliger de lui faire quelques remèdes en même tems qu'à l'enfant.

Cet enfant avoit une si grande plénitude d'humeurs, que les glandes des mammelles étoient dures, gorgées, & tumefiées ; de manière qu'il sortoit une sérosité blanche comme du lait par les mammelons. On voit que cela arrive quelquefois, non-seulement aux enfans, mais aussi aux hommes ; c'est-à-dire, de rendre une humeur ou sérosité blanche comme du lait par les mammelons. Néanmoins il est rare qu'aux hommes, les humeurs ſe portent dans cette partie, de façon à occaſionner la ſecrétion d'une ſéroſité laiteuſe par les mammelles, comme on voit que cela arrive aſſez ſouvent aux femmes par les conduits laiteux de la matrice, à la ſuite d'une couche.

On voit encore plus rarement qu'il ſe faſſe une hémorrhagie par les mammelons, ce qui néanmoins eſt arrivé à une Dame qui me conſulta pour ſçavoir la manière de ſe délivrer de cet accident, que j'attribuai à un vice ſcorbutique qui règnoit dans le ſang, qu'il falloit corriger par les remèdes convenables, & que je lui conſeillai de faire pour éviter une hémorrhagie par quelqu'autre endroit, ou d'autres accidens, & auſſi parce qu'elle avoit des taches noires ſur le corps, & un gonflement des gencives ſaignantes.

XX. OBSERVATION.

Relâchement, ou chûte de l'anus communément dit.

MOnſieur Roſſignol, Intendant des meubles de Son Alteſſe Séréniſſime Électorale de Cologne, me conſulta. Il étoit âgé de ſoixante & quinze ans, & avoit un relâchement ou chûte de l'anus, qui s'allongeoit ou ſortoit dehors chaque fois qu'il alloit à la ſelle, ce qui étoit cauſé par l'âge, qui occaſionne un affoibliſſement ou relâchement des nerfs en quelque partie, à de certains ſujets plus qu'à d'autres, & auſſi par les humidités qui ſe dépoſent ſur l'extrémité de l'inteſtin, ou ſur le ſphincter de l'anus, ce qui cauſe le relâchement de la partie.

Je lui conſeillai de ſe faire ſaigner du bras, de prendre quelques médecines & des lavemens aſtringens, d'uſer d'une ptiſanne deſſicative, & d'obſerver un bon régime, & auſſi de faire uſage d'un petit bourlet fait avec du liége, en forme d'anneau, garni de linge, épais environ d'un pouce, & de la grandeur de l'anus; de l'appliquer sur la partie chaque fois qu'il iroit à la garderobe, en s'asséyant sur une planche percée d'un trou, de la grandeur de l'ouverture de l'anneau, pour rendre à travers les excrémens; ensuite d'appliquer sur la partie, des compresses de linge trempées dans une fomentation de vin aromatique assez chaude, trois fois par jour, soutenues par un bandage de linge, comme celui dont on se sert pour la fistule à l'anus.

Cette fomentation est composée avec du thym, de la lavande, de la marjolaine, des roses rouges de Provins, & de l'écorce de grenade; j'y ajoutai aussi de l'alun de roche crud en poudre, suffisante quantité; on fait bouillir le tout ensemble, avec du gros vin rouge, &c.

L'application du vin nouveau, ou encore verd, & chargé d'acides, convient aussi, sur-tout pour les enfans qui sont attaqués de cette maladie.

Le régime, la ptisanne dessicative, jointe aux purgations, conviennent pour dessécher & évacuer les humidités qui occasionnent cet accident; les lavemens & la fomentation aromatique donnent du ressort aux parties. Par ce moyen l'intestin se fortifia, l'anus reprit son ressort naturel, & le malade fut parfaitement guéri en six semaines, & se porta très-bien, sans aucune récidive de cet accident.

Quand cette maladie persévère, qu'elle est rebelle, ou accompagnée d'autres accidens, on peut encore employer d'autres remèdes, tant internes qu'externes, tels que les astringens, & ceux qui fortifient les nerfs, de même que les lavemens & le bain local de la partie, faits d'eau minérale chaude & sulphureuse, comme celle d'Aix-la-Chapelle ; & enfin tous les remèdes qui conviennent pour la guérison du relâchement du sphincter de la vessie urinaire, à moins que la maladie ne fût occasionnée par une vraie paralysie des nerfs de la partie, ou qu'elle eût été fort négligée.

XXI. OBSERVATION.

Sur le même sujet.

A Paris en 1760, Madame Renard, demeurant dans l'Isle saint Louis, vis-à-vis l'Église, me fit appeller pour sa petite fille, âgée de deux ans & demi. Elle avoit un peu de fièvre, le ventre dur & enflé, le dévoiement, & aussi des tranchées, accompagnées de ténesme, joint à l'inflammation & à un relâchement du boyau rectum, qui sortoit dehors chaque fois que l'enfant alloit à la selle, l'intestin étoit fort rouge & enflammé, de manière que l'enfant jettoit aussi du sang avec les excrémens : cet accident lui valut deux saignées au moins ; autrement elles auroient été très-nécessaires.

Considérant que cet accident n'étoit occasionné que par l'âcreté, la malignité & la putridité des humeurs qu'il falloit corriger, adoucir & évacuer, j'ordonnai qu'on donneroit tous les jours à l'enfant deux lavemens de lait, &

qu'on ajoûteroit deux jaunes d'œufs dans chaque lavement, & aussi une eau de ris avec un peu de canelle & ferrée, pour boisson ; du bouillon pour toute nourriture, & une potion huileuse avec le syrop de coquelicot pour prendre dans la journée.

Le lendemain je lui donnai une prise d'ipécacuhana, ce qui la fit vomir, & rendre un gros & long ver. (Elle en avoit déja rendu deux quelques jours auparavant.) Elle évacua aussi assez de bile & de glaires par le bas.

Ensuite je recommandai à la mère de laisser l'enfant dans le lit, de ne la point lever, & de l'obliger à rendre les excrémens dans les linges, afin d'éviter la sortie de l'intestin & le relâchement de l'anus, qui arrivoit chaque fois qu'on mettoit l'enfant sur la chaise ou sur le pot pour aller à la selle ; qu'on appliqueroit aussi sur l'anus des compresses de linges trempées dans du vin aromatique assez chaud, trois fois par jour, & d'avoir soin de remettre ou faire rentrer l'intestin chaque fois qu'on s'appercevroit qu'il seroit sorti, en appuyant doucement dessus avec un linge.

Je purgeai l'enfant le quatrième jour

avec de la manne & du catholicon, ce qui la fit évacuer assez bien, & désenfler le ventre. Le huitième jour, comme elle avoit la bouche amère, & qu'elle vomit d'elle-même un peu de bile, je lui donnai une seconde prise d'ipécacuhana, ce qui acheva d'évacuer les humeurs, & de nettoyer l'estomac; elle prit une seconde médecine quatre jours après, la fièvre cessa, & aussi le dévoiement; après quoi je fis ajouter la crême de ris au bouillon, & ordonnai de lui donner deux fois la semaine un petit bol anthelmintique, ou contre les vers, par précaution, & de faire bouillir du vif-argent dans la prisanne pour détruire les vers, ou ce qui les produit.

L'intestin se remit, l'anus reprit aussi son ressort, de manière que l'enfant fut parfaitement guéri en quinze jours.

XXII. OBSERVATION.

Épanchement d'eau ou de sérosité lymphatique dans les bourses, & aussi entre le testicule & la membrane vaginale, accompagné de fièvre continue, &c.

AU mois de Juin 1742, un Conseiller de Son Altesse Sérénissime Électorale Palatine à Dusseldorp, âgé de soixante & quinze ans, me fit appeller. Il avoit une fièvre continue depuis quinze jours, qui fut négligée, accompagnée d'un épanchement d'eau dans les bourses, qui étoient enflées & infiltrées de sérosité, & aussi d'un pareil épanchement d'eau entre le testicule droit & la membrane vaginale, une hernie du même côté, & des vents dans les bourses.

Le malade n'avoit point été saigné, je lui fis deux saignées dans la journée, le réduisis au bouillon, & lui ordonnai des lavemens & des émulsions nitrées pour boisson, & autres remèdes dans la suite, ce qui fit cesser la fièvre au bout de quinze jours.

J'appliquai sur le scrotum des compresses trempées dans une fomentation aromatique & carminative bien chaude, trois fois par jour, & mis un suspensoir pour soutenir le tout. J'ordonnai ensuite au malade une prisanne apéritive, des bols fondans, apéritifs & carminatifs, & le purgeai plusieurs fois.

Aussitôt que l'enflure des bourses fut diminuée, je fis rentrer l'hernie, & y appliquai un bandage convenable.

Je composai la fomentation aromatique avec de bon vin rouge, des herbes aromatiques & carminatives, bouillies ensemble; j'y ajoutai de l'alun de roche crud en poudre, du sel armoniac, du camphre, & de bonne eau-de-vie, en suffisante quantité.

Après que le malade eut fait usage de ces remèdes, tant internes qu'externes, pendant un mois, il se trouva parfaitement guéri de tous ces accidens, & se porta très-bien.

Remarque.

Pendant l'usage de la fomentation, appliquée bien chaude, tous les jours, sur la partie, on apperçoit que les bourses se rident, ou qu'elles désenflent, parce que ce remède étant aromatique, astringent, résolutif, spiritueux & carminatif, il fait plusieurs opérations & bons effets en même tems; c'est-à-dire, qu'il dissipe les vents & desséche les humidités, fortifie & donne du ressort aux parties relâchées.

J'ai remarqué qu'à mesure que les bourses diminuoient de grosseur, & que l'épanchement se dissipoit, le remède avoit plus de force & de facilité pour faire le même effet sur la membrane elytroïde du testicule, & pour dissiper l'épanchement d'eau qu'il y avoit, ainsi qu'il avoit opéré ou dissipé celui qui étoit dans les bourses; desorte qu'au bout d'un mois la fluctuation qu'on y reconnoissoit auparavant, ne se faisoit plus sentir au toucher, ni appercevoir à la lumière de la chandelle qu'on place derrière les bourses, pour reconnoître le fluide épanché dedans, ou celui qui seroit dans la poche vaginale; c'est-à-dire, que je trouvai qu'il n'y avoit plus d'épanchement sur le testicule ni dans les bourses, & qu'il étoit entièrement dissipé; de manière aussi qu'il ne s'est point fait dans la suite de nouvel épanchement dans la poche vaginale, ni dans les bourses, comme on voit qu'il arrive souvent après la ponction, desorte qu'on peut guérir plus sûrement cette maladie de cette manière ; c'est-à-dire, par l'usage des remèdes internes, des topiques actifs & résolutifs, appliqués sur les bourses, que par toute autre méthode.

XXIII. OBSERVATION.

Entorse, ou foulure communément dite.

UN Seigneur François, passant à Dusseldorp, me consulta sur une entorse ou foulure qu'il avoit à la cheville du pied, occasionnée par un faux pas ou effort qu'il avoit fait en descendant de sa chaise de poste.

J'examinai le pied sans tirailler, comme font quelques Chirurgiens. Je conseillai au malade de se faire saigner du bras, & non-seulement de ne point marcher, mais aussi de ne pas laisser pendre la jambe, & de la poser sur un tabouret, de ne boire point de vin, ou de le bien tremper, & d'appliquer sur la partie un cataplasme anodin, trois fois par jour. Le malade se trouva soulagé, & partit trois jours après. Étant arrivé chez lui, il fit usage d'un bain chaud d'eau salée, qui se fait de cette manière.

On fait chauffer de l'eau comme pour se laver les pieds, à la quantité d'un sceau ; on y fait bouillir quatre poignées de gros son, & ensuite on y jette une poignée de sel ; l'eau n'étant pas trop chaude, on y met le pied pendant une demi-heure, le vase étant couvert d'une serviette, & on entretient l'eau au même dégré de chaleur ; après quoi on puise de cette eau chaude avec un pot, on la verse doucement sur la partie, de la hauteur de deux pieds, le pied étant à fleur d'eau, ce qu'on continue pendant une demi-heure deux fois par jour, & pendant une semaine, plus ou moins. Ce remède supplée au défaut de la douge, & des bains d'eaux minérales chaudes, qui sont très-convenables pour les vieilles foulures ou entorses qu'on a négligées ou mal traitées. Par ce moyen & le repos, le malade fut parfaitement guéri.

REMARQUE

Sur la manière de guérir les entorses ou foulures, par l'usage de différens remèdes.

La douleur étant calmée par la saignée & la diète, les rafraichissans, & l'usage des cataplasmes anodins, je me sers d'un cataplasme fait avec du vin rouge, de la mie de pain & de l'huile d'olive, appliqué sur la partie deux fois par jour.

Quelquefois, & selon le cas, je me suis servi avec succès d'un bain ou d'une fomentation aromatique ; on met le pied dans la fomentation bien chaude, pendant une demi-heure, ensuite on l'enveloppe de compresses trempées dans la fomentation, &c.

Je fais aussi usage d'une emplâtre de savon camphré, dont on couvre la partie, & on la renouvelle tous les jours.

S'il y a eu de la négligence au commencement, le mal sera plus rebelle, ou plus difficile à guérir ; dans ce cas il faut purger le malade, sur-tout quand la maladie traîne en longueur, & lui faire prendre quelques bols fondans, pour fondre, évacuer, & détourner les humeurs, qui se portent toujours sur les parties les plus foibles.

Sur la fin du traitement, si on met le pied ou la main affligés dans la gorge d'un bœuf saigné, pendant que le sang coule; cela fortifie la partie, & la rétablit; mais si le mouvement de l'articulation est gêné, & qu'il faille ramollir ou relâcher les ligamens, le bain d'eau de tripes de mouton est à préférer, c'est au Médecin ou au Chirurgien de choisir le remède qui convient le mieux.

XXIV. OBSERVATION.

Sur le même sujet.

UN Officier me consulta sur une foulure qu'il avoit au talon; il boîtoit ou ne marchoit qu'avec peine depuis six mois, & avoit le pied enflé tous les soirs.

Je le fis saigner & purger deux fois, & lui recommandai de vivre de régime, le régime devant toujours être observé,

&

& tenir le premier rang dans toutes les maladies. Je lui recommandai aussi de ne point marcher, ni mettre le pied à terre pour s'y appuyer ou se soutenir.

Je lui fis préparer un bain aromatique composé avec du thym, de la lavande, de la petite sauge, de la marjolaine, de l'hyssope, des roses rouges de Provins, & de l'écorce de grenade, de chacun une poignée, qu'on met dans six ou huit pintes de lie de bon & gros vin rouge, & qu'on fait bouillir pendant une petite demi-heure dans un chaudron bien couvert. Ensuite on y ajoute de l'alun de roche crud, du sel armoniac, & du camphre en poudre, suffisante quantité.

On verse cette fomentation dans un vase de terre vernissée, ou de fayance, pour la garder. Il faut la couvrir, & laisser les herbes avec la lie, pendant tout le tems qu'on s'en sert, le bain étant d'une chaleur convenable. Le malade y met le pied pendant une demi-heure, tous les jours deux fois ; c'est-à-dire, le matin & le soir, le bain étant couvert d'une serviette, & entretenu toujours dans le même dégré de chaleur. Ensuite on ôte le pied du bain,

& on l'enveloppe de compresses de linge, trempées dans cette fomentation bien chaude ; on met une serviette sèche & chaude par-dessus, qu'on arrête avec une bande.

On en continue l'usage pendant quinze jours, plus ou moins, selon le besoin. Il faut le faire chauffer chaque fois, & le supporter le plus chaud qu'on peut. Il peut servir & se conserver pendant douze ou quinze jours, le tenant couvert, & le mettant dans un lieu frais en Été.

Le malade fut encore purgé, & se trouva parfaitement bien ; de manière qu'il fut guéri au bout de quinze jours, & pouvoit marcher ferme sans boîter.

Je me suis servi de ce même remède, & de la même manière, pour la foulure du poignet & des doigts, en observant les mêmes précautions que pour celle du pied.

XXV. OBSERVATION.

Sur le même sujet.

En 1749, je fus appellé pour un Boucher, dans Paris, qui venoit de recevoir un coup de pied sur le genou en dansant. Une demi-heure après il ne pouvoit marcher, ni se soutenir sur la jambe ; il se fit porter chez lui, & mettre au lit.

Je l'examinai, & lui ordonnai d'abord une saignée du bras ; je trouvai le genou un peu enflé, sans difformité, il n'y avoit aucune dislocation dans l'articulation, la rotule étoit aussi en sa place ; le malade avoit beaucoup de douleur dans la partie quand on y touchoit, & le genou plié, de manière qu'il ne pouvoit étendre la jambe.

Mon intention étoit d'abord de commencer par remédier aux accidens, & de calmer la douleur par les saignées, la diète, la boisson calmante, & les cataplasmes anodins, appliqués très-souvent sur la partie.

Je remarquai que le mouvement de l'articulation ne se faisoit qu'à demi. Le malade ne pouvoit aisément plier ni étendre la jambe; je n'attribuai cette difficulté qu'à l'irritation du genre nerveux, sur-tout lorsqu'on faisoit faire du mouvement aux muscles, en remuant tant soit peu la jambe, ce qui occasionnoit beaucoup de douleur & des mouvemens spasmodiques dans les nerfs de la partie, & de l'irritation, parce que les parties avoient souffert beaucoup d'extension en dansant : par-là elles étoient plus disposées à l'inflammation & à la douleur, joint au coup de pied qui avoit fait une assez forte contusion aux parties.

Les saignées, la diète, la boisson, les calmans, les émulsions, les cataplasmes anodins, ou un bain chaud & local, fait avec une décoction émolliente, ou avec du lait, étoient les remèdes qu'il falloit employer pour remédier à cet accident, calmer la douleur, procurer du relâchement aux parties, & pour guérir le malade.

Remarque.

Il faut observer que je n'avois été

appellé qu'au défaut du Chirurgien du malade, qui ne s'étoit pas trouvé chez lui, & qui néanmoins vint presqu'aussitôt que moi, (par malheur & au préjudice du malade.)

Le Chirurgien, prévenu en sa faveur, ne voulut point m'entendre ; il examina le genou, & essaya plusieurs fois d'étendre la jambe, quoique le malade cria de façon à pouvoir se faire entendre dans la rue.

Le Chirurgien ne s'en étonna pas, & fit préparer un simple liniment, comme pour une foulure de peu de conséquence ; il essaya encore une seconde fois d'étendre par force la jambe du malade ; de manière que la violence du mal le fit tomber en foiblesse, ce qui obligea le Chirurgien de cesser sa mauvaise méthode. La fièvre survint presqu'aussitôt, l'enflure augmenta, les accidens aussi, parce que le genre nerveux se trouvoit presque généralement attaqué, ou agacé, de façon que la gangrenne se manifesta dans toute la jambe. La fièvre & les accidens firent tant de progrès que le malade mourut le huitième jour.

Nota.

Un malade est bien exposé & fort à plaindre quand il a le malheur de tomber dans des mains mal habiles ; souvent il vaudroit beaucoup mieux pour lui qu'il fût abandonné à la nature toute seule.

Je n'ai rapporté quelques circonstances de cet accident que pour quelques jeunes Chirurgiens, afin qu'ils prennent garde, dans des cas à peu près semblables, de faire plus de mal qu'il n'y en a, en tiraillant les parties affligées, ou, comme disent quelques-uns, pour examiner l'état de la maladie, ce qui peut se reconnoître néanmoins sans causer tant de douleur, ni exposer le malade.

XXVI. OBSERVATION.

Rétention d'urine, à la suite d'une suppression des règles.

A Dusseldorp en 1744, une Demoiselle, âgée de vingt ans, fit huit lieues à cheval, en la manière des Amazones, dans le tems qu'elle avoit ses règles, ce qui en occasionna la suppression, & une rétention d'urine.

Elle me fit appeller, je trouvai qu'il y avoit un gonflement assez considérable au col de la matrice, accompagné de douleur, qui se faisoit ressentir au col de la vessie par les nerfs de communication, à cause de la proximité des parties.

Je lui ordonnai une saignée du bras, & un bain local de la partie, fait avec les herbes émollientes & hystériques. Elle en prenoit deux par jour, & journellement quatre lavemens de la même décoction, avec une prisanne adoucissante non apéritive, pour boisson, parce que, dans ce cas, il ne faut pas faire charier les urines, tant que la voie pour leur évacuation est empêchée, ou reste fermée ; ce seroit augmenter le mal, à moins que par nécessité, on fît usage de la sonde pour vuider la vessie.

Les remèdes procurèrent d'abord du relâchement aux parties, les urines prirent leur cours ; néanmoins la malade eut un peu de fièvre & de mal de tête. Je la mis au bouillon, & lui ordonnai une saignée du pied, qui ne pouvoit nuire aux parties affligées, parce que le gonflement & la douleur étoient dissipés. Le mal de tête continuant, je lui en ordonnai une seconde, & aussi des émulsions nitrées ; la malade continua aussi de prendre des lavemens ; je la purgeai doucement avec de la casse & de la manne ; ensuite je lui fis faire usage du petit lait. La fermentation du sang & des humeurs qui avoit été occasionnée par le reflux du sang, à la suite de la suppression des règles, se calma, de manière qu'après avoir encore purgé deux fois la malade, la fièvre & le mal de tête cessèrent, & elle fut quitte de cet accident au bout de quinze jours.

XXVII. OBSERVATION.

Sur le même sujet.

UN Potier d'étain à Dusseldorp, me fit appeller pour sa femme qui avoit une rétention d'urine pour s'être retenue, ou les avoir gardé trop longtems. Elle souffroit si violemment qu'elle en perdoit la raison.

J'essayai d'abord de la sonder; mais il ne fut pas possible d'introduire la sonde dans la vessie, à cause du sphincter qui étoit trop serré, par la grande dilatation des fibres charnues de la vessie; ce qui a quelquefois aussi occasionné une paralysie de cette partie.

La difficulté d'introduire la sonde dans la vessie, me fit imaginer de me servir d'une petite bougie, & ensuite d'un stilet fort menu que je fis entrer dans la vessie; c'est-à-dire, que par ce moyen les urines coulèrent un peu le long du stilet. Ce peu d'évacuation procura plus de ressort aux fibres, & assez de relâchement au sphincter, pour faciliter l'entrée de la sonde, avec laquelle j'évacuai plus d'une pinte d'urine. La malade fut soulagée & guérie d'abord, & se porta très-bien. Si je n'eus pas réussi, j'aurois fait mettre la malade dans un demi-bain, & fait saigner deux fois du bras, même dans le bain, pour procurer le relâchement du sphincter de la vessie; & si je me trouvois dans un pareil cas, & sans pouvoir réussir des deux manières susdites, j'ai trouvé encore un autre expédient, c'est un cathetère ou sonde creuse pour femme, d'une médiocre grosseur, & ouverte par les deux extrémités. On la fait entrer dans la vessie de cette manière. On commence par introduire dans le col de la vessie le stilet d'argent, dont j'ai dit m'être servi pour l'évacuation de l'urine; ensuite on introduit la sonde dans le col de la vessie, à la faveur du stilet, de la même manière, par exemple, qu'on fait entrer une canule d'argent dans le ventre des hydropiques, par le moyen du trois-quart; ensuite on retire le stilet, la sonde reste dans la vessie, & les urines passent par la sonde.

XXVIII. OBSERVATION.

Sur le même sujet.

EN 1743, un Employé de l'Armée, étant à Dusseldorp, me fit appeller. Il avoit une rétention d'urine, occasionnée par un gonflement & une inflammation aux prostates & au col de la vessie, à la suite d'une gonorrhée.

J'appliquai la sonde qui ne put entrer dans le col de la vessie, à cause du gonflement & de l'inflammation des parties.

Je saignai du bras le malade, & lui ordonnai un bain émollient & local; c'est-à-dire, pour baigner simplement la région de la vessie, & procurer du relâchement. Je le saignai une seconde fois dans la journée, & le sondai une heure après que la partie eut resté dans le bain; par ce moyen la sonde put entrer dans la vessie, les urines s'évacuèrent, & le malade fut soulagé.

Nota.

Quand il arrive que l'inflammation du col de la vessie est plus considérable, ou qu'il s'est formé un abcès ou tumeur qui empêche de sonder le malade, ou d'évacuer les urines, on fait une ponction au périné avec un trois-quart. J'en ai fait faire un qui a deux avantages ; c'est-à-dire, celui d'évacuer les urines, & d'ouvrir en même tems l'abcès du col de la vessie, parce que j'ai fait faire sur la canule une petite crênelure, afin de pouvoir introduire par ce moyen la pointe d'un bistouri dans le col de la vessie, pour ouvrir l'abcès en même tems qu'on perce la vessie pour évacuer les urines. Je continuai le bain local au malade deux fois par jour ; il y restoit deux heures chaque fois, & lui ordonnai des émulsions & des lavemens, & autres remèdes relatifs à la première cause de la maladie ; c'est-à-dire, pour la gonorrhée, joint au régime convenable. Je lui fis une troisième saignée, & le sondai une seconde fois, de manière qu'après cela les accidens se dissipèrent en trois jours, & les urines prirent leur cours. Je continuai néanmoins de traiter le malade de la gonorrhée, & il fut parfaitement guéri en un mois.

XXIX. OBSERVATION.

Plaie à la jambe sur la crête du tibia, accompagnée de fièvre, de gangrenne, & de la goutte.

En 1740, Son Excellence M. le Général de Klenhouls, âgé de quatre-vingt-trois ans, étant à Dusseldorp, me fit appeller. Il avoit fait une chûte sur un escalier de pierre, qui lui occasionna une petite plaie à la crête du tibia, & qu'il négligea pendant quinze jours.

Je trouvai qu'il avoit la jambe enflée, & une plaie au périoste sur la crête du tibia, de la grandeur d'une pièce de vingt-quatre sols. Elle étoit noire & couverte d'une escarre; il y avoit aussi de la matière entre le périoste & l'os; il y sentoit de la douleur, de même que dans la jambe.

Je lui recommandai de garder le lit, de ne prendre que du bouillon & de la ptisanne. Je le saignai du bras, lui ordonnai des lavemens, & appliquai un cataplasme anodin sur la jambe ; il eut de la fièvre, la jambe devint dure, l'enflure augmenta. J'y appliquai des cataplasmes émolliens & résolutifs ; l'escarre se détacha, les bords de la plaie devinrent durs & calleux, parce que le malade avoit le sang un peu vicié. Il s'éleva des phlictaines sur la jambe, la gangrenne se manifesta au bout de huit jours. Je fis quelques légères scarifications sur la jambe, & débridai la plaie ; j'y mis un digestif animé avec l'esprit de thérébenthine ; j'ajoutai aussi l'onguent de stirax au cataplasme résolutif, l'eau-de-vie camphrée, l'huile de thérébenthine & le sel armoniac, pour le rendre plus pénétrant, & empêcher le progrès de la gangrenne. Je saignai le malade une seconde fois ; mais la fièvre augmentant avec redoublement & agitation, je le saignai une troisième fois, & je lui ordonnai des émulsions nitrées, où j'ajoutai le sel sédatif d'Homberg, & lui fis donner des lavemens.

Si l'embarras dans la tête eût continué, j'aurois saigné du pied le malade, malgré le mauvais état de la jambe, parce que de deux grands maux, il auroit fallu combattre le plus dangereux, ou celui qui pouvoit avoir de plus fâcheuses suites ; c'est-à dire, l'embarras dans le cerveau, & le progrès de la fièvre, qui étoient ce qu'il y avoit de plus fâcheux pour le malade, quoique la gangrenne par elle-même fut aussi un accident très dangereux. Néanmoins dans le cas où j'eus été obligé de faire la saignée du pied, à cause de la tête, j'aurois fait aussi une petite saignée du bras au malade, presqu'aussitôt après celle du pied, pour détourner ou empêcher le sang de se porter trop sur les parties inférieures, ou dans la jambe ; cette révulsion directe pour les parties inférieures, n'auroit pû être nuisible pour la tête, parce que la saignée du bras étant aussi indirectement révulsive pour le cerveau, elle n'auroit pû y causer plus d'embarras ; c'est aussi pour cette raison que dans les maladies qui affectent particulièrement le cerveau, la saignée du bras n'est pas aussi efficace que celle du pied. J'ordonnai au malade une potion absorbante & céphalique, & j'ajoutai les purgatifs aux lavemens. Le quinzième jour de la maladie, je fis prendre au malade des apozèmes amers, j'ajoutai dans les deux premiers verres de la caſſe & du tamarin ; par ce moyen le malade évacua aſſez d'humeurs bilieuſes & putrides par le bas, ce qui continua de ſe faire le matin pendant quelques jours. Enſuite le malade eut des ſueurs, & une tranſpiration aſſez abondante, ce qui fit diminuer la fièvre, & déſenfler la jambe, de manière que le malade ſe trouva ſoulagé, & comme hors de tout danger. La plaie continua auſſi de ſuppurer aſſez, malgré la fièvre, qui a coutume de ſupprimer la matière, ou en partie. Les bords de la plaie étoient durs, élevés & calleux, comme j'ai dit.

Enſuite des évacuations, la fièvre ceſſa entièrement. Le malade étoit aſſez bien.

Le vingt-cinquième jour, la goutte ſe manifeſta au pied de la jambe bleſſée, & ſur la main du même côté. J'y fis appliquer un cataplaſme anodin, de trois en trois heures, le jour & la nuit. A cauſe de la goutte, je ne mis ſur la plaie qu'un digeſtif doux, & une emplâtre d'onguent de ſtirax ſur la jambe.

Le malade resta aussi au bouillon, & à l'usage d'une prisanne dessicative, & continua de prendre des lavemens tous les jours. L'accident de la goutte se dissipa au bout de quinze jours.

Vers la fin de la sixième semaine, je purgeai le malade avec de la casse dans du petit lait, & lui permis la soupe. Je lui ordonnai ensuite une prisanne sudorifique, & un bol fondant tous les jours, pour corriger le sang & pour détruire la dureté des bords de la plaie; j'y fis quelques petites scarifications pour les faire suppurer davantage, joint à un digestif fondant. Ensuite je purgeai le malade encore deux fois, & le mis à l'usage de la viande blanche & du vin, qu'il ne prenoit néanmoins qu'en petite quantité, quoiqu'il y fût beaucoup accoutumé, & qu'il eût grand appétit. La plaie se remplit & se cicatrisa, de manière qu'il fut parfaitement guéri en deux mois & demi, & vécut à son ordinaire. Je lui recommandai néanmoins, à cause de la goutte, de se ménager sur l'usage du vin, d'éviter les ragoûts & les viandes salées, d'user de laitage, & de se purger de tems en tems.

XXX. OBSERVATION.

Coup d'épée dans la bouche.

A Dusseldorp, le 2 Août 1741, le Colonel du Régiment de *** me fit appeller à trois heures après midi, pour un coup d'épée qu'il avoit reçu dans la bouche.

J'examinai la plaie ; l'épée avoit percé la lèvre inférieure au-dessus de la fossette du menton, passoit obliquement à gauche dans la bouche, du côté externe des dents, & perçoit la joue dans son épaisseur.

Le canal salivaire fut ouvert & coupé en travers, de-là elle alloit en montant dans la parotide supérieure, & sortoit par le conduit externe de l'oreille, derrière le tragus. Dans ce trajet elle ouvrit une branche de l'artère maxillaire, ce qui occasionna une hémorrhagie assez considérable, le sang sortoit par la bouche, & lorsque le malade parloit, il couloit encore davantage.

Je lui fis laver la bouche avec du vin

chaud, lui approchai les dents l'une contre l'autre, & fis tenir la mâchoire en cet état. Ensuite j'introduisis des tampons de charpie, & des petits morceaux de linges le long des dents, entre la joue & les gencives, du côté de la plaie. La branche d'artère ouverte, se trouvant comprimée, l'hémorrhagie cessa; de façon que le canal salivaire se trouvoit aussi comprimé. Le côté de la bouche étant ainsi rempli de charpie, faisoit un point d'appui assez suffisant en-dedans. J'en fis un autre en-dehors, & mis de la charpie dans l'oreille, & des compresses trempées dans du vin chaud sur la joue, & posai un bandage convenable, comme j'aurois fait pour la fracture de la mâchoire inférieure.

Je pansai aussi la plaie de la lèvre inférieure, & mis une serviette en couvre-chef sur la tête, pour couvrir le tout.

Si le malade eût manqué de quelques dents du côté de la blessure dans la bouche, j'aurois appliqué sur les gencives, au défaut des dents, une petite plaque de plomb pour y suppléer. Je saignai du bras le malade, & recommandai à un Garçon Chirurgien de le veiller, & d'examiner le pouls de tems en tems, par précaution, ou pour éviter quelqu'accident, parce que le sang auroit pû s'échapper ou passer par le gosier, & tomber dans l'estomac sans qu'on s'en fût apperçu. Le malade dormit bien toute la nuit. Le lendemain matin je le saignai du pied, pour prévenir le gonflement des parties, & lui fis donner deux lavémens dans la journée. Sur le soir, je lâchai un peu le bandage, & ôtai les premiers tampons de charpie; pour qu'on pût lui faire prendre du bouillon avec un biberon. Ensuite je remis de la charpie sèche, & serrai le bandage.

Le troisième jour au matin, je pansai la plaie, & ôtai toute la charpie, parce qu'il n'y avoit plus à craindre d'hémorrhagie. Le malade se leva, & se lava la bouche avec du vin chaud, & prit un bouillon. Je lui recommandai de se gargariser la bouche plusieurs fois dans la journée, avec du vin miélé & de l'eau vulnéraire, mêlés ensemble, à cause de l'échymose, ou du sang extravasé dans la joue, & à la lèvre inférieure : dans la bouche, ces parties étoient noires, à cause du sang extravasé : je fis aussi une embrocation d'huile rosat sur la joue & sur la parotide, & y appliquai des compresses trempées dans une fomentation émolliente bien chaude, & animée avec un peu d'eau-de-vie, & posai le bandage.

Le quatrième jour je fis donner du ris au malade avec le bouillon, une soupe, des œufs frais, & du vin bien trempé.

J'usai de cette précaution pendant huit jours ; c'est-à-dire, que j'empêchai le malade de manger du pain ou de la viande, pour éviter la mastication ou le mouvement de la mâchoire, & que l'hémorrhagie ne se renouvellât.

Je pansai la lèvre de cette manière, dès le commencement ; c'est-à-dire, que j'appliquai en-dedans un linge fin, trempé dans de l'eau vulnéraire, afin d'empêcher qu'elle ne se collât à la gencive. Ce linge étoit aussi renversé en-dehors, & couvroit la plaie externe que je pansai avec le baume d'arceus.

Cette plaie fut réunie dès le cinquième jour. Le malade sortit au bout de huit. La parotide resta un peu dure & gonflée ; ce qui se dissipa par l'usage des topiques émolliens, & deux purgations. Je permis ensuite au malade l'usage des alimens solides au bout de huit jours, & de vivre à son ordinaire, & il fut parfaitement guéri le quinzième.

REMARQUE.

La méthode que j'ai observée pour le traitement de cette maladie a empêché qu'il n'arrivât différens accidens; en arrêtant l'hémorrhagie, j'ai évité que l'ouverture du canal salivaire ne devînt fistuleuse, parce que la plaie dans la bouche se réunit d'abord ; les saignées ont détourné le gonflement des parties & de la parotide qui commençoit déja à se gonfler dès le deuxième jour, ou qu'il ne s'y formât un abcès, de même que le progrès de l'échymose à la joue, dans la bouche, & sur le visage.

On ne sçauroit procurer trop tôt, & autant qu'il se peut, la réunion des plaies, à ceux auxquels on a lieu de soupçonner un vice particulier règnant dans le sang, ainsi que j'avois lieu de le croire, parce que le malade avoit eu dans sa jeunesse différens accidens de maladies vénériennes qui n'avoient pas été bien guéries.

EXEMPLE

Assez remarquable d'accidens fâcheux, occasionnés par un vice du sang, & arrivés à la suite d'une piquure d'épingle.

En 1730, une Blanchisseuse vint à l'Hôtel-Dieu de Paris, pour une légère piquure d'épingle sur la main, qu'elle avoit eu en remuant du linge. Le lendemain la main enfla ; on y mit des cataplasmes anodins, & elle fut saignée cinq fois de l'autre bras en trois jours ; on lui fit aussi d'autres remèdes. Le troisième jour l'enflure gagna jusqu'à l'épaule ; la gangrenne se manifesta, & aussi le sphacel, de manière qu'on y fut surpris ; c'est-à dire, qu'on n'eut pas assez de tems pour faire d'autres remèdes, ni d'amputer le bras ; la malade mourut le cinquième jour.

AUTRE EXEMPLE

D'accidens surprenans, arrivés à un Soldat à la suite d'un coup sur le nez ; & aussi à un Berger qui fut mordu d'un loup enragé.

En 1748, un Soldat du Régiment de

Picardie, en Garnison à Dieste en Flandres, à quatre lieues de Louvain, fut apporté à l'Hôpital. Il avoit reçu un coup de quille sur le nez, en badinant avec un de ses camarades. Le troisième jour il fut attaqué de mouvemens spasmodiques au visage & aux yeux, & n'avoit point de fièvre ; il faisoit des grimaces, & grinçoit les dents, ce qui étoit accompagné d'une continuelle salivation, puante, & de mauvaise qualité.

Le douze, il eut un peu de fièvre & d'insomnie, & l'esprit un peu aliéné ; il faisoit rejaillir la salive à plus de trois pas du lit. Le genre nerveux devint généralement affecté. Le malade perdit la raison, & faisoit craquer ses dents l'une contre l'autre, & de tems en tems il les avoit fort serrées, à cause des mouvemens convulsifs des muscles de la mâchoire, de manière qu'on ne pouvoit lui faire avaler le bouillon, la ptisanne ou les remèdes qu'avec une cuillière. La fièvre augmenta, avec transport, il devint furieux. On le saigna au pied plusieurs fois, & prit assez de remèdes au commencement. Enfin les accidens augmentèrent si fort, que tout

ce

ce qu'on put faire fut inutile, & mourut le quinzième jour.

En 1731, un Berger vint à l'Hôtel-Dieu de Paris, pour une plaie à la bouche, & fut attaqué à peu près de semblables accidens que celui ci-dessus, pour avoir été mordu d'un loup enragé, qui lui avoit déchiré ou emporté un côté de la bouche ; les accidens ne vinrent pas d'abord, & fut quarante jours sans qu'il en parût aucun, de manière qu'il étoit dans son bon sens, se portoit assez bien, avoit appétit, & dormoit tranquillement. La plaie à la bouche paroissoit aussi s'avancer à la guérison ; desorte qu'au moment qu'on s'y attendoit le moins, il fut tout d'un coup attaqué des symptômes & des accidens de cette maladie, qui varient dans différens sujets ; de façon qu'il se levoit & se cachoit sous le lit ; on fut même obligé de l'attacher, & de le laisser périr, sans pouvoir aucunement lui faire prendre la moindre nourriture, ni bouillon, ni ptisanne, ce qui ne dura que trois jours.

REMARQUE.

Les accidens ou symptômes de ces maladies ne se présentent pas toujours d'abord ; ils arrivent plutôt ou plus tard ; quelquefois au bout de deux mois ; de six, ou d'un an ; & pour l'ordinaire le quarantième jour. Cela dépend de la différence du tempérament, ou de la malignité du venin qui se mêle avec la salive, & qui attaque le genre nerveux.

Le Médecin qui voyoit le malade fut d'abord d'opinion que le loup qui avoit blessé le Berger, pouvoit être un loup enragé, par la raison qu'il n'avoit blessé ni touché aucun des moutons, & qu'aussitôt qu'il eût blessé le Berger, il s'enfuit.

Pour cette raison on fit d'avance, ou dès le commencement, les remèdes convenables à cette maladie, & par précaution, de manière que le malade ne fut point négligé, quoique les symptômes & les accidens ne se fussent montrés qu'assez tard. Néanmoins le malade y a succombé, par la raison, & comme disent d'habiles Praticiens, qu'on ne réussit guères pour la guérison de ces maladies ; & que l'immersion dans l'eau marine, eſt ce qu'il y a de meilleur ou de plus sûr remède pour cette maladie.

XXXI. OBSERVATION.

Coup d'épée à travers le col.

EN 1753, un jeune homme de famille, Volontaire dans un Régiment de Dragons, me fit appeller à neuf heures du ſoir. Il avoit reçu un coup d'épée à travers le col. L'épée paſſoit entre les veines jugulaires, & à côté de l'artère carotide externe, le coup traverſoit une des amigdales & le goſier, & ſortoit derrière le col au-deſſus de la nuque, du même côté ; il n'y avoit point d'hémorrhagie conſidérable. Je lui ordonnai d'abord une ſaignée du bras & le lendemain une du pied, à cauſe du gonflement & de l'enflure autour du col. Je mis de la charpie sèche ſur les plaies, une embrocation d'huile roſat autour du col, & appliquai des compreſſes de linge trempées dans une fomentation émolliente, avec un bandage ; je le panſai de même le lendemain. J'ordonnai au malade de ſe gargariſer ſouvent la bouche avec du vin miélé chaud, & de l'eau vulnéraire mêlés enſemble.

Les plaies ſe réunirent & ſe fermèrent d'abord ; je mis le malade au bouillon, & à l'uſage d'une ptiſanne ſimple & vulnéraire, & lui fis donner des lavemens. Je lui ordonnai auſſi une ſeconde ſaignée du pied le troiſième jour, & fis appliquer autour du col un cataplaſme fait avec de la mie de pain, du vin & de l'huile, mêlés enſemble, ce qui diſſipa le gonflement. Enſuite, je purgeai le malade deux fois, & il fut parfaitement guéri en huit jours.

XXXII. OBSERVATION.

Sur le même ſujet.

Un jeune homme de vingt ans qui avoit reçu un coup d'épée, fut porté à l'Hôpital Bourgeois & Militaire de la Ville, & panſé par le Chirurgien-Major. L'épée paſſoit entre les deux premiers anneaux ou cartilages de la trachée-artère. L'air qui sortoit du poumon s'insinua sous la peau & dans le corps graisseux, ce qui occasionna une enflure ou espèce d'emphysème autour du col. Le Chirurgien-Major de l'Hôpital, au lieu de faire d'abord un ou deux points de sutures à la peau, & d'appliquer en même tems sur le col des compresses trempées dans de bonne eau-de-vie camphrée bien chaude, & de faire faire une ou deux saignées du pied au malade, fit tout le contraire; il dilata la plaie, & me dit que c'étoit afin de procurer plus de facilité pour le passage de l'air par la plaie, & empêcher que l'emphysème n'augmentât, de manière qu'il avoit fait une incision cruciale à la peau, & dilaté la plaie de la trachée-artère, ce qui fit périr le malade le lendemain.

XXXIII. OBSERVATION.

Sur le même sujet.

En 1735, un Bourgeois de la Ville de Strasbourg, dans un accès de folie, se coupa la gorge avec un rasoir. La trachée-artère fut ouverte assez considérablement, la plaie à la peau avoit environ trois pouces de longueur. M. May, Professeur Royal d'Anatomie à Strasbourg, fut appellé. Il fit trois points de suture à la peau, appliqua les remèdes convenables, & fit observer au malade l'attitude qui convenoit dans ce cas; c'est-à-dire, de lui faire tenir la tête penchée en-devant sur la poitrine. Le malade fut saigné du bras & du pied, & guéri parfaitement.

On a remarqué que l'accès de phrénésie se dissipa presqu'aussitôt que le malade se fut blessé, & qu'il revint dans son bon sens : on voit aussi que cela arrive presque toujours; c'est-à-dire, que lorsqu'un phrénétique s'est blessé de cette manière, le danger &

la crainte de la mort le saisissent, ou lui font une si forte impression, que la raison vient d'abord au secours de la nature ; parce que de deux passions dominantes, la plus forte l'emporte ou captive l'autre ; la raison, dis-je, revient aussitôt, & le malade se trouve dans la plus grande tranquillité.

XXXIV. OBSERVATION.

Sur le même sujet.

Un Soldat ayant reçu un coup d'épée à la poitrine, il fut mis à l'Hôpital, & saigné onze fois du bras. Six mois après il reçut un pareil coup d'épée, & crachoit le sang, qui venoit du poumon. Néanmoins je pensai que le coup n'avoit pas blessé le poumon, ni même pénétré dans la poitrine. La plaie étoit au-dessous du mammelon du côté droit de la poitrine.

Je l'examinai, & considérai la largeur du bout de l'épée, que je confrontai avec la largeur & la figure de la plaie, afin de ne me pas tromper, ou de prendre une maladie pour une autre. Je reconnus que la grandeur de la plaie étoit de moitié plus petite que le bout de l'épée, qui sûrement n'avoit touché que la côte, & par conséquent qu'elle n'avoit pas entré, ni blessé le poumon.

Je dis au Soldat que le sang qu'il crachoit assez abondamment, ne venoit point du coup d'épée, que cela n'étoit au contraire que la suite du saisissement ou de la peur. Il se fâcha, & me dit que je me trompois, ou que je le prenois pour manquer de courage. Je lui dis de se tranquilliser là-dessus, que ce ne seroit rien, & lui ordonnai deux saignées du bras dans la journée, & une troisième le lendemain, de prendre du repos, & d'observer la diète. Le crachement de sang s'arrêta; & le malade fut parfaitement guéri en trois ou quatre jours. Alors il m'avoua la timidité & la révolution qu'il avoit éprouvé dans l'affaire, & qu'il croyoit aussi que les Chirurgiens de l'Hôpital qui l'avoient traité six mois auparavant d'un pareil accident, pouvoient bien s'être trompés, ou avoir pris son accident pour une maladie plus considérable.

On doit faire attention à ne prendre pas une simple indiſpoſition pour une maladie plus conſidérable, ou pour une autre, dans de certains cas, à cauſe des apparences, ou de la reſſemblance.

Exemple.

Un Dragon qui avoit deſſein de ſortir de la Ville où il étoit en Garniſon avec le Régiment, pour déſerter, ou autrement, me vint conſulter, & feignit de vouloir aller à l'Hôpital de Beſançon, paſſer le grand remède, pour cauſe de maladie vénérienne qu'il n'avoit pas, & me pria d'atteſter qu'il avoit du mal vénérien aſſez pour avoir beſoin de la grande cure.

Je l'examinai, & l'interrogeai bien. Il avoit le prépuce rouge & enflé, le gland étoit enflammé & écorché, ou dépouillé d'une partie de l'épiderme; il s'y étoit même établi aſſez de ſuppuration pour me faire juger que la plaie avoit déja quelques jours. Je reconnus que cela ne venoit point de cauſe vénérienne, & lui dis que ce n'étoit qu'un prétexte, qu'il n'avoit point le mal vénérien, qu'il aſſuroit avoir gagné ; & que je croyois au contraire, qu'il s'étoit malicieusement procuré lui-même cet accident. Dès qu'il vit que son dessein étoit en partie découvert, il avoua le fait à son Capitaine, auquel j'en parlai, & qui le menaça de le faire punir, s'il ne vouloit pas avouer ; il lui dit qu'il s'étoit procuré lui-même cet accident avec un morceau de verre & un canif.

XXXV. OBSERVATION.

Sur le même sujet.

UN Soldat ayant reçu un coup d'épée à la poitrine, le poumon fut blessé, de manière que le malade crachoit du sang. Il fut mis à l'Hôpital, & saigné six fois. Dans la suite le Soldat ne pouvoit respirer sans sentir un peu de douleur du côté blessé, & ne pouvoit rester couché, ni dormir sur le côté opposé, sans sentir une espèce de tiraillement dans la poitrine, à l'endroit où avoit été la plaie, qui néanmoins étoit bien cicatrisée. Le malade étoit assez bien, & n'avoit point de fièvre.

Les Chirurgiens de l'Hôpital & ceux de la Ville s'aſſemblèrent en conſultation, & penſoient qu'il s'étoit fait un épanchement ſur le diaphragme, & qu'il falloit faire au malade l'opération de l'empyème. On me demanda ſur cela mon avis ; je leur dis que l'opération ne me paroiſſoit pas encore néceſſaire, & que je croyois que cet accident ne venoit que de l'adhérence qui s'étoit faite de la pleure avec le poumon, à la ſuite de la plaie, & qu'il y avoit auſſi des vents dans la poitrine qui gênoient la reſpiration du malade ; qu'il falloit le purger pluſieurs fois, & lui donner des lavemens émolliens & carminatifs. On ne me crut pas. Néanmoins je recommandai au malade de ne pas ſouffrir qu'on lui fît l'opération. Il ſuivit mon avis, & ſortit de l'Hôpital quelques jours après. Je lui fis quelques remèdes, & il fut guéri parfaitement au bout de trois ſemaines.

XXXVI. OBSERVATION.

Sur le même sujet.

UN autre Soldat du même Régiment, âgé de vingt-deux ans, reçut un coup d'épée dans le bas-ventre, qui entroit dans le flanc du côté droit, & passoit à travers la région hypogastrique; la vessie étoit percée, de manière que le malade rendoit du sang avec les urines.

(Les plaies de cette espèce qui arrivent à la partie supérieure de la vessie, ne sont pas regardées comme dangereuses, ou pour avoir des suites, puisque tous les jours on fait des incisions ou opérations à la partie latérale ou inférieure, & aussi au col de la vessie, pour tirer des pierres ou quelque corps étranger.)

Il n'en est pas de même d'un coup de feu ou de bale, qui cautérise & occasionne la chûte d'un escarre, & la suppuration de la plaie. On saigna plusieurs fois le malade; il avoit de la fièvre, & le ventre un peu enflé, tendu & douloureux, avec des tranchées. On me consulta. Je représentai que les petites tranchées que le malade avoit, pouvoient bien être occasionnées par des vers ; desorte qu'il en rendit deux dans la suite par le bas. Il avoit toujours un peu de fièvre, qui se dissipa néanmoins par les purgations & l'usage des amers qu'il prit pendant deux mois, & qui se renouvelloit de tems en tems. Le malade avoit une douleur sourde à la vessie & dans le ventre, que j'attribuai aux vents & aux humeurs.

Il survint aussi une tumeur mollette sur le ventre, dans le flanc du côté droit, à l'endroit de la cicatrice de la plaie. Le Chirurgien-Major m'en parla, il pensoit que c'étoit un dépôt de matière, & qu'il falloit en faire l'ouverture: Je lui dis que ce n'étoit pas mon avis, que je ne croyois pas que ce fût une tumeur humorale, & que je pensois que ce pourroit plutôt être une tumeur flatueuse, ou occasionnée par des vents ; qu'il y falloit appliquer une fomentation de vin rouge & carminative, & donner au malade des lavemens, & le purger plus souvent. On le fit ; & par ce moyen la tumeur se dissipa ; le malade néanmoins ne pouvoit se rétablir assez, il étoit souffrant & mélancolique, il avoit une cacochymie générale d'humeurs, qui faisoit qu'il étoit sujet à des récidives de fièvre de tems en tems, de manière qu'il ne put être guéri à l'Hôpital, & sortit. Il étoit maigre, pâle, & comme exténué.

Le Capitaine le prit chez lui, & en parla au premier Médecin de la Ville. Il lui ordonna pour tous remèdes, de prendre des lavemens, & de se purger de tems en tems, & le laissa sans lui en faire davantage. Le Médecin croyoit que le malade étoit déja hétique, ou sur le point de tomber en marasme. Le Capitaine me pria de le voir, & de le traiter.

J'entrepris le malade, & lui ordonnai une diète convenable, une ptisanne, & quelques lavemens, & aussi un vomitif. Il vomit beaucoup d'humeurs bilieuses, porracées, & putrides. Le foyer des humeurs étoit dans l'estomac & dans les premières voies, on n'y avoit point fait d'attention, ni eu d'égard ; il se faisoit de mauvaises digestions d'alimens, & même du bouillon, ce qui fournissoit au sang un chyle crud & indigeste, qui avoit donné lieu à la fièvre dès le commencement, elle avoit un caractère de putridité, & d'autant plus marqué, que le malade avoit rendu deux vers, ce qui avoit occasionné les vents, & les douleurs de ventre. Le suc nourricier étoit dépravé, le corps ne prenoit point de force, ni de nourriture ; de manière que cela avoit causé la maigreur ou la disposition au marasme, la mélancolie, la foiblesse & le dérangement dans les fonctions de l'œconomie animale.

Je purgeai le malade à fond, lui donnai les amers, & lui ordonnai un second vomitif, & quelques autres remèdes dans la suite, ensorte qu'il guérit parfaitement en deux mois, & devint plus gros & plus replet qu'il n'avoit été de sa vie.

Il faut avouer qu'on ne réussit pas toujours dans des cas semblables, la bonté & la force du tempérament contribuent autant à la guerison que les remèdes & les soins du Médecin.

XXXVII. OBSERVATION.

Sur le même sujet.

ETant à Scelestat en Alsace, je fus appellé pour un Dragon, qui avoit été blessé d'un coup d'épée au moyen lobe du foie. J'examinai le malade, l'entrée du coup étoit précisément au-dessous du cartilage xiphoïde, il descendoit & pénétroit dans l'épaisseur, & jusqu'à la partie moyenne du moyen lobe du foie.

J'ordonnai de saigner le malade copieusement, il le fut quatre fois en deux jours. Il avoit une grande fièvre & la bouche amère; je lui fis donner des lavemens, & une prisanne nitrée. Le huitième jour la plaie alloit assez bien; je purgeai le malade, & lui donnai les sucs amers. La fièvre diminua un peu. Je lui donnai une prise d'ipécacuhana; il vomit deux ou trois fois, & rendit beaucoup d'humeurs bilieuses, porracées & putrides, & aussi un gros & long ver, ce qui fit cesser la fièvre presqu'aussitôt; je le purgeai ensuite plusieurs fois, de manière que la plaie se remplit & se cicatrisa. Le malade guérit parfaitement en cinq semaines, & se porta très-bien.

Réflexion.

Quelques-uns croiroient que ce seroit agir imprudemment que de donner un vomitif à un malade qui auroit une plaie au moyen lobe du foie, comme avoit celui-ci; néanmoins il est certain qu'il n'y avoit point de remède plus sûr, ni de mieux indiqué, pour le tirer plus sûrement d'affaire, & sans lequel tous autres remèdes auroient pû être inutiles; & aussi parce que, sans cela, il auroit pû arriver que le malade seroit mort de la fièvre putride & vermineuse, ainsi que de la plaie qui auroit empiré par la continuité de la fièvre.

Il faut toujours travailler à remédier à ce qu'il y a de plus pressé dans toutes les maladies; c'est-à-dire, pourvoir à ce qui pourroit avoir de plus fâcheuses suites; agissant ainsi, dans la cure des opérations de Chirurgie, comme dans celle des plaies, on ne verra plus arriver ce qu'on voit si souvent à la suite d'une opération, que le malade venant à avoir un peu de fièvre, il périt par les suites, pour n'avoir osé, sçu, ou avoir négligé d'enlever la cause, qui n'est souvent qu'une simple indisposition ou plénitude d'humeurs dans l'estomac, quelquefois même dans les premières voies, qu'il falloit évacuer par un vomitif proportionné à l'état, à la cause, & aux circonstances de la maladie, ce qui auroit enlevé la cause de la fièvre, & guéri le malade.

Alors on s'imagine & on dit, mal-à-propos, que le malade est mort de l'opération, soit de la pierre, de la castration, du trépan, d'un coup de feu, d'un coup d'épée, ou de l'accouchement, si c'est une femme en couche, &c.

Note.

Suite de la Remarque sur la diète & le régime qui doivent être observés dans les maladies, page 237.

Le malade doit s'observer en tout, & même sans négliger la moindre circonstance, dans les maladies, sinon il s'expose, ou manque sa guérison. J'ai vû que de certains malades, pour n'avoir pas gardé le lit assez, ou s'être levés trop tôt, pris l'air, ou du froid, lorsqu'ils se croyoient le mieux, sont retombés jusqu'à quatre fois, pour cette seule raison, parce que cela supprime une partie de la transpiration, & que d'autres ont succombé à cause des suites, parce que la rechûte dans les maladies est d'autant plus dangereuse, que le corps est affoibli, & moins en état de soutenir les remèdes, ou que la rechûte est suivie de plusieurs récidives.

XXXVIII. OBSERVATION.

Fistule à l'anus, accompagnée d'une grosse tumeur squirrheuse, & de clapiers, &c.

AU mois de Mai 1745, je fus mandé à Cologne, pour voir M. Goyta, Marchand & Banquier, âgé de quarante-cinq ans. Il avoit une fistule à l'anus depuis cinq ans. Cet accident avoit commencé par un simple abcès à côté de l'anus, qui fut négligé. Il se forma aussi dans cet endroit, & dans le gros de la fesse, une tumeur qui grossit, & devint squirrheuse dans la suite. Les

Médecins & Chirurgiens y avoient fai beaucoup de remèdes sans succès. L malade gardoit le lit depuis six mois & ne pouvoit marcher, ni se tenir de bout ou droit sur les jambes, il étoi tout courbé, & avoit un peu de fièvre

Je l'examinai, & trouvai cinq trou fistuleux ou clapiers très-profonds. L premier étoit situé à côté de l'anus, & montoit le long du rectum. Il avoi trois travers de doigt de profondeur sans percer l'intestin. Le second à l pointe du coccix, montoit vers l'o sacrum. Le troisième & le quatrièm passoient dans les muscles fessiers, & dans la tumeur que j'ai dit. Le cin quième sinus alloit vers le périne Tous ces sinus rendoient beaucoup d matière puante & sanieuse.

Le malade se fit transporter à Dusse dorp par le Rhin. Je fus le voir aussitô & commençai par le mettre au bouillo & à l'usage d'une ptisanne simple. J lui ordonnai des apozèmes amers, i fut saigné & purgé deux fois..

La tumeur qui étoit dans le gros d la fesse étoit de la grosseur de la têt d'un enfant, la sérosité qui sortoit de sinus, étoit si abondante, que le lit e étoit traversé. On fut obligé de le garnir d'une toile cirée.

Le malade étant préparé, je fis l'opération en plusieurs tems; c'est-à-dire, en plusieurs jours. Il auroit été imprudent & même dangereux, d'emporter une tumeur aussi grosse par une seule opération.

Premièrement, j'ouvris le sinus qui montoit vers l'os sacrum, j'emportai une partie du facialata. La tumeur avoit la forme d'un chou-fleur; on ne peut mieux la représenter, à cause de ses éminences arrondies & des enfoncemens. Elle étoit d'une consistence si dure, que le meilleur instrument ne pouvoit l'entamer qu'avec beaucoup de peine. Le facialata, communément dit la culotte aponevrotique, étoit épais d'un doigt, & dur comme un cuir desséché.

Le lendemain j'ouvris un autre sinus qui passoit entre le grand & le moyen fessier. J'emportai la moitié de la tumeur qui étoit presqu'insensible. Le malade ne sentit que fort peu de douleur. Deux jours après, j'ouvris le sinus qui passoit sur le petit fessier; ce muscle étoit couvert d'un kiste assez épais & dur, & de la

grandeur d'une assiette, sur lequel l
tumeur étoit appuyée & fort adhérente
Le cinquiéme jour, j'ouvris le sinus qu
alloit au périné, & emportai la plu
grande partie du kiste.

Je laissai pour la fin de la cure à fair
l'opération de la fistule, & à ouvrir l
sinus qui montoit le long du rectum
parce que je voulus auparavant m'assu
rer de l'état du malade, & de la qualit
du sang ; afin de ne rien précipiter, n
exposer le malade, ou de crainte d
lui faire une opération qui auroit p
avoir des suites. Cette tumeur étan
enlevée, la grande quantité de sérosit
qui couloit, ou qui venoit des clapiers
cessa. Il n'y eut aussi que très-peu d'hé
morrhagie pour une opération aussi la
borieuse.

La suppuration s'établit, desorte qu'a
bout de quinze jours la matière étoit blan
che & louable, & d'une bonne consis
tance. Le malade étoit aussi presque san
fièvre.

La plaie, dans la suite, produisit de
chairs fongueuses, qui croissoient con
sidérablement. Je les consommai ave
de l'alun calciné, & avec la pierre infernale, & dans la suite avec l'ea

mercurielle, & un digestif fondant ou pourrissant, auquel j'ajoutai le précipité rouge & de l'égyptiac. La cicatrice s'avançoit à mesure que je consommois les chairs baveuses. Néanmoins je soupçonnai qu'il pouvoit y avoir un vice dans le sang, d'ancienne date, qu'il falloit détruire; c'est pourquoi je mis le malade à l'usage d'un bol fondant, avec la panacée, l'æthiops minéral, la poudre de cloportes, & une ptisanne sudorifique & laxative, qu'il prit pendant un mois, & le purgeai aussi de tems en tems.

Pendant l'usage de ces remèdes, la plaie diminua, de manière qu'ayant été au commencement de la largeur d'une assiette, elle n'étoit plus alors que de la grandeur de la paume de la main; & enfin, au bout de six semaines le malade se leva, il pouvoit se tenir debout, & marcher ou s'asseoir dans un fauteuil sur un bourlet.

Un Médecin de la Ville & un Charlatan, qui avoient connoissance du meilleur état du malade, le sollicitèrent & l'engagèrent à me quitter, en lui promettant d'achever de le guérir à peu de frais, & en peu de tems. Le malade se laissa gagner par avarice, & me fit une querelle d'Allemand ; de façon qu'il me quitta, & se mit entre leurs mains. Ils le traînèrent pendant treize mois, le laissant vivre à sa fantaisie, & sans observer de régime, de manière que la fièvre se renouvella ; ils ne sçurent la traiter ni la guérir, ainsi que la plaie ; & amusèrent le malade, qui périt entre leurs mains par la fièvre & par le mauvais traitement.

XXXIX. OBSERVATION.

Sur le même sujet.

EN 1742, un Conseiller, à Dusseldorp, me consulta sur une fistule qu'il avoit à côté de l'anus depuis deux ans, & qui pénétroit dans la cavité du gros boyau qui étoit percé. Je préparai le malade par la saignée, la purgation & les amers. Ensuite je lui fis l'opération. La plaie produisit dans la suite des chairs baveuses, mollasses, & saignantes. Les gencives du malade étoient rouges & gonflées, ce qui marquoit assez qu'il qu'il avoit un vice ſcorbutique dans le ſang, que je corrigeai par les bouillons amers & antiſcorbutiques, les purgations & autres remèdes internes. Je le mis auſſi à l'uſage du lait dans la ſuite, de manière que la plaie devint meilleure, & les chairs plus fermes & grainues; elle ſe remplit & ſe cicatriſa au bout de deux mois, il guérit parfaitement.

XL. OBSERVATION.

Sur le même ſujet.

En 1743, un Commis me conſulta ſur une fiſtule à l'anus. Après l'avoir préparé, je lui fis l'opération. Dans le cours du traitement je m'apperçus qu'il avoit un vice vénérien dans le ſang, parce que dix ans avant cet accident, il avoit eu des chancres qu'on avoit mal guéris, de manière que je lui fis la cure du grand remède par extinction, & parce qu'il vouloit s'établir, & être sûr de n'avoir aucun reliquat, ou un vice de cette eſpèce dans le ſang; par ce moyen il guérit parfaitement de l'une & de l'autre indisposition.

XLI. OBSERVATION.

Sur le même sujet.

En 1752, un Jacobin me consulta sur une fistule à l'anus qu'il avoit depuis six à sept ans. On lui avoit déja fait l'opération trois fois sans succès, & il avoit aussi été prendre les eaux de Bourbonne. Il avoit à côté de l'anus un petit sinus qui fournissoit un peu de matière, l'entrée étoit dure & calleuse. Le malade avoit beaucoup d'humeurs & d'acides dans le sang, qu'on avoit négligé d'évacuer & de corriger assez.

Je lui ordonnai un bon régime & une ptisanne dessicative. Il fut saigné deux fois, & purgé souvent. Je le mis aussi à l'usage des bols fondans purgatifs & apéritifs, pendant deux mois, & fis appliquer tous les jours une emplâtre fondante sur le trou de la fistule, pour ramollir, fondre & détruire la callosité,

Un petit trochisque de minium, mis à l'entrée, auroit pû la détruire d'abord; mais il falloit aussi dissiper & fondre une dureté ou le durillon qu'il y avoit au fond du sinus. Le malade se trouva parfaitement bien de ces remèdes. Le sinus se remplit, la fistule se ferma & se cicatrisa, de manière qu'elle ne s'est point renouvellée.

XLII. OBSERVATION.

Gonflement aux testicules.

ON voit beaucoup de ces maladies aux Armées, & aussi ailleurs, soit que cela arrive par ce qu'on appelle communément chaude-pisse tombée dans les bourses, ou par toute autre cause. Voici ce que je fais pour les guérir.

Je prescris au malade le régime convenable, la saignée, les purgations, les cataplasmes, & les fondans, tant internes, que ceux que j'applique extérieurement sur la partie. Sur la fin, & après avoir dissipé le gonflement, je me sers des confortatifs, afin de fortifier & raffermir la partie qui a souffert du relâchement, &c.

XLIII. OBSERVATION.

Excroissance polypeuse au cœur.

En 1744, un Soldat de la Garnison de Dusseldorp, mourut d'un vomissement, à la suite d'une indigestion.

Je le fis ouvrir, & visitai le cœur & le poumon. Je trouvai au ventricule droit du cœur, & à l'oreillette, une espèce de chair fongueuse blanchâtre, mêlée de jaune. C'étoit une excroissance polypeuse, grosse comme le doigt, d'une consistance assez ferme, & semblable à de la chair de poumon. Elle s'étendoit jusqu'à la pointe du cœur, & entortilloit les colonnes charnues du ventricule par différentes branches ou pieds, & passoit de l'oreillette dans les gros vaisseaux, & s'y étendoit fort avant, en diminuant de grosseur, & selon le calibre des vaisseaux. Elle se divisoit en plusieurs branches, & parcouroit le poumon en suivant les distributions de l'artère pulmonaire, de manière qu'elle diminuoit aussi de grosseur, & à proportion de celle des vaisseaux, sans les remplir entièrement.

Je visitai le ventricule gauche du cœur, & aussi l'oreillette ; j'y trouvai gros comme une noix de cette excroissance ; il paroissoit même qu'elle y avoit pris naissance & son accroissement, parce qu'elle y avoit son attache fixe. Ce ventricule étoit garni de plusieurs branches de cette excroissance, qui entortilloient aussi les colonnes charnues, comme dans le ventricule droit. De-là, cette excroissance se continuoit bien avant dans l'aorte, & dans ses distributions ; ce qui faisoit qu'elle pouvoit avoir, à peu près, deux ou trois aunes de longueur.

Le Soldat, par l'indigestion qu'il eut, avoit vomi avec efforts, de manière que le cours du sang s'arrêta dans le poumon, à cause des obstacles qu'il trouva à son retour pour aller au cœur par les veines pulmonaires, qui étoient presque remplies des productions de cette excroissance, ce qui termina les jours du Soldat.

XLIV. OBSERVATION.

Sur le même sujet.

En 1736, étant à l'Hôpital Royal de Strasbourg, j'ai vû un Soldat mourir subitement après l'effet d'un vomitif. Il n'avoit cependant vomi que trois fois; c'en fut assez pour arrêter le cours du sang.

Je fis ouvrir le corps, & visitai les parties, nous trouvâmes une excroissance polypeuse, assez grosse, & longue environ d'un doigt, dans le sinus longitudinal supérieur du cerveau.

Ces excroissances dans les vaisseaux peuvent aussi occasionner une apoplexie mortelle.

On ne doit jamais négliger d'ouvrir & de visiter le cadavre de ceux qui sont morts subitement, sans cause manifeste, quoique souvent cela ne soit d'aucune utilité pour la pratique, parce qu'on ne peut prévoir ni remédier aux causes qui nous sont cachées. Cette recherche néanmoins est nécessaire pour découvrir la cause de mort, qu'on pourroit mal-à-propos attribuer aux remèdes, ou à ceux qui les auroient donnés ou ordonnés.

Exemple

Sur un accident assez singulier, à la suite d'une saignée du pied.

En 1731., j'ai vû à l'Hôtel-Dieu de Paris, un jeune homme qui devint aveugle dans le moment, & aussitôt après une saignée du pied qu'on avoit faite à cause d'un embarras qu'il avoit dans le cerveau, & d'une paralysie sur la langue.

Cet accident est d'autant plus surprenant, qu'il est contraire au bon effet que doit produire la saignée du pied, parce qu'étant révulsive, elle diminue la plénitude du sang dans la tête., & débarrasse le cerveau.

M. Hermand, premier Médecin de l'Hôtel-Dieu, qui l'avoit ordonnée, ne fut point surpris, parce qu'un Médecin aussi habile qu'il étoit, n'est jamais embarrassé, quoi qu'il arrive dans la pratique, & parce qu'il est sûr qu'il agit toujours conformément aux accidens & aux règles de son Art, appuyées sur l'expérience. Il ordonna de saigner le malade une seconde fois du pied, afin de corriger par cette saignée le mauvais effet qu'avoit produit la première, & de lui donner aussi quatre grains d'émétique quatre heures après; & que, supposé que la saignée & l'émétique ne rétablissent pas la vue du malade, il falloit lui en faire une troisième le lendemain matin.

On fit la saignée du pied, & on donna le vomitif quatre heures après, ce qui produisit l'effet que le Médecin en attendoit; de manière que le malade recouvrit la vûe le lendemain, & vit aussi bien que s'il n'eût point été attaqué d'aveuglement, il fut en même tems délivré de l'embarras dans la tête, & de la paralysie de la langue.

On lui fit aussi quelques autres remèdes, qui opérèrent une guérison des plus parfaites.

J'ai vû arriver aussi un semblable accident aussitôt après une saignée du bras, qui avoit été suivie de syncope ou de défaillance. Le malade recouvrit la vue deux heures après, sans autre remède que de lui faire flairer, & avaler une cuillerée d'eau des Carmes, pour le faire revenir de la foiblesse.

XLV. OBSERVATION.

Amputation de la jambe.

EN 1739, peu de tems après que je fus arrivé à Dusseldorp, on me fit voir un Soldat, âgé de vingt-cinq ans, du Régiment de Son Altesse Sérénissime le Prince de Saxemeinung. Il étoit à l'Hôpital, & gardoit le lit depuis deux ans, à cause d'une entorse ou foulure qu'il avoit au pied droit. Le malade avoit été négligé, mal traité, & n'observoit aucun régime. Il se fit un dépôt de matière dans l'articulation des os de la jambe avec le pied, & s'y établit une carie; de manière que l'extrémité inférieure du tibia, & les os du tarce, étoient vermoulus, & les ligamens de l'articulation détruits; l'articulation étoit abreuvée de matière, il y avoit aussi plusieurs trous ou sinus fistuleux. La matière étoit puante & sanieuse. Le malade avoit une fièvre lente & putride, à cause du reflux & du séjour des parties subtiles de la matière dans le ſang, depuis long-tems, ce qui l'avoit appauvri, deſorte que le malade étoit d'une maigreur extrême ou comme en maraſme.

Les Médecins & les Chirurgiens de la Garniſon s'aſſemblèrent, & me demandèrent mon avis. Je propoſai l'amputation de la jambe, comme le dernier remède qu'il falloit tenter pour tâcher de ſauver la vie au malade.

On trouva que ma propoſition ne s'accordoit pas avec ſon état, parce qu'il paroiſſoit, diſoient-ils, que le malade n'avoit plus que trois jours à vivre. Néanmoins leur oppoſition ne m'empêcha pas de travailler à ſon ſoulagement.

Je le préparai par le régime, la purgation, & l'uſage des apozèmes amers. Enſuite je fis l'amputation de la jambe, à quatre travers de doigts au deſſous du genou. Après avoir fait l'opération, nous examinâmes les os de la jambe & ceux du pied, nous trouvâmes qu'ils étoient un peu vermoulus. Après un mois de traitement, il ſurvint dans la plaie des chairs fongueuſes & ſaignantes, elle s'aggrandit, l'extrémité des os étoit un peu dénuée & auſſi vermoulue, il s'en détachoit de tems en tems quelques esquilles qui tomboient d'elles-mêmes, ce que j'attribuai à un vice scorbutique qui règnoit dans le sang, & qui étoit arrivé presqu'au dernier dégré.

Je le combattis & le corrigeai avec les remèdes convenables. Bols, bouillons antiscorbutiques, ptisanne, purgations, le régime, l'usage du lait, tout fut employé. Je détruisis les chairs fongueuses avec la pierre infernale & les consomptifs. Enfin, je desséchai la plaie avec les dessicatifs, & y appliquai dans la suite, ou sur la fin, un remède assez simple, qui réussit; c'est la pierre calaminaire, de couleur grise, en poudre, avec l'huile de camomille, mêlées ensemble, en manière d'onguent assez liquide. J'en appliquai sur la plaie deux fois par jour, & pendant un mois. La plaie se cicatrisa par ce moyen, & le malade fut parfaitement guéri en quatre ou cinq mois.

RÉFLEXION.

Il est certain que l'opération ou l'amputation a sauvé la vie au malade, & qu'il n'y avoit point d'autre moyen; néanmoins il faut avouer que la réussite étoit douteuſe, ainſi que je l'ai penſé au commencement & avant que de l'entreprendre. Ne vaut-il pas mieux en effet, tenter un dernier remède, que d'abandonner ou de laiſſer périr le malade, puiſqu'on voit qu'il arrive quelquefois que la nature ſeule opère d'elle-même, & tire les hommes des plus grands dangers, à plus forte raiſon quand elle eſt ſecondée & ſoutenue des ſecours de l'Art?

D'ailleurs, en agiſſant ainſi, il n'en pouvoit rien arriver de plus fâcheux, ſinon que le malade qui devoit périr de ſon accident, vînt à mourir entre nos mains, après avoir fait tous nos efforts pour le ſauver. Dans ce cas on n'a rien à ſe reprocher; & le plus ſouvent il arrive qu'on a la ſatisfaction de tirer d'affaire des malades, qui autrement n'auroient plus que quelques jours à vivre, ainſi qu'il ſeroit arrivé à celui-ci; puiſque les Médecins & Chirurgiens, qui n'étoient point de mon avis, penſoient que le malade n'avoit plus que quelques jours à vivre, & qu'il valoit mieux préférer de le laiſſer, que de lui faire une opération qui paroiſſoit n'avoir qu'un mauvais ſuccès. Cette répugnance des Médecins & Chirurgiens, dans ces circonstances, ne vient ordinairement que parce qu'ils ont vû plus de malades qu'ils n'ont vû de maladies, quoiqu'on ait occasion de voir dans les Hôpitaux, autant de maladies qu'on y voit, pour ainsi dire, de malades.

C'est pour cette raison qu'un Auteur célèbre, dit : *Qu'il n'y a point d'état qui exige plus d'application, d'expérience & de connoissances, que la profession de Médecin.*

Fin de la seconde Partie.

OBSERVATIONS DE MÉDECINE ET DE CHIRURGIE.

TROISIÈME PARTIE.

MALADIES DES FEMMES EN COUCHES, Accouchemens laborieux, & contre nature, &c.

I. OBSERVATION.

Accouchement laborieux, fluxion de poitrine, crachement de sang, point de côté, dépôts, & gangrenne aux parties génitales externes, &c.

A Dusseldorp, le 29 Décembre 1744, je fus appellé pour une femme en travail depuis vingt-quatre heures. Elle étoit contrefaite, & d'une taille d'environ trois pieds & demi, & avoit d'assez bonnes douleurs depuis douze heures; néanmoins le travail n'avançoit que lentement; l'enfant avoit de la peine à descendre, parce qu'il étoit assez gros, & que les os du bassin n'étoient pas bien conformés, & le passage étroit. C'est pourquoi je laissai agir la Sage-femme, & lui recommandai d'ondoyer l'enfant au passage.

Cette femme avoit une exomphale ou tumeur hernière au milieu du ventre, qui grossissoit & sortoit à cause du travail, & dans le tems des douleurs. Je la fis rentrer, & appliquai une serviette sur le ventre, en manière de bandage de corps, pour la contenir. Je dis aussi à la Sage-femme d'appuyer la main sur l'ombilic, à l'endroit de la tumeur, & à chaque douleur que la femme auroit. La tête de l'enfant qui étoit grosse, s'applatit, & descendit dans le passage en s'allongeant, de manière qu'il en passoit au-dehors environ trois travers de doigts de long. L'enfant mourut dans ce laborieux travail.

Néanmoins cette femme avoit des

douleurs si fortes & si consécutives que la tête de l'enfant passa le couronnement; mais les épaules qui étoient fort larges, restèrent arrêtées sous l'arcade des os pubis, ce qui fit qu'on me vint appeller. J'achevai l'opération, & tirai l'enfant, ainsi que l'arrière-faix. La malade passa assez bien la nuit.

(Je l'aurois fait saigner dans le travail, si j'eus trouvé qu'elle eût eu des forces plus que suffisantes pour le soutenir.)

Le lendemain, il survint un gonflement assez considérable aux parties génitales externes, accompagné de douleur & d'inflammation; j'y mis un cataplasme anodin.

Le troisième jour, les vuidanges cessèrent de couler, & refluèrent sur la poitrine, ce qui, joint au mauvais état des parties génitales, occasionna une fièvre continue, avec oppression, difficulté de respirer, crachement de sang, & mal de tête; il survint aussi un dévoiement, desorte que la fièvre de lait, communément dite, se joignant à tous ces accidens, faisoit une complication de maladies fort dangereuses.

Je commençai d'abord à remédier

aux accidens, sans négliger ce qui convenoit de faire pour l'état de la couche. La saignée du pied ne convenoit pas à cause de l'état du bas-ventre, de l'inflammation, ou des accidens des parties génitales. Je saignai la malade deux fois du bras, le troisième jour, je lui ordonnai des lavemens émolliens & hystériques, une ptisanne pectorale & apéritive, une potion huileuse avec le spermaceti & le kermès minéral.

Le quatrième jour, je lui fis une troisième saignée, & une quatrième le soir, & aussi une cinquième le lendemain matin. La fièvre diminua, l'oppression & le crachement de sang aussi.

Dans ce cas, le dévoiement ne pouvoit être que favorable, quoiqu'il ne le soit pas toujours dans les circonstances de la couche, parce qu'il occasionne la supression des vuidanges, sur-tout lorsqu'il persévère ; mais, dans cette circonstance, il y suppléa en partie, conjointement avec les saignées. Par ce moyen, la plénitude générale des humeurs s'évacua, & fit une espèce de révulsion de celles qui avoient reflué sur la poitrine. Il contribua aussi avec les saignées à faire tomber la fièvre, cesser le mal de tête, & dégager la poitrine ; de manière qu'il tint lieu de purgations, en évacuant les humeurs des premières voies & les levains de la fièvre ; dans la suite il contribua aussi à faire cesser le crachement de sang, & dégagea la poitrine, qui étoit humectée par l'abondance de la boisson, & par l'usage de la potion. La malade se trouva plus libre, & pouvoit cracher plus facilement. Alors la matrice commença à fluer & à évacuer une sérosité laiteuse. Le lait continua ainsi de couler par la matrice, jusqu'à la fin du traitement, ou pendant un mois.

Le huitième jour, l'enflure des parties génitales étant fort augmentée, elle s'étendit sur le périné, & jusqu'à l'anus. Ensuite il se forma une tumeur maligne ou charbon, sur une des aîles, vulgairement appellées lèvres de la vulve, ce qui causoit beaucoup de douleur à la malade. Je continuai d'appliquer le cataplasme anodin, & y ajoutai l'onguent de la mère. La tumeur devint noire, accompagnée de rougeur & d'inflammation tout autour, de façon que la gangrenne paroissoit s'y manifester. J'ouvris la tumeur, il en sortit environ une chopine de sang noir, brûlé, & grumelé, ce qui fit cesser la douleur. Deux jours après, je fis une autre incision du côté opposé ; c'est-à-dire sur l'aîle gauche, à cause d'un dépôt de matière qui s'y étoit fait. J'ouvris les tumeurs avec précaution, crainte qu'il ne s'y trouvât quelque partie d'intestin. Il y avoit dans cet endroit, & de chaque côté du grand conduit, ou vagin communément dit, un délabrement assez considérable, occasionné par la fonte des graisses. Ces parties avoient été comprimées & meurtries, parce qu'elles avoient supporté tout l'effort qu'avoit fait la tête de l'enfant dans le passage ; ce qui avoit aussi comprimé la vessie, & fait une contusion gangreneuse à l'intestin rectum. Je pansai les plaies, j'appliquai l'appareil, & un bandage convenable.

L'opération ou l'ouverture des tumeurs arrêta le progrès de l'inflammation & la gangrenne, & fit cesser la douleur, comme j'ai dit, desorte que la malade se trouva fort soulagée.

Le lendemain de l'opération, je pansai les plaies, & trouvai l'appareil rempli de matières fécales, les excrémens passoient par le grand conduit de l'uterus, & aussi les vents qui sortoient avec bruit, sur-tout lorsque la malade poussoit en bas, ou comme pour aller sur le siège, de manière qu'il ne passoit point d'excrémens par l'anus.

J'examinai d'où cela pouvoit venir, & mis un doigt dans l'anus, & le doigt de l'autre main dans le grand conduit de la nature. Je m'apperçus que le bout de mes doigts se rencontroit, & que celui qui étoit dans le grand conduit entroit dans l'intestin rectum, & qu'il y avoit une ouverture de communication entre le conduit de la nature & le gros boyau, desorte qu'il étoit percé vers le coccix, ainsi que la cloison; ce qui n'avoit pû arriver que par la raison que j'ai dite; c'est-à-dire, que parce que la tête de l'enfant avoit restée fort longtems arrêtée au passage, & appuyée sur le coccix, ce qui avoit occasionné en cet endroit une contusion gangreneuse, qui, après la chûte de l'escarre, faisoit une ouverture assez grande pour donner passage aux excrémens & aux vents.

Je pansai les plaies avec un digestif animé, & remplis de charpie sèche le grand conduit, après l'avoir nettoyé & injecté auparavant avec une décoction vulnéraire, déterſive & ſpiritueuſe, ce qui fit une compreſſion ſuffiſante ſur l'ouverture de communication pour fermer le paſſage aux vents, & empêcher la rentrée des excrémens dans le grand conduit de la nature, & procurer en même tems la réunion de la plaie, qui ſe ferma au bout de trois jours, ce qui ſe fait plus facilement & plus promptement dans cet endroit, qu'en toute autre partie, à cauſe des rides qui s'y trouvent, & qui font que les bords de la plaie ſe trouvant rapprochés, ils ſe réuniſſent d'abord, ſur-tout lorſqu'on y remédie au commencement, ou qu'on ne laiſſe pas ſuppurer la plaie, dont les bords pourroient devenir durs ou calleux; de façon qu'après la réunion de la plaie, les excrémens & les vents prirent la route naturelle de l'anus.

L'oppreſſion & le crachement de ſang ceſsèrent au bout de douze jours, la fièvre ſe termina auſſi par l'uſage des apozèmes amers & fébrifuges, & quelques purgations.

Enfin, les plaies ſe remplirent, & furent bien cicatriſées en trois ſemaines, de manière que la malade se trouva parfaitement guérie à la fin du mois.

Nota.

Les accouchemens si fâcheux que je rapporte dans la suite de cet Ouvrage, & qui sont arrivés dans la Ville de Dusseldorp, & aux environs, ont, sans doute, lieu de surprendre. C'est la faute des Sages-femmes ignorantes de ce tems-là, qui négligeoient de s'appliquer comme il faut.

II. OBSERVATION.

Accouchement contre nature, grossesse, avortement.

Le 3 Juillet 1745, je fus appellé pour la femme d'un Canonier de l'Électeur. Elle étoit en travail depuis vingt-quatre heures. La Sage-femme laissa venir l'enfant tel qu'il se présentoit, Le cordon & le bras de l'enfant se présentèrent d'abord au passage, la Sage-femme tira l'un & l'autre sans ménagement, ni penser à ondoyer l'enfant, ou du moins elle me dit qu'elle ne l'avoit fait que sur le cordon, ce qui n'a aucune validité.

Je trouvai que le bras de l'enfant étoit dehors, & l'épaule fort engagée dans le passage. Le bras étoit noir & enflé. Le reste du corps se trouva fort blanc, ou de couleur naturelle, ce qui fait voir que l'enfant est mort dans le travail par la mauvaise manœuvre de la Sage-femme. L'épaule étoit si fortement engagée sous l'arcade des os pubis, qu'il ne fut pas possible de repousser le corps de l'enfant pour le retourner, afin de le tirer par les pieds.

La femme avoit de fortes & consécutives douleurs, de manière que je laissai agir la nature, plutôt que de la forcer ou de m'y opposer. Les douleurs augmentèrent de façon que le corps de l'enfant s'avança hors du passage; malgré tout ce que je pus faire avec ma main pour m'y opposer, je m'apperçus aussi que plus je travaillois à repousser l'épaule de l'enfant en-dedans, la matrice & le corps de l'enfant me repoussoient la main encore davantage, & je compris de-là, qu'en continuant, c'étoit

toit m'oppoſer à l'action de la nature, ce qui fit que j'ondoyai l'enfant, ſous condition, & la laiſſai faire, en tâchant ſeulement de l'aider, ou de lui faciliter ſon opération. Je poſai deux doigts de chaque main ſous les aiſſelles de l'enfant en tirant un peu ſur moi. Je m'apperçus alors que la tête de l'enfant rentroit plus avant, & que la matrice pouſſoit ou chaſſoit dehors la partie inférieure du tronc, & les feſſes; ce qui fit qu'au lieu de continuer de tirer ſur moi, je ſoulévai la partie ſupérieure du tronc, & pouſſai un peu en haut la poitrine & l'épaule de l'enfant, afin de ſuivre la diſpoſition de la nature, qui tendoit à faire rentrer dans la matrice l'épaule & le bras de l'enfant, comme il eſt arrivé; deſorte que les feſſes ſe trouvèrent au paſſage en deux ou trois douleurs. L'enfant ſortit enſuite ſans difficulté, preſque plié en deux, ſa tête penchée ſur ſa poitrine. Les feſſes & les jambes étant ſorties les premières, je tirai enſuite le reſte du corps de l'enfant, après avoir abaiſſé ſes bras.

Les parties génitales externes de la mère, ne furent aucunement endommagées, quoique la femme fût aſſez délicate, & d'une petite taille, que l'enfant fût gros & à terme. Cela dépend de la bonne conformation des os du passage, & de la disposition des parties charnues. J'ôtai ensuite le délivre, & fis remettre la femme dans son lit, de manière que l'accouchement ne fut suivi d'aucun accident. La femme se portoit déja assez bien dès le quinzième jour.

Grossesse.

Cette femme, âgée de trente ans, continua de se bien porter pendant six mois, hors qu'elle n'avoit point ses règles; ensuite elle est tombée dans une langueur, & est devenue grosse, sans que cette évacuation ait précédé, ni qu'elle ait eu d'autre signe dans la suite, ce qui fit qu'elle ne croyoit point être enceinte.

Deux mois après elle eut un rhume de poitrine, accompagné de fièvre, qu'elle négligea, & qui lui occasionna, dans la suite, une espèce de péripneumonie lymphatique, accompagnée de toux & de courte haleine. Elle maigrissoit de jour en jour, & ne fit aucun remède; desorte qu'après quatre mois de maladie, elle m'envoya chercher. Je la trouvai en si mauvais état, & d'une si grande maigreur, qu'elle étoit comme en marasme, & lui ordonnai quelques remèdes pour la soulager.

Avortement.

Un mois après, cette femme ne pouvoit plus avaler qu'avec peine, à cause d'une inflammation au gosier, occasionnée par une affection particulière dans le poumon; desorte qu'elle ne prit pour toute nourriture, pendant trois semaines, que quelques cuillerées de vin mêlé avec de l'eau.

Enfin, vers la fin du sixième mois de sa maladie, étant à l'extrémité, & dans le quatrième de sa grossesse, elle sentit une colique, & rendit quelques glaires par la matrice, avec un fœtus de quatre mois, & mourut une heure après.

REMARQUE.

On voit, par cet exemple, qu'une femme peut devenir grosse, ou être enceinte, sans avoir eu aucun signe de grossesse devant ni après; mais cela est rare; & il arrive encore plus rarement qu'une femme devienne enceinte, sans jamais avoir eu ses règles : on en voit cependant quelques exemples ; c'est-à-dire, qu'une femme ne soit pas assez sanguine, pour procurer l'évacuation menstruelle, & que, sans cela, elle le soit néanmoins assez pour devenir enceinte, & accroître le fœtus jusqu'au terme ; car c'est particulièrement pour cette raison que les femmes sont sujettes à cette surabondance de sang qui s'évacue tous les mois par la matrice, hors le tems de la grossesse, qui, sans cela, ne serviroit qu'à surcharger la nature, & à occasionner différentes indispositions, ou des maladies.

On remarque aussi qu'il arrive à quelques femmes enceintes, d'avoir régulièrement leurs règles, pendant les quatre ou six premiers mois, ce qui fait qu'à cause de ces différences, on doit user de précaution dans l'administration des remèdes qu'on est obligé de faire dans leurs maladies, crainte de se tromper ; on doit agir de même pour celles qui sont dans un âge à le devenir, ainsi que pour celles qui sont dans l'âge critique,

III. OBSERVATION.

Exemples d'accouchemens contre nature, qui ont réussi de la manière suivante.

EN 1745, une femme en travail d'enfant, mort à terme, me fit appeller. L'enfant présentoit le bras & l'épaule dans le passage. La Sage-femme, à la faveur des fortes & consécutives douleurs, tira de force l'enfant dans cette fâcheuse situation, de manière que dans le moment que j'arrivai, l'enfant sortit sans difficulté. La jeunesse & la force de la femme, jointes à la bonne disposition des parties, y contribuèrent beaucoup, & empêchèrent le déchirement aux parties génitales. Je m'apperçus que lorsque la Sage-femme tiroit assez fort le bras de l'enfant, pendant la douleur, la tête sortit la première; la face en-dessus, & le corps de l'enfant aussitôt, quoiqu'il fût au terme de neuf mois accomplis. La femme n'eut aucune indisposition à la suite de l'accouchement, & se portoit déja très-bien dès le quinzième jour.

IV. OBSERVATION.

Sur le même sujet.

JE fus appellé dans le même tems pour une jeune Dame qui étoit en travail depuis une demi-heure. Elle étoit assez délicate, & d'une moyenne taille. Le travail s'étoit mûri, ou préparé d'avance, presque sans douleur, ou sans que la femme s'en apperçût autrement, que par quelques glaires qui sortirent de la matrice, joints à quelques petites douleurs qui ne l'empêchoient pas de s'occuper. Ensuite le travail se manifesta tout d'un coup, les eaux percèrent aussitôt. L'enfant se présenta ployé en deux, les reins & les fesses étoient déja dans le passage, lorsque j'arrivai ; desorte que le travail étoit trop avancé, & l'enfant trop engagé dans le passage pour pouvoir le retourner ; il sortit presque ployé en deux, dans le moment que je me disposois assez vîte à placer la femme convenablement, afin de repousser le corps de l'enfant, pour dégager les fesses, & le tirer par les pieds. Il sortit facilement pendant une douleur qui ne discontinua que lorsque l'enfant fut dehors. Les cuisses & les jambes sortirent les premières, & le reste du corps aussitôt après que j'eus abaissé ses bras, quoiqu'il fût assez gros, & au terme de neuf mois; desorte que la femme ne fut pas trois quarts-d'heure en travail, elle n'en reçut aucun accident, desorte que cinq ou six jours après elle étoit levée, & se portoit très-bien.

J'observerai qu'en faisant l'extraction de l'enfant, je fus obligé, dans l'opération, de faire tenir ferme la partie inférieure de son corps, qui étoit dehors, pour empêcher qu'il ne s'avançât davantage pendant la douleur que la femme avoit, & pour pouvoir abaisser ses bras, afin que la tête sortît en même tems que le corps.

Remarque.

Un Chirurgien, dans une semblable occasion, entreprit d'abord de repousser le corps de l'enfant, pour prendre les jambes, afin de le tirer par les pieds;

mais il ne put en venir à bout, à cause de la douleur continuelle que la femme avoit, desorte que la nature & l'enfant, lui repoussoient la main à mesure qu'il travailloit. Il comprit si bien que c'étoit s'opposer à l'action de la nature, qu'il n'avoit pas la liberté de jouir de sa main, qui se trouvoit repoussée, comme j'ai dit, & serrée de tous côtés; ensorte qu'en tirant une jambe de l'enfant, il entendit que l'os de la cuisse se cassa, ce qui fit qu'il fut contraint d'abandonner l'opération à la nature; c'est-à-dire, de le laisser venir tel qu'il se présentoit, & il sortit presqu'aussitôt, comme ployé en deux. Ensuite on remit la femme dans son lit, après quoi je fis la réduction de la fracture de la cuisse de l'enfant, qui guérit parfaitement en un mois, sans boîter dans la suite, ce qui n'a pû se faire néanmoins qu'avec beaucoup de peine, tant parce que l'enfant mouille & gâte l'appareil tous les jours, qu'on est obligé de renouveller souvent, que parce que l'enfant fait des mouvemens continuels à chaque pansement, ce qui dérange la réunion, & empêche le cal de se former.

V. OBSERVATION.

Sur le même sujet.

JE fus appellé pour aller voir une femme en travail, à deux lieues de la Ville de Dusseldorp. L'enfant s'étoit présenté par les pieds; la Sage-femme, en faisant l'extraction du corps, n'avoit pas eu soin d'abaisser, assez à tems, les bras de l'enfant, desorte qu'il resta arrêté dans le col de la matrice, & suspendu par-dessous les aisselles, le corps pendoit entre les cuisses de la femme, qui resta quatre heures en cet état, jusqu'à ce que je fusse arrivé. L'enfant étoit mort; j'achevai de le tirer dehors, après avoir abaissé ses bras, ce qui se fit sans grande difficulté, en commençant par soulever & repousser un peu le corps vers le haut. La femme n'en reçut aucune indisposition, & n'eut aucune suite fâcheuse après l'accouchement, de manière qu'elle fut en état d'agir à ses affaires quinze jours après, & se porta très-bien.

VI. OBSERVATION.

Sur le même sujet.

DAns le même tems, une femme qui étoit en travail entre les mains de la première Sage-femme de la Ville, me fit appeller. L'enfant s'étoit présenté par les pieds; la Sage-femme, en tirant le corps de l'enfant, n'avoit pas eu attention de faire passer la tête en même tems; de manière qu'elle resta arrêtée, & l'enfant pris par le col, son corps étoit suspendu entre les cuisses de la femme, ce qui le fit périr d'abord; elle demeura deux heures en cet état. Je trouvai que la vulve étoit déchirée jusqu'à l'anus; de manière que j'achevai de tirer l'enfant fort aisément. La femme eut une fièvre continue, je la saignai trois fois du bras en deux jours, & lui fis aussi d'autres remèdes. La plaie des parties génitales externes suppura beaucoup, & guérit en trois semaines ou un mois, sans me servir du point de suture, ainsi que j'ai marqué avoir agi pour une autre qui fait le ſujet de l'Obſervation ſuivante. La malade fut auſſi quitte de la fièvre au bout de quinze jours, & ſe porta très-bien à la fin du mois.

REMARQUE

Sur la manière de faire certains accouchemens contre nature.

Il eſt aiſé de faire voir par des exemples, la poſſibilité d'exécuter certains accouchemens contre nature ; c'eſt-à-dire, lorſque l'enfant préſente le corps ployé en deux, ou l'épaule & le bras, ainſi que je l'ai exécuté avec ſuccès.

Dans ce cas, j'ai obſervé que la nature induſtrieuſe travaille beaucoup, de manière qu'à meſure que l'enfant avance le dos & les reins au paſſage, je tire un peu ſur moi avec les deux mains placées au-deſſus de ſes hanches, en ſoulevant & pouſſant un peu ſon corps en haut, ou vers le bas, ſuivant la diſpoſition que je lui reconnoiſſois vouloir prendre.

Si c'eſt vers le haut, j'ai remarqué que la tête & la poitrine s'inclinent comme pour rentrer plus avant dans la matrice. La matrice de ſon côté ſe contracte, à cause des douleurs fortes & consécutives que la femme ressent. Cette contraction, jointe à la compression que font les parties du bas-ventre, compriment & poussent le ventre de l'enfant, de façon que les parties inférieures de son corps sortent dehors ; c'est-à-dire, les fesses & les jambes, & le reste du corps après.

En agissant ainsi, c'est se conformer à l'action de la nature. L'enfant sort dehors sans causer aucun accident aux parties génitales de la mère. On le tire par les pieds, & on l'amène vivant, à moins qu'il ne soit mort auparavant.

Mais si au contraire il arrive que le travail ne soit pas secondé, comme je viens de dire, ou que l'accouchement soit entièrement abandonné à la nature, ou bien que la Sage-femme soit peu entendue, ce qui est à peu près de même que si la nature étoit abandonnée à elle-même, les parties génitales de la mère souffrent beaucoup, & quelquefois la vulve se déchire, l'enfant périt, & la mère est en grand danger.

Si c'est l'épaule & le bras de l'enfant qui se présentent au passage, j'ai vû aussi que la nature agit de la même manière que je viens de décrire ci-dessus ; & dans ce cas je mets deux doigts de chaque main sous les aisselles de l'enfant, je tire un peu à moi en suivant le mouvement que fait le corps de l'enfant. Si c'est vers le haut, comme pour rentrer plus avant dans la matrice, je ne fais qu'aider la nature, ou me conformer à son opération. La matrice & les parties du bas-ventre font leur expulsion ou compression sur les parties inférieures du corps de l'enfant, de façon que sa tête s'inclinant dans la matrice, l'épaule & le bras rentrent en-dedans, & la partie supérieure du tronc, suit. Alors la partie inférieure du corps de l'enfant s'avance dans le passage, de la même manière que lorsqu'il se présente ployé en double, desorte que les fesses se présentant au passage, il ne reste plus qu'à dégager les cuisses & les jambes qui sortent d'abord, & ensuite le reste du corps, comme si l'enfant se fût présenté par les pieds, ou qu'on l'eût retourné. S'il arrive quelquefois, ou, comme je l'ai vû, que le mouvement que fait le corps de l'enfant, se fasse vers le bas ; c'est-à-dire, que le tronc & les extrémités inférieures de son corps rentrent en-dedans. Alors, en aidant la nature, ou le corps de l'enfant, à suivre ce mouvement, on facilite la sortie de la tête; en tirant aussi un peu le bras de l'enfant qui est dehors, la tête sort de façon que l'enfant se trouve avoir la face en-dessus, & le corps suit d'abord, ou comme si la tête se fût présentée la première au passage.

Nota.

On ne doit considérer ces sortes d'accouchemens que comme des cas qui arrivent rarement. La méthode que je propose, est assurément celle qui y convient le mieux, lorsqu'on est appellé trop tard; non qu'elle doive être préférée à toute autre dans des circonstances plus favorables, ou lorsqu'il est possible de pouvoir faire autrement; s'y prendre d'une autre manière, ou suivre la méthode ordinaire, c'est faire beaucoup de mal; puisque ce seroit exposer la vie de la mère & celle de l'enfant, ou du moins l'accouchement pourroit avoir de mauvaises suites, pour avoir forcé, ou trop violenté.

VII. OBSERVATION.

Accouchement laborieux & contre nature, fièvre maligne.

En 1741, je fus appellé pour une femme en travail depuis vingt-quatre heures. La malade, par timidité, ne voulut point me permettre de la toucher, desorte que la Sage-femme me dit que l'enfant étoit mort, & qu'il présentoit l'épaule qui étoit fort engagée dans le passage.

Je lui dis de tordre deux ou trois tours le bras de l'enfant, & de l'arracher de l'épaule, ce qui pouvoit se faire aisément, parce que l'enfant étoit corrompu; autrement il auroit été impossible d'en venir à bout, quoiqu'un Auteur célèbre recommande de le faire dans ce cas, sans avoir fait cette distinction. Je lui recommandai qu'aussitôt qu'elle auroit séparé le bras de l'épaule, de repousser le corps de l'enfant dans la matrice, d'aller chercher les jambes pour le retourner, & de le tirer par les pieds;

La Sage-femme n'ayant ſçu l'exécute elle abandonna le tout à Dieu & à nature, & laiſſa venir l'enfant comm il ſe préſentoit.

La femme qui étoit jeune & coura geuſe, avoit de fortes & conſécutiv douleurs, à la faveur deſquelles Sage-femme continuant de tirer le bra de l'enfant, il paſſa, & ſortit dans cett ſituation, quoiqu'il fût aſſez gros, au terme accompli ; de manière que vulve ſe déchira juſqu'à l'anus. On ôt le délivre qui étoit corrompu, & qu ſe détachoit par lambeaux. Le corp de l'enfant ſe trouva dépouillé d'un partie de l'épiderme, à cauſe de la co ruption.

Cette femme, à la ſuite de l'accou chement, eut une fièvre maligne ave redoublement, accompagnée de mau de tête & d'agitation. Le ventre étoi enflé, dur, & douloureux. Je lui or donnai des émulſions avec le ſel ſédati d'Homberg, & une ptiſanne adouci ſante nitrée, pour calmer la chaleur & la ſoif, de même que l'ardeur des uri nes, qui occaſionnoit beaucoup de cuiſ ſon aux parties génitales externes, parc que les urines s'évacuoient d'elles-mê mès; la malade les rendoit involontairement. Je lui fis donner des lavemens émolliens pour vuider les premières voies, & pour servir de bain interne aux parties, parce que la matrice, la vessie & le rectum avoient beaucoup souffert de compression pendant le travail; je recommandai aussi que le bouillon ne fût point trop nourrissant ni salé.

La matrice cessa de fluer en rouge dès le second jour de l'accouchement, de manière que je fis saigner la malade deux fois du bras; la saignée du pied ne convenoit point, à cause du mauvais état du bas-ventre. D'ailleurs, dans d'autres circonstances, où la saignée est nécessaire, je préfère celle du bras à celle du pied, parce que, dans ce cas, la saignée du bras, ne doit être considérée que comme simplement évacuative; en diminuant la plénitude du sang, elle remédie aussi aux accidens, sans causer aucun dérangement.

Les évacuations par la matrice, ou lochies, étoient très-âcres, tant à cause que la fièvre étoit maligne, que parce qu'il se rencontroit beaucoup d'acrimonie dans le sang & dans les humeurs, ce qui faisoit aussi que les urines étoient fort âcres, de manière que la malade avoit beaucoup de cuisson & de douleur aux parties naturelles & au périné. Le col de la vessie, qui avoit souffert beaucoup de compression dans l'accouchement étoit relâché, ce qui occasionnoit l'écoulement involontaire des urines, comme j'ai dit. Cette complication d'accidens qui augmentoient la fièvre, aggravoient aussi l'état de la malade.

Aussitôt après l'accouchement, j'appliquai sur le ventre une embrocation d'huile rosat, & trois fois par jour une fomentation émolliente bien chaude, avec un morceau de flanelle, & mis une petite bande au-dessus des genoux pour contenir les jambes de la malade, approchées l'une contre l'autre, afin de procurer par ce moyen la réunion de la plaie du périné, sans me servir de point de suture, que quelques-uns conseillent de faire.

Je fis faire par la Garde des injections émollientes & détersives dans la matrice, pour nettoyer, adoucir & procurer la suppuration de quelques restes de l'arrière-faix. J'ordonnai à la malade une potion céphalique & antispasmodique, à cauſe de l'embarras du cerveau, & pour calmer l'irritation du genre nerveux.

Le quatrième jour je fis une troiſième ſaignée du bras à la malade, & une quatrième le lendemain. Il ſurvint un dévoiement qui, dans ce cas, n'eſt avantageux que par accident, parce que, pour l'ordinaire, il a des ſuites fâcheuſes aux femmes en couches, ſurtout s'il arrive au commencement, & qu'il continue pendant l'écoulement des vuidanges. Il arrive même ordinairement qu'il en occaſionne la ſuppreſſion, au lieu que, dans cette circonſtance, il y ſupplée, procure différens avantages, & remédie à pluſieurs accidens; c'eſt-à-dire, qu'il évacue la plénitude générale des humeurs qui ont paſſé dans la maſſe du ſang, & qui y ſéjournent, ainſi que celles des premières voies; il diminue la fièvre & dégage la tête, par la révulſion des humeurs qu'il procure, qu'il attire, & qu'il évacue par le bas; il dégage auſſi le bas-ventre, &c.

J'ordonnai une eau de ris ferrée pour boiſſon à la malade, au lieu des émulſions; & comme elle avoit la bouche amère, & la langue fort chargée, que l'estomac étoit en mauvais état, ou chargé d'humeurs, je lui donnai une prise d'ipécacuhana. Elle rendit par le haut assez d'humeurs bilieuses putrides, vertes ou porracées. Dans la suite je lui ordonnai des apozèmes amers sans quinquina, parce que; dans ce cas, le quinquina auroit pu être préjudiciable, ou augmenter le mouvement & la fermentation du sang & des humeurs, & causer plus d'irritation dans le genre nerveux. J'ai vû que quelques Médecins qui l'ont donné trop tôt pour des fièvres continues avec redoublement, ou avant que d'avoir évacué assez les humeurs, au lieu de diminuer la fièvre, ou que le malade s'en trouvât soulagé, elle augmentoit, parce qu'il en arrivoit plus de trouble dans les humeurs, & d'irritation dans les nerfs; de manière que la tête s'embarrassoit, & occasionnoit des mouvemens spasmodiques; & qu'à d'autres, la maladie n'avoit qu'un mauvais succès. C'est aussi par la même raison que, dans les fièvres intermittantes, l'usage du quinquina étant déplacé, ou cherchant à arrêter la fièvre sans avoir évacué les humeurs à fond, les humeurs se jettant ailleurs, occasionnant l'enflure des jambes ou du bas-ventre, ou des obstructions, ce qui fait de longues maladies, quelquefois le malade périt, & cela donne lieu au Public de témoigner de la répugnance pour les meilleurs remèdes, ou de les décrier, faute de connoissance, ou de s'appercevoir que le mauvais effet ne vient point particulièrement du remède, mais souvent de la mauvaise constitution du sujet, ou de ce qu'il a été mal administré.

Le neuvième jour, le redoublement de la fièvre & l'embarras dans la tête se calmèrent un peu, la transpiration augmenta, les sueurs devinrent presque continuelles; les évacuations de la matrice, ainsi que celles des urines, s'adoucirent, ce qui fit cesser les douleurs des parties basses. J'ajoutai l'antimoine diaphorétique minéral à la potion, & la racine de scorsonère à la ptisanne, de la manne & du catholicon dans les deux premiers verres d'apozèmes, le matin. Je donnai aussi à la malade une prise de thériaque avec le diascordium, tous les soirs. Il lui survint un autre accident qui n'eut point de suites; c'est-à-dire, une plaie gangreneuse sur la pointe de l'os sacrum ; j'y fis mettre par la Garde une emplâtre d'onguent de stirax, & dans la suite de l'album rasis, & du pompholix, mêles ensemble, pour dessécher & cicatriser la plaie.

Le vingt, je purgeai la malade avec de la manne, de la rhubarbe, & du catholicon, dans une eau de plantin.

Le vingt-cinq, le dévoiement cessa. Néanmoins la matrice continua de fluer un peu. Le ventre s'abaissa & s'amollit ; il n'étoit plus douloureux. La fièvre cessa aussi vers le trentième jour. Je permis à la malade de prendre une soupe à midi, & du ris le soir ; elle se rétablit assez promptement. La plaie du périné se réunit & se cicatrisa, de même que celle du coccix. Enfin la malade fut parfaitement guérie en cinq semaines, & se porta très-bien, hors que l'incontinence d'urine ne cessa qu'au bout de quatre mois.

VIII. OBSERVATION.

Sur le même sujet.

Je fus appellé dans le même tems pour une femme en travail. L'enfant étoit mort, il présentoit le bras & l'épaule au passage. Je repoussai le corps de l'enfant, le retournai, & l'amenai par les pieds. Il étoit si corrompu que j'eus le bras tout couvert de boutons, le même jour, accompagné d'une grande demangeaison.

Après l'accouchement cette femme fut attaquée d'une fièvre maligne, les vuidanges étoient fort âcres, à cause de la malignité & de l'acrimonie des humeurs, ce qui occasionnoit à la malade de violentes douleurs dans la nature, & telles qu'on en a peu d'exemples.

Je suis venu à bout de les calmer, en corrigeant & en adoucissant l'acrimonie des humeurs, par les saignées, les lavemens, la diète, les adoucissans, la boisson abondante & les émulsions, les potions calmantes & absorbantes, l'usage des gouttes anodines, & quelques purgations dans la suite, avec la casse & le petit lait; on se servit aussi d'apozèmes, & on fit des injections dans la matrice, &c. de manière que les accidens cessèrent, ainsi que la fièvre, au bout de vingt jours, & la malade guérit parfaitement.

IX. OBSERVATION.

Accouchement laborieux, fièvre continue putride.

AU mois d'Avril 1740, j'allai voir une femme qui étoit en couche depuis trois jours. Les eaux s'étoient écoulées dès le commencement du travail, la matrice étoit à sec. L'enfant présentoit la tête, qui restoit appuyée sur les os pubis, la femme n'avoit que des douleurs fort éloignées; elle étoit constipée, & avoit un peu de fièvre & de mal de tête.

Je lui ordonnai une saignée du bras, & des émulsions pour la rafraîchir & calmer

calmer la soif. Je lui fis donner des lavemens émolliens & irritans, pour vuider les gros excrémens, dégager & faciliter le passage, & abaisser les vapeurs qui se portent à la tête par la retenue des matières, & lorsque le ventre est constipé ; & enfin pour exciter & procurer les douleurs de l'accouchement, & faire descendre la tête de l'enfant, je lui donnai aussi une potion hystérique.

Les douleurs devinrent plus fortes & plus consécutives, desorte que la tête de l'enfant descendit un peu. Je fis donner du bouillon & un œuf frais de tems en tems à la malade, pour la soutenir. Elle resta encore vingt-quatre heures en travail, & accoucha le cinquième jour.

L'enfant étoit mort à terme, ou quelques jours avant l'accouchement, parce que cette femme, qui étoit assez sanguine, avoit négligé de se faire saigner pendant sa grossesse, & purger assez pour évacuer la plénitude du sang & des humeurs ; ce qui auroit empêché aussi une partie des accidens qu'elle a eu pendant le travail, & sur-tout après l'accouchement. On voit en effet qu'il n'arrive que trop souvent que le corps se trouvant mal disposé, ou rempli d'humeurs dans ce tems ; donne lieu à différentes maladies, qui n'arriveroient pas si les femmes faisoient d'avance quelques remèdes, ou usoient de précaution.

C'est pour cette raison que quelques femmes accouchent dans un état qui peut être regardé comme un état de maladie, ou du moins comme ayant une cause de maladie qui est sur le point de se déclarer. La suite de cette couche, & quelques autres Observations, feront assez voir que ces accidens n'arrivent le plus souvent que par-là.

La petite fièvre que cette femme avoit pendant le travail, devint continue & putride à la suite de l'accouchement. Elle avoit un grand mal de tête, étoit fort altérée, la langue chargée, la bouche amère, de la chaleur, & un dégoût général, même pour le bouillon.

Les vuidanges ne fluèrent en rouge que le premier jour. Le lendemain de l'accouchement ce n'étoit plus qu'une simple sérosité, ou comme de la lavure de chair, elle étoit putride & de mauvaiſe odeur, ce qui étoit occaſionné par une cacochymie générale d'humeurs, qui cauſoit auſſi la fièvre putride, comme j'ai dit. Je fis continuer à la malade l'uſage des émulſions nitrées, & la mis au bouillon coupé avec de l'eau. Je lui ordonnai de boire beaucoup d'une ptiſanne ſimple & apéritive, pour détremper les humeurs, & lui fis donner des lavemens émolliens. Je la ſaignai du bras deux fois le deuxième jour, & lui donnai le lendemain un vomitif. La malade évacua par le haut beaucoup d'humeurs bilieuſes porracées & putrides ; elle en rendit auſſi par le bas.

Les ſaignées ne firent aucun dérangement. Les évacuations ſéreuſes, ou lochies de la couche, continuèrent de ſe faire bien. J'ai obſervé, dans ce cas, que la ſaignée du bras, non-ſeulement étoit favorable aux femmes en couches, mais auſſi qu'elle procuroit les évacuations des vuidanges avec plus de ſuccès que la ſaignée du pied, qui ne doit être employée dans ces maladies que lorſqu'il ſe rencontre que le cerveau eſt menacé de quelque embarras, & que celle-ci ne doit auſſi être employée qu'après celle du bras, si on veut en tirer plus d'avantage; & si la saignée du bras ne procure pas cette évacuation, ce qui néanmoins arrive rarement, du moins elle y supplée, dégage la nature, & soulage la malade.

Je saignai encore la malade le cinquième & le sixième jour. Le huit, je lui ordonnai des apozèmes amers, avec de la casse & de la manne dans les deux premiers verres, le matin. Les humeurs prirent leur cours par le bas, ce qui diminua la fièvre. La nature se trouva dégagée, & en état de mieux faire ses fonctions, de manière qu'il survint des sueurs assez abondantes. La malade se trouva beaucoup mieux, & hors de danger. Néanmoins comme elle avoit encore la langue chargée, & la bouche amère, je lui donnai un second vomitif. Elle évacua presqu'autant d'humeurs par le haut, & d'aussi mauvaise qualité qu'au commencement. Par ce moyen les humeurs de l'estomac s'évacuèrent, celles des premières voies aussi, par les lavemens & les purgations, de même qu'une partie de celles de la masse du sang, qui achevèrent de s'évacuer ou de passer par les sueurs, ce qui fit cesser la fièvre, parce que le sang étoit corrigé & dépouillé des mauvaises humeurs qu'il contenoit. Alors on cessa de couper le bouillon de la malade, on le lui donna pur, & assez fort pour la soutenir & la fortifier.

Le dix-huitième jour elle sentoit qu'elle avoit appétit, parce que l'estomac étoit en bon état, & nettoyé, & que la digestion se faisoit bien. Néanmoins je la purgeai encore plusieurs fois, à cause du lait, quoique la matrice continuât de fluer une humeur séreuse, blanche ou laiteuse, & que cette évacuation n'eût plus une odeur forte comme auparavant; en effet, elle étoit de meilleur caractère, de même que les sueurs, qui sentoient mauvais au commencement, & qui ont toujours une odeur forte, aigre, ou fétide, dans toutes les maladies où le sang se trouve chargé d'humeurs putrides, ou de malignité. Les évacuations par les selles étoient aussi plus naturelles, & sans putridité.

Je permis à la malade une soupe à midi, & une le soir. Le vingt-deux de la couche, elle eut ses règles, parce que la nature étoit parfaitement remise. Ensuite je la mis à l'usage de la viande blanche à midi, avec une soupe le soir, & un peu de vin bien trempé, de manière qu'elle continua d'aller toujours de mieux en mieux, & se porta très-bien.

X. OBSERVATION.

Sur le même sujet.

LE 8 Juillet 1740, Madame la Baronne de la Osten, étant à Dusseldorp, me fit appeller. Elle étoit en travail depuis vingt-quatre heures. La Sage-femme, peu instruite, ne s'étoit pas informée, ni apperçue de l'évacuation des eaux, & que la matrice étoit à sec dès le commencement du travail.

L'enfant présenta la tête, qu'il avoit assez grosse, & resta au passage ; il avoit aussi les épaules larges ; de manière que le travail étoit fort laborieux. Je saignai du bras la malade, & lui fis donner des lavemens irritans. Les douleurs se réveillèrent & augmentèrent, l'enfant descendit, desorte qu'elle accoucha heureusement au bout de trente-six heures.

La malade eut une fièvre continue

& putride à la suite de l'accouchement; c'est-à-dire, à la suite de la fièvre de lait. Les vuidanges ne fluèrent presque point, & cessèrent le deuxième jour. Je la saignai du bras le troisième, & lui en fis une seconde le lendemain. Je lui fis donner des lavemens, & lui ordonnai une prisanne émulsionnée & nitrée; & la mis au bouillon coupé pour toute nourriture : comme elle avoit la langue chargée & la bouche amère, je lui donnai un vomitif le cinquième jour. Elle rendit par le haut beaucoup d'humeurs vertes, ou porracées; desorte qu'après cette première évacuation, la fièvre diminua. Ensuite je lui ordonnai des apozèmes amers; j'y ajoutai de la manne le matin. Par ces précautions les humeurs s'évacuèrent par le bas; il survint des sueurs, une abondante & continuelle transpiration, ce qui termina la fièvre au bout de douze jours. Cette Dame avoit beaucoup de lait qui s'évacua, pour la plus grande partie, par le sein, par les sueurs, & aussi par la matrice.

La malade commença d'avoir de l'appétit; je lui permis la soupe à midi, & le bouillon pur pendant la journée, avec un œuf frais le ſoir, & la purgeai trois fois dans la ſuite, non-ſeulement pour évacuer le reſte des humeurs peccantes; mais encore le lait. Enſuite je la mis à l'uſage de la viande blanche, & du vin bien trempé.

Le vingt, elle eut ſes règles, ainſi qu'il a coutume d'arriver aux femmes qui n'ont eu que fort peu de vuidanges pendant la couche, & ce retour ſi prompt vient de ce que la nature ſe trouve libre, dégagée, & en état de bien faire ſes fonctions; c'eſt-à-dire, qu'elle n'eſt point empêchée, ni troublée par aucun accident, ou par le poids des humeurs qui dérange généralement toutes les opérations de l'œconomie animale. La malade ſe remit promptement, & ſe porta très-bien.

REMARQUE.

Cette Dame étoit en travail avec une Sage-femme peu entendue, comme j'ai dit; le ſommet de la tête de l'enfant ſe préſentoit au paſſage, & formoit une tumeur mollette, ainſi qu'il a coutume de ſe faire dans ce cas. La Sage-femme s'imaginoit que c'étoit les eaux de l'enfant qu'il falloit percer;

mais par bonheur j'arrivai aſſez à tems pour l'en empêcher, & préſerver de mort l'enfant, & peut-être auſſi la mère, à cauſe de la difficulté de l'accouchement ou du travail, qui étoit très-laborieux.

Je ne fais cette remarque, qu'à cauſe de quelques Sages-femmes qui commencent, ou qui n'ont pas encore aſſez pratiqué, ni acquis d'expérience.

Cette Dame avoit auſſi de tems en tems de grandes douleurs dans une cuiſſe, & dans la jambe du même côté, pendant le travail, à cauſe de la compreſſion des nerfs dans le baſſin, qui ne venoit que de la poſition indirecte de la tête & du corps de l'enfant, qui ſe jettoit d'un côté plus que de l'autre, ce qui occaſionnoit des douleurs dans le nerf crural, & dans ceux de la jambe. Je fis appliquer ſouvent des ſerviettes chaudes ſur la partie, & coucher la malade ſur le côté oppoſé à la douleur. Par ce moyen le corps de l'enfant prit une poſition plus directe, de façon que la tête deſcendit & s'avança dans le paſſage, & pour lors les douleurs dans la cuiſſe & dans la jambe ceſsèrent.

XI. OBSERVATION.

Accouchement contre nature, perte de sang, fièvre continue putride & vermineuse.

LE 21 Décembre 1740, on m'appella pour une femme en travail depuis trois jours, & qui étoit à l'extrémité à cause d'une perte de sang, occasionnée par le détachement d'une partie de l'arrière-faix.

Je commençai par appliquer la sonde pour évacuer les urines qu'elle ne pouvoit rendre depuis vingt-quatre heures. L'enfant étoit mort, je le retournai, quoiqu'il présentât la tête au passage, & le tirai par les pieds; desorte que le sang cessa de couler presqu'aussitôt que la femme fut accouchée, & que j'eus ôté le délivre. Ensuite la malade fut assez bien pendant cinq jours, & n'eut point de fièvre de lait.

Le sixième jour, elle eut un frisson & un accès de fièvre assez violent, avec mal de tête & beaucoup d'altération;

la fièvre devint continue ; elle avoit la langue chargée, la bouche amère, & un dégoût général pour tous les alimens ; les vuidanges ne couloient guères, ou comme de la lavure de chair. Je saignai la malade deux fois du bras, & lui fis donner des lavemens, une ptisanne émulsionnée & nitrée. Je lui donnai un vomitif le lendemain, & la réduisis au bouillon coupé avec de l'eau, parce que l'estomac qui étoit chargé d'humeurs, ne faisoit qu'une mauvaise digestion même du bouillon ; or étant coupé ou léger, il passe plus facilement, & fait moins d'humeurs. Elle vomit, & rendit aussi par le bas beaucoup d'humeurs bilieuses porracées, & un ver vivant. Je lui ordonnai une potion huileuse vermifuge, une ptisanne anthelmintique nitrée, & des émulsions.

Le huitième jour, je fis une troisième saignée à la malade. Comme elle avoit encore la bouche amère, & la langue assez chargée, je lui donnai un second vomitif le lendemain de la saignée ; elle vomit fort peu, alla du ventre, & rendit deux gros vers, ce qui fit tomber la fièvre. Je continuai de lui faire donner des lavemens, & lui ordonnai des apozèmes amers avec le quinquina, & la purgeai les quinzième & dix-huitième jours ; desorte que la malade étoit assez bien. La fièvre cessa entièrement le vingt-cinquième jour ; je la purgeai encore le vingt-neuf, & fis continuer les lavemens, la potion, & la boisson comme auparavant ; par ce moyen les humeurs s'évacuèrent à fond. En effet, c'est par ces précautions qu'on obtient une parfaite guérison, qu'on prévient, ou qu'on évite la rechûte, qui n'arrive que trop souvent à la suite de ces maladies, causées par une plénitude ou cacochymie générale d'humeurs d'ancienne date, qui s'accumulent & se corrompent par le séjour qu'elles font dans le corps.

La malade eut beaucoup de transpiration & de sueurs dans la suite, ce qui acheva d'enlever le reste des humeurs ; de manière que je lui ordonnai par dégrés le régime qui convenoit au meilleur état où elle se trouvoit, & elle fut entièrement délivrée de sa maladie, & en parfaite santé au bout de la cinquième semaine. Néanmoins après la guérison, je la mis à l'usage des bols fondans & purgatifs, avec le mercure doux, la rhubarbe, & le semen contra, pendant quinze jours, par précaution, & pour achever de détruire & d'enlever la cause des vers.

XII. OBSERVATION.

Accouchement, avec perte de sang, fièvre continue putride & vermineuse, point de côté, &c.

LE 30 Janvier 1743, je fus voir une femme qui commençoit de sentir des douleurs pour accoucher, & qui perdoit assez de sang depuis quatre jours, parce que l'arrière-faix étoit un peu détaché & tiraillé par la tension des membranes des eaux, à chaque douleur que la femme avoit. Une heure après que j'arrivai, les eaux se percèrent & s'évacuèrent, de façon que la perte de sang s'arrêta, & que l'accouchement se fit presqu'aussitôt.

Je mis la malade au bouillon pour toute nourriture, & lui ordonnai une potion huileuse, des lavemens émolliens, huileux & carminatifs, à cause des tranchées, & des vents qui souvent les occasionnent, ainsi que les douleurs dans le ventre, qui rejaillissent ou se font sentir à la matrice aux femmes en couches, joints aux caillaux de sang qui s'y amassent à la suite de la perte. La malade n'eut point de fièvre de lait. Le lendemain de l'accouchement, elle eut un frisson & une fièvre continue, accompagnée de mal de tête, d'oppression & d'un point de côté.

Je la fis saigner du bras d'abord, & du pied une heure après, afin qu'en même tems que la poitrine se trouveroit dégagée par la saignée du bras, celle du pied entretînt l'évacuation des vuidanges qui couloient assez en rouge, & d'empêcher qu'il ne s'en fît un reflux sur la poitrine. Je lui ordonnai aussi une ptisanne béchique, & une potion huileuse avec le kermès minéral.

Le cinquième jour, la fièvre & l'oppression continuant, & les vuidanges n'étant plus si abondantes, ou réduites à une simple sérosité, & comme de la lavure de chair, je fis saigner du bras la malade deux fois dans la journée, ce qui la soulagea. Le huitième jour, comme elle avoit la bouche amère, & la langue fort chargée, je lui donnai un vomitif; par ce moyen elle vomit beaucoup d'humeurs bilieuses porracées, alla aussi du ventre, & rendit un gros ver. Cette bonne opération changea d'abord son état en mieux, débarrassa la poitrine, diminua le point de côté & la fièvre, & dissipa les vents qu'il pouvoit y avoir dans l'estomac, & dans la poitrine, qui ordinairement causent, augmentent, ou entretiennent le point de côté, ou l'oppression, dans les maladies qui viennent d'une plénitude générale d'humeurs, & qui, par leur séjour, ont acquis un caractère de putridité, ce qui enleva aussi le mal de tête, par la même raison, à cause de la sympathie de l'estomac avec le cerveau, qui se fait par les nerfs; parce que si l'estomac se trouve chargé ou affecté d'humeurs âcres, pour l'ordinaire le cerveau s'en ressent, & occasionne le mal de tête; de même aussi que si le cerveau ou les nerfs qui en partent, se trouvent affectés d'une manière particulière, l'estomac s'en ressent aussi, ou fait mal ses fonctions, ce qui occasionne quelquefois le vomiſſement. Toutes ces différences ne doivent pas être négligées dans la cure des maladies ; & j'ai vû quelquefois qu'un vomitif, donné à propos après la ſaignée, diſſipoit d'abord le point de côté, ou l'oppreſſion & les vents, ou flatuoſités qui paſſent dans la poitrine ou dans les véſicules bronchiques, de même que le point de côté qui ſe trouve au-deſſous du diaphragme dans le bas-ventre & ſous les fauſſes-côtes, ce qui eſt occaſionné par des vents retenus dans les inteſtins, ou entre les membranes.

Au ſurplus, le vomitif n'eſt jamais contraire à l'état de la couche ; il entretient l'évacuation des vuidanges, & même quelquefois il les procure ; il augmente la tranſpiration, ou excite les ſueurs ; il dégage la nature, & la met en état de mieux faire ſes fonctions. J'ai obſervé que ce remède procure toujours pluſieurs bons effets, en même tems qu'il ſoulage le malade, & qu'il eſt très-utile dans beaucoup de maladies.

Le dix-ſeptième jour, la malade ſe trouva encore mieux, & dormit toute la nuit. Je lui ordonnai une potion huileuſe vermifuge, & une ptiſanne antelmhintique; deſorte que je la mis enſuite à l'uſage des apozèmes amers, &c.

RÉFLEXION.

Dans le cas de la perte de ſang, ainſi qu'il eſt arrivé à cette femme, j'aurois percé les membranes des eaux, ſi elles euſſent tardé plus long-tems à s'écouler d'elles-mêmes, ainſi qu'il eſt arrivé; c'eſt-à-dire, lorſque l'enfant eſt aſſez deſcendu, & que la perte continue: par ce moyen on empêche que la femme ne vienne dans un plus grand danger; & ſi après cela le ſang continue de couler, il n'y a point d'autre parti à prendre que d'accoucher la femme de force, ou de retourner l'enfant quand il ſe préſente par toute autre partie que par les pieds, parce que l'enfant & l'arrière-faix étant dehors, la perte a coutume de ceſſer auſſitôt, pourvû néanmoins que l'ouverture interne de la matrice ſoit ſuffiſamment dilatée, préparée ou amollie, afin de pouvoir le faire ſans forcer, ou cauſer de violentes douleurs, ce qui arive d'ordinaire dans cette circonſtance; c'eſt-à-dire, que le ſang en humectant les parties, facilite l'opération; autrement il vaut mieux attendre un peu, & autant qu'il est possible, sans exposer la femme à un plus grand danger; parce qu'en faisant l'accouchement trop tôt, on expose la vie de la mère à cause des suites, pour avoir trop forcé; & en le faisant trop tard, on risque que la femme ne périsse dans l'opération, ou peu de tems après, pour avoir trop perdu de sang; ainsi il faut tâcher d'opérer de manière qu'on puisse éviter ces deux inconvéniens.

La maladie que cette femme a eue après l'accouchement, doit être attribuée à la mauvaise disposition ou à la plénitude des humeurs qui se trouvoient dans le corps, plutôt qu'à une suite de la couche, qui néanmoins n'a pas laissé que d'y contribuer, en mettant les humeurs dans un mouvement déréglé.

Nous voyons qu'il arrive dans les couches les mêmes inconvéniens que dans la cure des petites véroles, ainsi que j'ai dit dans la Réflexion de l'Observation XXXIII. de la première Partie de cet Ouvrage; c'est-à-dire, que les maladies des femmes en couches sont plus ou moins dangereuses, selon que le corps se trouve auparavant plus ou moins mal disposé, par la quantité ou par la mauvaise qualité des humeurs qui s'y trouvent, ce qui fait que les accidens sont plus ou moins difficiles à surmonter, & que, dans ces occasions, il arrive assez souvent qu'on a à combattre en même tems deux maladies régnantes ensemble, & aussi dangereuses l'une que l'autre ; & pour réussir, je commence par attaquer d'abord les accidens de celle qui paroît avoir besoin de plus prompts secours, sans négliger néanmoins de faire en même tems tous les remèdes convenables pour celle qui paroît moins pressée, & qui, sans cela, pourroit devenir la plus dangereuse. C'est ainsi que j'ai vû traiter, avec succès, les maladies des femmes en couches, par les plus habiles Médecins de Paris.

NOTE

Sur l'état du pouls de certaines fièvres malignes, aux femmes en couches, ou dans d'autres maladies.

Voici un fait de pratique assez remarquable, d'un très-habile Médecin de Paris, que j'ai suivi régulièrement en 1731, avec plusieurs Étudians, dans les visites qu'il faisoit aux malades de l'Hôtel-Dieu. Feu M. Lémery, Médecin ordinaire du Roi, nous faisoit remarquer que la fièvre maligne ne se manifeste pas toujours dans le pouls du malade, ou qu'on ne doit pas toujours s'y arrêter, quoique cette fièvre, pour l'ordinaire, soit occasionnée par la corruption & le trouble des humeurs; cependant il arrive quelquefois, & comme je l'ai moi-même observé depuis, qu'elle n'est causée que par une corruption particulière des esprits, sans occasionner de trouble dans les humeurs; de manière que le pouls du malade paroît être comme dans son état naturel, ou comme s'il n'avoit point de fièvre, ce qui néanmoins est un des plus mauvais caractères, ou le signe le plus évident de malignité. Cet habile Médecin, à la seule inspection du malade, & sans lui toucher le pouls, décidoit sur le genre de la maladie, & reconnoissoit dans la physionomie ce qui se passoit de particulier au-dedans; ensorte qu'il nous disoit: Voyez, Messieurs, ce malade, touchez son pouls, il vous semblera n'avoir point de fièvre ; néanmoins il a une fièvre maligne des plus dangereuses ; le cerveau est affecté, il y a un embarras dans la tête, dans la poitrine, ou dans le bas-ventre ; considérez le mouvement irrégulier du diaphragme & des aîles du nez, &c. Nous touchions le pouls du malade, & nous trouvions qu'il étoit comme dans son état naturel, & que tout ce qu'il nous disoit se trouvoit vrai.

On ne peut attribuer cette connoissance singulière qu'à une longue pratique, & à la grande expérience qu'il avoit.

XIII. OBSERVATION.

Femme en couche de deux enfans de différens termes.

Le 15 Août 1743, je fus appellé pour une femme, âgée de vingt-cinq ans, qui étoit en travail depuis vingt-quatre heures, de deux enfans morts. L'un étoit au terme de neuf mois, & l'autre de trois.

Les eaux de l'enfant de neuf mois, percèrent d'abord que la femme commença de ſentir les douleurs de l'accouchement, celles de celui de trois, s'évacuèrent quelques heures après, & il ſortit le premier. Ce petit fœtus n'étoit point corrompu, il étoit un peu flétri, & comme ceux qu'on a conſervés aſſez long-tems dans de l'eſprit-de-vin. Il y a lieu de penſer qu'il avoit été conçu en même tems que celui de neuf mois, & qu'il s'étoit conſervé dans la matrice pendant ſix mois, renfermé dans ſes eaux, qui le préſervèrent de corruption, & lui ſervirent comme d'une eſpèce de ſaumure. L'arrière-faix qu'il avoit ſéparément, ne ſortit qu'après l'accouchement, ou avec celui de l'enfant de neuf mois, & ne s'eſt conſervé auſſi long-tems dans la matrice, ſans ſe corrompre, que parce qu'il y reſta adhérant juſqu'au tems de l'accouchement.

Cette femme eut un travail fort laborieux, parce que la matrice étoit à ſec, que l'enfant étoit mort, & que la tête qui étoit appuyée ſur les os pubis, avoit de la peine à deſcendre, & auſſi parce que la femme n'avoit pas d'aſſez fortes douleurs.

Je la fis saigner du bras, & lui fis donner des lavemens irritans, & lui ordonnai une potion hystérique. Je la fis marcher & se donner du mouvement, afin que par ce moyen l'orifice interne de la matrice s'amollît, s'ouvrît, ou se dilatât plus facilement. Comme le travail n'avançoit que fort peu, je lui ordonnai dans la nuit des lavemens un peu plus forts. Le lendemain je la fis vomir un peu avec une décoction de séné, ce qui fit dilater & amollir l'ouverture de la matrice, & exciter les douleurs ; de façon que la tête de l'enfant descendit un peu dans le passage.

On donna du bouillon à la femme, & quelques œufs frais pour la soutenir. M'appercevant que le travail traînoit encore en longueur, je la fis saigner du pied le quatrième jour du travail. Les douleurs devinrent ensuite plus fortes & plus consécutives. L'ouverture interne de la matrice s'amollit davantage & se dilata assez, l'enfant descendit, la tête s'avança dans le passage, de manière que l'accouchement se fit au bout d'une heure. L'enfant avoit été ondoyé au commencement, & sous condition. J'ôtai l'arrière-faix, & celui du petit fœtus, qui tomba de soi-même dans le passage.

RÉFLEXION.

Si l'ouverture interne de la matrice eût été préparée ou dilatée assez, à pouvoir porter la main au-dedans, sans violence, ni faire trop de douleur, j'aurois retourné l'enfant pour le tirer par les pieds dès le troisième jour; mais la matrice étant à sec, c'étoit encore un inconvénient à ne pouvoir faire l'opération promptement & avec succès; il vaut mieux aller plus doucement que trop vîte, & autant que cela se peut sans danger. *Sat benè, sat citò.*

J'ai remarqué que l'enfant de neuf mois avoit les jambes enflées, qu'il étoit un peu corrompu, que cette femme avoit une grande abondance de lait, à pouvoir nourrir deux enfans. Il y a apparence que l'enfant n'étoit mort que peu de tems avant le travail, ou dès le commencement. La Sage-femme avoit négligé de faire rentrer le cordon de l'enfant dans la matrice, sitôt qu'elle s'apperçut qu'il étoit sorti avec les eaux; au contraire elle le laissa quatre heures dans le passage, desorte qu'il y fut comprimé & serré.

Quant

Quant à ce que l'enfant étoit un peu corrompu, cela n'est arrivé que parce qu'il a resté trois ou quatre jours mort & à sec dans la matrice, où il se corrompt davantage en vingt-quatre heures, qu'il ne feroit en trois semaines ou un mois, étant renfermé dans les eaux qui le conservent, comme dans une espèce de saumure ; au lieu qu'étant à sec, il est plus disposé à recevoir l'impression de l'air qui, avec la chaleur des parties, sont les deux causes principales de la corruption.

D'ailleurs, la fièvre de lait ne vient pas ordinairement aux femmes en couches, lorsque l'enfant est mort bien du tems avant l'accouchement. Je l'ai cependant vû arriver ; mais cela est fort rare.

L'accouchement n'a été suivi d'aucun accident, quoique le travail ait été long & assez laborieux ; desorte que cette femme s'est très-bien portée au bout d'une quinzaine de jours.

XIV. OBSERVATION.

Sur un dépôt de matière épanchée dans le bas-ventre, à la suite d'une couche, accompagné de fièvre lente, d'enflure, & de gangrenne aux jambes & aux pieds, &c.

AU mois de Juin 1740, je fus voir une femme, âgée de vingt ans, qui gardoit le lit depuis cinq mois. Elle étoit maigre, desséchée, & comme en marasme. Elle avoit une fièvre lente, & un peu de mal de tête. Je commençai par m'informer de tout. On me dit que la Sage-femme qui l'avoit accouchée, avoit tiré assez fort l'arrière-faix, parce qu'il étoit un peu adhérent; ce qui avoit blessé la matrice, & tiraillé les ligamens larges, sur-tout celui du côté droit; que depuis cet accident, la malade y avoit senti de grandes douleurs, & dans les reins, & qu'il étoit sorti beaucoup de matière de la matrice par la partie naturelle.

Je visitai la malade; elle avoit les parties génitales externes enflées, de même que les cuiſſes, les jambes & les pieds qui étoient auſſi œdémateux. Il y avoit un écoulement de matière qui venoit du fond de l'uterus. La malade avoit le viſage bouffi, & le corps d'une grande maigreur. Je trouvai cinq plaies ou trous fiſtuleux ; un dans l'aine du côté droit ; un autre en-devant ſur la crête de l'os des iles ; un troiſième à la partie poſtérieure & ſupérieure de la cuiſſe, ſous l'aponevroſe du muſcle du *faſcia-lata ;* un quatrième plus haut ſur le bord de l'os ilium, avec carie ſuperficielle ; & le cinquième ſur l'os ſacrum.

Je m'apperçus auſſi qu'il y avoit une tumeur groſſe comme un œuf ſur le bas-ventre, proche l'os pubis, que je fis diſparoître en appuyant un peu deſſus ; c'étoit une hernie, occaſionnée par le ſéjour que la matière avoit fait en cet endroit, qui avoit percé le péritoine, & donné paſſage à une partie d'inteſtin. Il y avoit auſſi une grande quantité de matière épanchée dans la partie du bas-ventre, appellée le baſſin, qui cherchoit à ſe faire jour, ou qui ne ſortoit que par regorgement.

J'ordonnai à la malade un régime convenable, qu'elle obſerva exactement,

& ce qu'elle n'avoit pas encore fait, parce qu'elle mangeoit fruits, viande, salade, & tout ce qu'elle vouloit. Je lui fis donner des lavemens & une prisanne dessicative, ce qui fit diminuer la fièvre quelques jours après. On lui fit aussi des injections détersives & vulnéraires dans la matrice, &c. La matière, qui auparavant étoit jaune ou verte, & putride à cause de la fièvre, devint bonne & louable. D'ailleurs, cette femme étoit jeune, fort saine, & d'un bon tempérament. Je lui proposai d'abord de dilater ou d'aggrandir un peu les plaies, pour faciliter l'écoulement de la matière : elle ne voulut point y consentir.

Dans la suite, l'enflure des jambes & des pieds augmenta. Il y vint des phlictaines, la gangrenne se manifesta. Je coupai les cloches ou vessies, & fis quelques légères scarifications aux jambes, & sur les pieds, & y appliquai des emplâtres d'onguent de stirax, & des compresses trempées dans de bonne eau-de-vie camphrée, chargée de sel armoniac. Les mouchetures ou scarifications procurèrent d'abord beaucoup d'évacuation de sérosités, & ensuite une grande ſuppuration d'aſſez bonne matière ; les jambes & les pieds déſenflèrent, & les cuiſſes auſſi. Je purgeai la malade pluſieurs fois, & lui fis prendre des apozèmes amers, afin de corriger & d'évacuer l'humeur qui entretenoit la fièvre, qui étoit putride, parce que la matière épanchée dans le bas-ventre avoit acquis un caractère de putridité & de malignité par ſon ſéjour ; les parties les plus ſubtiles étoient pompées ou attirées dans le ſang par les points abſorbans, ce qui entretenoit la fièvre lente, & la rendoit putride depuis long-tems, comme j'ai dit, & occaſionnoit la maigreur en corrompant, altérant & détruiſant une partie des ſucs nourriciers, & le baume du ſang. J'ajoutai un peu de quinquina aux apozèmes, qui corrigèrent la mauvaiſe qualité des humeurs, procurèrent des ſueurs, & achevèrent de purifier le ſang, ainſi que les purgations, ce qui fit auſſi ceſſer la fièvre & la ſuppuration de la matière dans le bas-ventre ; de manière que les trous ou ſinus fiſtuleux ſe fermèrent & ſe cicatriſèrent dans la ſuite.

La partie d'inteſtin qui formoit la

tumeur hernière sur le bas-ventre, rentra de soi-même, & ne parut plus aussitôt que l'ouverture du péritoine fut fermée par son adhérence avec les parties voisines. L'espèce de carie superficielle qu'il y avoit sur la crête de l'os des iles, suppura, & se dissipa sans le secours d'aucun topique; mais seulement par l'usage des remèdes internes, & parce que le sang & la matière étoient corrigés, & de meilleure qualité; ce qui est un baume beaucoup plus efficace que tout ce qu'on peut appliquer. Les parties génitales externes désenflèrent aussi, après y avoir appliqué pendant du tems une eau de chaux animée avec de l'eau-de-vie, & une fomentation de vin aromatique dans la suite. La plaie du fond de la matrice se cicatrisa; de façon qu'il ne sortoit plus de matière par la partie naturelle, comme auparavant. La malade se remit, elle avoit un bon teint, l'appétit naturel, & non dépravé, comme il étoit ci-devant, parce que le ferment ou suc gastrique de l'estomac étoit adouci & corrigé, & que la digestion se faisoit bien. Enfin elle reprit de l'embonpoint & des forces, & elle fut parfaitement guérie en trois mois.

Réflexion.

On ne pourroit pas facilement concevoir comment le réservoir ou foyer de la matière épanchée dans le bas-ventre, a pû se vuider entièrement, & presque de soi-même, si on ne connoissoit assez de quelle manière la nature peut l'exécuter ; c'est-à-dire, que la matière qui n'avoit aucune pente pour s'évacuer facilement, étoit forcée de retrograder ou de monter par les sinus, & de sortir par les petites ouvertures qui étoient placées supérieurement, ce qui faisoit qu'elle ne s'évacuoit jamais que par regorgement, & qu'il en restoit toujours une partie au fond du foyer, qui séjournoit aux environs de la matrice & des reins ; de manière que, pour en faciliter l'écoulement & aider la nature, la Garde faisoit asseoir la malade deux fois par jour sur un bassin d'étain, elle pressoit avec les deux mains autour des plaies pour la faire sortir ; par ce moyen la matière couloit abondamment, ou comme des ruisseaux, par les plaies. La malade, de son côté, poussoit en bas, comme pour aller sur le siège ; par-là, le diaphragme comprimoit les viſcères & toutes les parties du bas-ventre, ce qui faiſoit monter la matière par les ſinus, & l'obligeoit de ſortir par les plaies ; deſorte qu'à chaque panſement il en ſortoit environ une chopine, ce qui a continué pendant près de deux mois.

Enfin, après ce tems, les ſinus ſe ſont trouvés remplis, & les plaies cicatriſées ſi parfaitement, qu'il ne s'eſt point fait depuis aucun dépôt ou épanchement de matière.

J'ai encore vû quelques exemples à peu près ſemblables de dépôts de matières dans le bas-ventre, à la ſuite d'un coup de feu, où la balle ayant reſté dans le bas-ventre pendant plus de trente ans, avoit occaſionné pendant ce tems cinq à ſix récidives de ſuppurations très-abondantes, qui ont eu le même ſuccès.

Nota.

Quoique dans ce cas, & dans pluſieurs autres accouchemens très-fâcheux que j'ai rapporté, il paroiſſe que la nature, le bon tempérament, & les ſecours de l'Art, comme cauſes ſecondes, ont contribué à la guériſon ; cependant il faut avouer que ces femmes n'auroient jamais pû se tirer de si grands dangers, ou avoir un succès aussi marqué, sans une Providence particulière qui règle tout : *Cum omnipotenti Medico, nihil est insanabile.*

XV. OBSERVATION.

Accouchement contre nature, abcès & dureté schirrheuse à la matrice.

LE premier d'Avril 1744, je fus voir une femme qui étoit en travail. L'enfant se présentoit obliquement en travers. La Sage-femme essaya de le retourner, & ne sçut en venir à bout ; au contraire, elle meurtrit ou blessa la matrice, & fit beaucoup souffrir la femme. Je repoussai le corps de l'enfant, le retournai, le tirai ensuite par les pieds, & ôtai le délivre. Cette femme eut d'abord une fièvre continue assez considérable, beaucoup de soif, & un grand mal de tête, accompagné de grandes douleurs de reins, dans la matrice, & aux ligamens larges & ronds. Le ventre enfla, & devint très-douloureux.

Réflexion.

On ne pourroit pas facilement concevoir comment le réservoir ou foyer de la matière épanchée dans le bas-ventre, a pû se vuider entièrement, & presque de soi-même, si on ne connoissoit assez de quelle manière la nature peut l'exécuter ; c'est-à-dire, que la matière qui n'avoit aucune pente pour s'évacuer facilement, étoit forcée de retrograder ou de monter par les sinus, & de sortir par les petites ouvertures qui étoient placées supérieurement, ce qui faisoit qu'elle ne s'évacuoit jamais que par regorgement, & qu'il en restoit toujours une partie au fond du foyer, qui séjournoit aux environs de la matrice & des reins ; de manière que, pour en faciliter l'écoulement & aider la nature, la Garde faisoit asseoir la malade deux fois par jour sur un bassin d'étain, elle pressoit avec les deux mains autour des plaies pour la faire sortir ; par ce moyen la matière couloit abondamment, ou comme des ruisseaux, par les plaies. La malade, de son côté, poussoit en bas, comme pour aller sur le siège ; par-là, le diaphragme comprimoit les

res, entre les mains de la Sage-femme.

Les ſaignées calmèrent un peu la fièvre, & auſſi le mal de tête. Je fis frotter les cuiſſes & les jambes de la malade avec des linges chauds, & enſuite avec le baume de Fioraventi. Je lui fis donner pluſieurs lavemens, & appliquer une embrocation d'huile roſat ſur les reins, & une ſerviette chaude aſſez ſouvent, avec un bandage de corps pour ſoutenir les reins & le corps. (Le baume tranquille y convient auſſi.) J'ajoutai à la potion les gouttes anodines, afin de calmer & de procurer le ſommeil, à cauſe que les douleurs des reins continuoient, & auſſi parce qu'il ne paroiſſoit aucune évacuation des vuidanges, & que, par cette raiſon, le remède ne pouvoit nuire ; au contraire, il procura du ſoulagement, & devint ſalutaire. Je fis auſſi ajouter le ſel ſédatif d'Homberg à la ptiſanne émulſionnée ; deſorte que la malade qui n'avoit pû prendre de ſommeil pendant huit ou dix jours, à cauſe des douleurs & de la fièvre, commença d'être plus tranquille, & à bien dormir.

Le douzième jour elle eut un friſſon, que je regardai comme un ſigne preſqu'assuré de la formation d'un dépôt ou d'un abcès à la matrice, ou dans quelques parties des environs, ainsi qu'il est arrivé.

J'ordonnai à la malade des apozèmes amers, & lui donnai un doux vomitif, parce qu'elle avoit la bouche amère, & l'estomac chargé d'humeurs; desorte qu'elle rendit par le haut beaucoup d'humeurs bilieuses & putrides. Le lendemain j'ajoutai de la casse & de la manne dans les deux premiers verres d'apozèmes, le matin; non-seulement afin d'évacuer ou d'empêcher les humeurs de se porter sur les parties affligées, mais aussi pour vuider les premières voies, & enlever les levains de la fièvre; parce que, dans ce cas, la fièvre & les humeurs augmentent les accidens, & aggravent la maladie. L'usage du petit lait avec la casse auroit pu convenir aussi; mais quand il y a des vents ou des crudités dans les premières voies, j'ai vû qu'au lieu de faire du bien ou de soulager, il augmente les humeurs, & que, pour cette raison, on l'ordonne assez souvent mal-à-propos ou à contre-tems dans les maladies, ainsi que le lait. La malade évacua beaucoup par le bas, & se trouva soulagée, ce qui arrêta aussi le progrès de la fièvre, & ses accidens.

Le dix-sept, je m'apperçus d'une dureté sur la région de la vessie, & qu'il s'y formoit beaucoup de matière; j'y appliquai des cataplasmes émolliens & résolutifs, pour accélérer la maturité. La malade eut des sueurs, & une abondante transpiration qui achevèrent d'enlever les levains de la fièvre, & le reste des humeurs peccantes. Cependant, malgré le mauvais état de la matrice, les vuidanges parurent encore, & coulèrent un peu.

Le dépôt ou l'abcès étant formé, la fièvre cessa entièrement, desorte que le ventre désenfla aussi; il n'étoit plus douloureux.

La matière se fit jour par trois petites ouvertures; une à travers le corps de la matrice, précisément sous la vessie, la matière qui tomba dans la cavité de l'uterus, étoit mêlée de sang, & s'évacua par le grand conduit de la nature. Les deux autres ouvertures étoient en dehors sur la région de la vessie, proche la symphise du pubis. La plus grande partie de la matière passa par le haut, & s'évacua par ces deux ouvertures. L'inflammation des parties fit du progrès, elle gagna jusqu'au ligament rond de la matrice, du côté droit, soit que cela vînt de ce que ce ligament avoit souffert du tiraillement le premier jour du travail, ou qu'il s'y étoit fait une inflammation & un dépôt depuis, ainsi qu'il est arrivé à la matrice, parce que l'inflammation & l'enflure avoient gagné jusques sur les parties génitales externes dans l'aine, & dans le flanc du même côté; ensorte que ce dépôt s'est ouvert sur le pubis, à côté des deux petites ouvertures que j'ai dit: il en sortit une pinte de matière à la fois.

Je proposai à la malade de dilater ou d'aggrandir les trois ouvertures, ou de n'en faire qu'une, pour faciliter l'écoulement de la matière; elle ne voulut point y consentir; desorte que j'ai traité & guéri ces deux abcès, en continuant seulement d'y appliquer tous les jours, & jusqu'à la fin du traitement, des cataplasmes émolliens & résolutifs, auxquels j'ajoutai de l'emplâtre fondante, pour les rendre plus actifs & plus pénétrans, afin de procurer & d'entretenir la suppuration, ce qui tint lieu de tout autre remède; de-sorte aussi que je ne me suis point servi d'injections, parce que la matière n'avoit aucun vice particulier, & qu'elle étoit de bonne qualité.

Ce cas particulier, ainsi que celui de l'Observation précédente, & plusieurs autres, m'ont instruit, par la répugnance des malades pour les incisions: par cette raison, & ne pouvant faire autrement, j'ai trouvé que, dans plusieurs cas, on peut guérir de cette manière; c'est-à-dire, par l'usage des topiques ou des cataplasmes, des abcès ou des dépôts de matière assez considérables, sans faire tant d'incisions, comme on fait toujours; par-là il arrive souvent qu'on abrège la cure, & le malade souffre toujours moins.

Après l'évacuation de toute la matière, & la guérison du premier abcès, la matrice resta un peu dure ou schirreuse en sa partie supérieure; alors j'appliquai sur le pubis une emplâtre fondante composée, & y ajoutai l'emplâtre de ciguë mêlée avec, pour amollir & fondre la dureté; quoi qu'à dire vrai, les topiques appliqués en cet endroit, pour cet accident, ne peuvent faire un auſſi bon effet, comme ils feroient ailleurs ſur une tumeur qui ne ſeroit pas couverte de muſcles ſi épais; mais ici la veſſie recouvrant auſſi la matrice, empêche que les parties actives du remède ne puiſſent pénétrer facilement jusqu'au mal, ou y faire aſſez d'effet, pour réſoudre, ramollir & diſſiper la dureté; néanmoins, ſi peu qu'ils puiſſent faire, ils en font toujours aſſez, lorſqu'ils ſont joints à l'uſage des remèdes internes, ce qui fait plus que tous les topiques; de manière que j'en ai tiré aſſez d'avantage, puiſqu'avec l'uſage des bols fondans, & quelques purgations, la dureté s'eſt diſſipée au bout de trois mois.

Le 8 du mois de Juin, cette femme étoit déja aſſez bien, elle eut ſes règles le quinze; c'étoit un ſigne ou une marque certaine d'un parfait rétabliſſement, & du bon état de la matrice. Enfin, au bout de quatre mois, elle fut en état d'agir comme avant l'accouchement, marchant ferme, & ſe portant très-bien.

REMARQUE.

J'ai vû en pareil cas ; c'est à-dire, d'un accouchement contre nature, comme celui-ci, qu'une Sage-femme pour trop violenter ou forcer, avoit déchiré & percé le fond de la matrice ; desorte qu'une partie des intestins passa à travers sa cavité ; il en paroissoit dehors de la longueur d'un demi-pied, qui étoit noire, tombée en gangrenne, & qui sortoit par la partie naturelle ; desorte que la femme ayant perdu beaucoup de sang, mourut quatre heures après cet accident.

XVI. OBSERVATION.

Femme en couche de deux enfans.

LE 28 Octobre 1742, je fus appellé pour une femme qui étoit en travail d'un second enfant, qui ne s'étoit pas présenté aussitôt après l'accouchement du premier, ce qui fit que la Sage-femme doutoit qu'il y en eut un autre, quoique le ventre de la femme fût assez gros. Elle resta deux heures sans sentir de douleurs, mais elles se renouvellèrent; desorte que les eaux percèrent, & le travail suivit. Le bras de l'enfant se présenta au passage & sortit. La Sage-femme le tira si violemment, qu'il se disloqua & se cassa, & engagea l'épaule dans le passage. Le bras devint noir & enflé, parce que l'enfant étoit vivant, & qu'il ne mourut que par la mauvaise manœuvre; desorte qu'elle fut cinq heures à faire souffrir la femme, ce qui occasionna de l'enflure, un gonflement, & de l'inflammation aux parties génitales externes, & beaucoup de douleur.

J'exposai aux assistans le mauvais état de l'enfant, & celui de la malade, afin qu'on n'attribuât pas à l'opération tout le mal que la Sage-femme avoit fait. Ensuite je repoussai le corps de l'enfant, le retournai, & le tirai par les pieds. Je tirai aussi les deux arrière-faix. Celui du premier enfant se détacha facilement; mais celui du second fut plus difficile à ôter, non seulement parce qu'il étoit adhérent, mais aussi parce qu'il se trouvoit renfermé comme dans une espèce de poche particulière que formoit la matrice par son resserrement, & parce qu'il étoit attaché à la partie supérieure, précisément sous la vessie. D'ailleurs, j'observai que la matrice varioit, & qu'elle rouloit dans le ventre comme une espèce de boule, à cause du relâchement de ses ligamens, qui s'étoient allongés par le tiraillement qu'avoit fait la Sage-femme.

Je recommandai à une femme d'appuyer doucement la main sur le ventre, pour contenir un peu la matrice, afin de pouvoir plus facilement détacher l'arrière-faix, sans endommager la matrice. J'en laissai néanmoins quelques petites parties qui étoient trop adhérentes, plutôt que de tirailler, ce qui tomba de soi-même en suppuration.

Cette femme après l'accouchement se trouva assez bien; elle eut une incontinence d'urine pendant quelques jours, à cause du relâchement du col de la vessie, qui avoit été comprimée dans le tems que l'épaule de l'enfant étoit dans le passage, & tiraillée par la Sage-femme. Pendant six semaines elle ressentoit comme si elle avoit dans le ventre une espèce de boule qui tomboit à droit & à gauche, quand elle se remuoit ; ce qui n'étoit qu'un gonflement de la matrice, causé par l'engorgement des vaisseaux, & qui étoit peu affermie, parce que les ligamens étoient relâchés, comme j'ai dit. Cet accident se dissipa dans la suite par le repos dans le lit, & par l'évacuation des vuidanges qui se fit bien. Elle eut aussi une fièvre de lait assez considérable, qui continua pendant huit ou dix jours, accompagnée de sueurs & de beaucoup de transpiration, ce qui se dissipa par la diète, la boisson, les lavemens, & l'usage des apozèmes amers. Je purgeai la malade deux ou trois fois sur la fin, desorte qu'au bout de deux mois, elle se leva, & se porta très-bien, sans se ressentir d'aucune indisposition, ainsi qu'il auroit pû arriver à la suite de cet accident.

REMARQUE.

En pareil cas ; c'est-à-dire, que la matrice s'étant trouvée roulante par le relâchement de ses ligamens, & l'arrière-faix adhérent, j'ai vû qu'une Sage-femme l'avoit arrachée, & tirée dehors. La matrice étoit retournée comme une poche, & l'arrière-faix y étoit encore attaché. Elle étoit dans le lit entre les cuisses de la femme, vis-à-vis la partie naturelle, grosse comme la tête, dure, rouge, ou avec inflammation ; le sang en dégouttoit tout autour, comme l'eau qui dégoutte d'un toit. La Sage-femme s'imaginoit que c'étoit un môle, ou un corps étranger qu'il falloit couper ; elle envoya chercher un Chirurgien pour le faire, ce qu'il refusa. La femme resta deux ou trois heures en cet état, & perdit presque tout son sang ; desorte qu'elle mourut un peu après que j'arrivai pour la soulager.

XVII. OBSERVATION.

Accouchement contre nature, perte de sang.

DAns le même tems je fus appellé pour une jeune femme qui avoit des douleurs pour accoucher, avec perte de sang, causée par le tiraillement du cordon. Cette femme avoit déja perdu assez de sang depuis vingt-quatre heures ; l'ouverture interne de la matrice étoit bien préparée, ouverte & amollie. L'enfant présentoit les pieds & les mains au passage.

Je fis placer la femme convenablement, je repoussai le corps de l'enfant, le tirai par les pieds, & ôtai le délivre; desorte que la perte de sang cessa presqu'aussitôt. L'enfant étoit vivant. Le cordon faisoit deux tours autour du col, ce qui l'avoit raccourci, & occasionné la perte; parceque l'enfant se remuant, & s'avançant dans le passage par le travail, & à chaque douleur que la femme avoit, ce qui ébranloit ou détachoit un peu l'arrière-faix.

Après l'accouchement elle fut attaquée d'une fièvre continue, qui venoit plutôt d'une plénitude d'humeurs qu'elle avoit, que de l'accouchement, qui néanmoins y contribua aussi, à cause du travail & de la perte, qui cause un grand dérangement dans les fonctions du corps, & du trouble dans le sang, en mettant les humeurs dans un mouvement déréglé.

La fièvre ne fut point considérable, ni de longue durée, par une disposition assez favorable de la nature, qui opéra presque d'elle-même, & avec peu de remèdes.

La malade avoit un mal de tête, beaucoup de chaleur, la bouche amère, & la langue chargée. Je la mis au bouillon, & à l'usage d'une ptisanne émulsionnée & nitrée. Je lui recommandai de boire abondamment, & de prendre des lavemens émolliens, avec le miel mercuriel. Le troisième jour je lui ordonnai des apozèmes amers. Elle eut beaucoup de lait & de vuidanges qui continuèrent de couler en rouge assez abondamment, jusqu'au huitième jour, Ensuite ce ne fut plus qu'une simple sérosité laiteuse.

La diète, l'abondance de la boisson, & les lavemens, ayant détrempé les humeurs des premières voies, elles s'évacuèrent, & passèrent par le bas, ce qui calma la chaleur & le mal de tête, & fit tomber la fièvre, qui cessa entièrement le douzième jour, L'estomac étant en meilleur état, la malade se sentoit avoir de l'appétit. Je lui permis la soupe à midi, & du ris le soir. Le lait s'évacua aussi en partie par le sein, par la matrice, & aussi par les sueurs, qui étoient assez abondantes dès le sixième jour. Les apozèmes contribuèrent aussi à faire tomber la fièvre. Les sueurs, dans la suite, suppléèrent encore à l'évacuation des vuidanges, parce qu'elles continuèrent toutes les nuits, jusqu'au dix-huitième jour ; & que, pendant le jour, la malade avoit beaucoup de transpiration.

Le douzième jour de la couche, comme l'évacuation des vuidanges n'étoit plus qu'une simple sérosité laiteuse, & que la fièvre étoit cessée, & parce que la malade se trouvoit assez bien, je la purgeai deux fois pour achever d'évacuer les humeurs des premières voies, & pour empêcher qu'il ne s'en portât dans le sang, ce qui auroit pû rappeller la fièvre : par-là j'achevai de rétablir la malade, la préservai de rechute, ou d'autre accident, qui auroit pû être occasionné par le lait qu'on ne sçauroit assez évacuer, lorsque la couche a été suivie de fièvre continue, & de plénitude d'humeurs.

Le vingtième jour, la malade eut un peu de mal de tête, je trouvai qu'elle avoit le pouls élevé, & qu'il y avoit de la plénitude, soit que cela vînt par le nouveau sang qui fermentoit avec l'ancien, qui, dans ce cas, en augmente le

volume,

volume, ou gonfle les vaisseaux. Je lui ordonnai une petite saignée du bras, mais la nature la prevint; c'est-à-dire, que le lendemain matin la malade eut ses règles, ce qui dégagea la nature, & dissipa le mal de tête, de manière que cette femme se porta ensuite très bien.

XVIII. OBSERVATION.

Travail prématuré & forcé, occasionné par de grandes douleurs dans la matrice.

Le 24 Février 1742, je fus appellé pour une femme qu'une Sage-femme avoit mise en travail, mal-à-propos, trois jours avant le terme accompli, parce que la malade sentoit des douleurs dans le ventre. L'enfant étoit mort depuis trois semaines. Elle avoit de la fièvre, beaucoup d'altération, & un grand mal de tête, accompagné de douleurs dans la matrice, qui se faisoient sentir par élancemens, ou comme, disoit-elle, si on lui donnoit des coups de lancette, ou qu'on la piquât avec des aiguilles, ce qui venoit de la plénitude générale du sang, & particulièrement d'un engorgement dans les vaisseaux des fibres charnues de la matrice, qui comprimoit & irritoit les nerfs, ou empêchoit les esprits de passer librement, & causoit les irritations ou les douleurs que la femme avoit, joint à ce qu'elle avoit le ventre constipé depuis plusieurs jours, qui augmentoit le mal de tête & aussi la fièvre, & causoit beaucoup de vents qui, pour l'ordinaire, font de fausses douleurs qui rejaillissant dans les reins, font naître les vraies douleurs de l'accouchement, & occasionnent ce qu'on appelle un travail prématuré, ou avant le tems.

J'examinai la malade, & l'ouverture interne de la matrice, je trouvai qu'elle étoit fermée, & qu'il n'y avoit aucune disposition pour l'accouchement, que c'étoit au contraire un travail forcé & prématuré de trois ou quatre jours.

Je la mis au bouillon, & la fis saigner du bras deux fois assez copieusement dans la journée, lui fis donner des lavemens émolliens & purgatifs, une potion huileuse calmante & carminative, & des émulsions. Je fis aussi appliquer sur le ventre une embrocation d'huile rosat, & une fomentation émolliente, deux & trois fois pendant le jour. La fièvre cessa, & les douleurs aussi, de façon que la malade dormit toute la nuit.

Le lendemain matin les douleurs se renouvellèrent un peu, je lui fis faire encore une troisième & copieuse saignée, ce qui les fit cesser d'abord. Ensuite les vraies douleurs pour l'accouchement se firent sentir sur le soir, le travail se déclara. L'ouverture interne de la matrice s'ouvrit, s'amollit, & se dilata, de façon que la femme accoucha très-promptement, avec peu de douleur, & en moins d'une heure.

REMARQUE.

On ne peut attribuer l'effet d'un accouchement aussi prompt & aussi heureux, qu'aux saignées & aux remèdes qui firent cesser la fièvre & dissiper les fausses douleurs; elles procurèrent les véritables, & détournèrent l'engorgement qu'il y avoit dans les vaisseaux de la matrice, qui comprimoit les nerfs, & qui occasionnoit des douleurs très-aigues; elles empêchèrent aussi que la femme n'accouchât avant le moment, pour ainsi dire, déterminé & fixé par la nature, ou avec la fièvre, ce qui auroit exposé la malade à un grand danger, ou d'avoir des convulsions. Je doute même qu'elle eût pû en échapper, si elle eût eu un travail aussi douloureux & aussi laborieux, qui n'auroit pas manqué d'arriver sans le secours des saignées, qui ont obvié à tous ces accidens ; de-sorte qu'après une suffisante évacuation du sang, les parties se trouvèrent plus dégagées, ou mieux disposées au travail ; c'est-à-dire, que la matrice pouvoit mieux se contracter, & l'orifice interne se dilater, & enfin procurer l'accouchement avec plus de facilité.

On est obligé quelquefois d'agir de même pour de certains accouchemens laborieux, & trop douloureux ; par ce moyen la femme souffre moins, on soulage la nature, on abrège le travail, & on évite bien des accidens qui pourroient arriver pendant & après l'accouchement.

La plénitude du sang, pendant la grossesse, a pû être la cause de la mort de l'enfant, parce que cette femme avoit négligé de se faire saigner deux ou trois fois, & sur-tout dans les derniers tems, ou à la fin du terme.

Enfin, l'accouchement n'eut aucune suite, comme j'ai dit, elle se leva au bout de six jours, & se porta ensuite très-bien.

XIX. OBSERVATION.

Accouchement contre nature, fièvre continue, dysenterie.

EN 1744, Son Excellence Madame la Comtesse de Pletemberg, née Princesse de Lamberg, me fit venir à Norckirchen, à deux lieues de Munster, pour l'accoucher.

Elle me pria d'aller voir la femme d'un Chasseur, qui étoit en travail depuis trois jours; les eaux s'étoient écoulées, la matrice étoit à sec, & l'enfant mort depuis cinq à six semaines qu'elle ne l'avoit senti remuer. Il présentoit le bras qui étoit hors du passage. Il étoit disloqué, cassé ou brisé en différens endroits, ce qui n'étoit arrivé que par la mauvaise manœuvre de la Sage-femme.

Je retournai l'enfant, & l'amenai par les pieds. Il étoit gangrenné & comme putrefié, l'arrière-faix aussi. Je m'apperçus, en le détachant, que la matrice rouloit dans le ventre comme une espèce de boule, à cause du relâchement de ses ligamens, qui avoient été tiraillés par la violence du travail, & le mauvais traitement de la Sage-femme.

L'enfant étoit si corrompu que l'épiderme ou surpeau étoit enlevée, desorte que la peau tomboit par lambeaux, & les muscles étoient comme putrefiés.

Cette femme avoit été attaquée de la fièvre pendant huit jours, avant l'accouchement, ce qui avoit été occasionné, non-seulement par la corruption du corps de l'enfant, mais aussi à cause de la plénitude d'humeurs qu'elle avoit. La fièvre devint maligne & putride ensuite de l'accouchement, & continua de même pendant trois semaines, accompagnée de dévoiement, de tranchées, de ténesme, de dysenterie, & de la suppression des vuidanges. Je mis la malade au bouillon, lui ordonnai le régime, & la fis saigner du bras quatre fois en trois jours. Je lui donnai l'ipécacuhana trois différentes fois, des apozêmes, de l'eau de ris ferrée pour boisson, lavemens, bols de thériaque, rhubarbe torréfiée, &c. Enfin, tout fut employé, ainsi que j'aurois fait pour une femme qui n'auroit point été en couche, puisqu'il n'y avoit aucune raison, ni accident qui en empêchât, ou qui obligeât d'agir autrement.

La malade eût beaucoup de sueurs qui firent cesser la fièvre le vingt-cinquième jour de la couche, desorte que la malade se trouvoit déja assez bien, quoiqu'avec le dévoiement, qui ne continuoit qu'à cause d'un reste d'acrimonie d'humeurs qu'il falloit corriger; c'est-à-dire, que les humeurs avoient été suffisamment évacuées par différentes voies, par les sueurs, les évacuations du ventre, ou le dévoiement, & par les purgations.

La malade étoit alors sans fièvre, elle avoit l'estomac assez bien disposé, ou bien préparé, ensorte que je la mis à l'usage du lait de vache, pour adoucir le sang, & achever de corriger lés humeurs. Elle en prenoit une chopine tous les jours le matin, dans sa chaleur naturelle, ou ſortant du pis de la vache, ſans être bouilli; elle en continua l'uſage pendant quinze jours, & obſerva un bon régime, de façon que le dévoiement s'arrêta. Néanmoins je lui fis encore continuer le lait pendant trois ſemaines, après quoi la malade ſe rétablit, prit de l'embonpoint, & ſe porta très-bien.

REMARQUE.

J'ai toujours tiré beaucoup d'avantages de la ſaignée du bras pour les femmes en couches, comme j'ai dit ailleurs, plutôt que de celle du pied, lorſqu'elle eſt faite à tems, ou convenablement aux accidens, parce qu'elle ne dérange point les évacuations ſéreuſes de la matrice; au contraire, elle les entretient, & elle les procure en rouge aſſez ſouvent; de même que nous voyons tous les jours que la ſaignée du bras détermine l'évacuation des règles aux filles ou aux femmes auxquelles il en arrive quelque dérangement, ſurtout lorſque cela vient par une trop grande plénitude du ſang, & particuliérement dans les vaiſſeaux de la matrice; la ſaignée du bras, qui eſt révulsive à cet égard, diminue la plénitude générale, & dégage les vaisseaux utérins, elle attire le sang vers les parties supérieures, & fait qu'il circule plus facilement, & qu'il passe plus aisément par les vaisseaux de l'uterus; desorte que j'ai vû assez souvent, qu'après avoir saigné du bras des filles qui avoient un dérangement ou un retardement de leurs règles, elles ont paru le même jour, le lendemain, ou deux jours après la saignée, & qu'il en arrive de même aux femmes en couches; c'est-à-dire, que cette saignée leur a procuré l'évacuation des vuidanges qui avoient cessé quelques jours auparavant, & occasionné un peu de fièvre; qu'elle faisoit un meilleur effet que n'auroit pû faire, ou qu'on n'auroit pû espérer de la saignée du pied. Que s'il arrive qu'on soit obligé d'en venir à la saignée du pied, qui est quelquefois nécessaire, à cause de quelque indisposition particulière dans le cerveau, ou parce que l'évacuation utérine n'a pas suivi de près la saignée du bras, ou qu'elle n'a pas assez soulagé la malade, j'ai trouvé que la saignée du pied faisoit toujours un meilleur effet, lorſqu'elle étoit précédée de la ſaignée du bras. J'ai remarqué auſſi que c'eſt pour cette raiſon que pluſieurs Médecins de Paris, très-habiles, ne faiſoient jamais faire la ſaignée de la gorge ou de la jugulaire, pour les maladies qui attaquent particulièrement le cerveau ou la gorge, qu'auparavant elle n'eût été précédée de pluſieurs ſaignées du bras ou du pied, afin de ne pas occaſionner un plus grand embarras, ou plus d'engorgement dans les vaiſſeaux de la partie affligée.

Nota.

Il eſt vrai qu'une ſimple ſaignée du bras ne procure pas toujours l'évacuation des règles aux filles ou aux femmes qui en ont beſoin, parce qu'il ſe rencontre ſouvent une autre indiſpoſition de plénitude d'humeurs, qui fait qu'on doit auſſi avoir recours à d'autres remèdes, tels que les purgatifs, les hyſtériques, la ſaignée du pied, & particulièrement les vomitifs, qui opèrent preſque toujours avec ſuccès dans cette maladie, étant ſoutenus des autres remèdes.

Ce cas particulier peut auſſi ſe trouver joint avec celui d'une femme en couche, ce qui fait qu'on doit agir ou se conduire selon les circonstances & les accidens ; c'est à nous à tâcher de les bien connoître, afin de mieux réussir, & autant qu'il est possible, puisque dans les maladies, il arrive assez souvent qu'on ne réussit pas, parce que la cause n'étant pas assez connue, ou restant cachée, les accidens sont insurmontables.

XX. OBSERVATION.

Travail prématuré de six semaines, ou forcé avant le tems.

LE 18 Juin 1744, je fus voir une femme qui avoit des douleurs de ventre assez considérables. La Sage-femme la croyoit à terme accompli ; cependant elle n'étoit grosse que d'environ sept mois & demi, & l'avoit mise en travail pendant trois jours. La malade avoit des taches noires ou comme des meurtrissures sur le corps, par les efforts qu'elle avoit faits étant assise sur une chaise à bras. Il sortoit un peu de sang par la partie naturelle, qui venoit de la matrice, parce que l'arrière-faix étoit ébranlé & un peu détaché par le travail forcé.

Je l'examinai, & trouvai qu'elle avoit une grande altération, beaucoup de mal de tête, le pouls élevé & agité, le ventre tendu & fort douloureux, le visage rouge & enflammé, parce que le sang étoit agité par le travail & les douleurs, & parce qu'il y avoit de l'éréthisme & une grande chaleur. L'ouverture interne de la matrice étoit un peu ouverte & dilatée, ferme, assez épaisse & douloureuse.

Néanmoins, considérant l'état de la grossesse, ainsi que le genre des douleurs qui s'étendoient dans tout le ventre, je reconnus qu'il n'y avoit aucune disposition pour un vrai travail ; qu'au contraire, il étoit forcé & prématuré par de fausses douleurs, causées par des vents répandus dans le ventre, & par le travail. Les douleurs que la femme avoit aux reins, & dans les ligamens larges de la matrice, & en-devant dans les ligamens ronds, n'étoient qu'accidentelles, parce que les fausses douleurs rejailliſſent ou ſe communiquent aſſez ſouvent aux reins, & dans les parties que j'ai dit ; c'eſt pour cette raiſon qu'elles occaſionnent quelquefois les vraies douleurs de l'accouchement, ſur-tout quand il arrive qu'on a forcé la nature, ou qu'on fait travailler la femme mal-à-propos ou à contre-tems ; ainſi qu'on avoit fait à celle-ci, ce qui met la mère & l'enfant dans un grand danger.

Je fis mettre la malade dans ſon lit bien chaud, & la fis ſaigner du bras deux fois. Je lui ordonnai des lavemens émolliens & carminatifs, une ptiſanne émulſionnée & nitrée pour boiſſon, une potion huileuſe & carminative, j'y ajoutai auſſi les gouttes anodines, & la mis au bouillon. Je fis auſſi appliquer ſouvent des ſerviettes chaudes ſur le ventre, qui étoit fort douloureux ; par ce moyen les douleurs ſe calmèrent, & la malade dormit toute la nuit.

Le lendemain j'appliquai ſur le ventre une embrocation d'huile roſat, avec une fomentation émolliente, & du vin aromatique dans la ſuite, pour fortifier les parties.

Le troisième jour je lui fis prendre deux onces de manne avec autant d'huile d'amande douce, & encore dans la suite, ce qui fit cesser tous les accidens, & empêcha qu'ils ne se renouvellassent. Néanmoins j'obligeai la malade de garder le lit pendant huit jours; ensuite elle se leva, se portant bien, & agissant à son ordinaire; desorte qu'elle n'accoucha que six semaines après, très-heureusement, & en moins d'une heure, & se porta ensuite très-bien.

XXI. OBSERVATION.

Fausse-couche.

Le 20 Août 1743, je fus appellé pour une femme grosse de deux mois, qui avoit depuis six jours des douleurs de reins; elle rendoit le sang par la nature, qui tomboit par caillaux de tems en tems. Je l'examinai; il y avoit un faux-germe dans l'ouverture interne de la matrice, qui étoit encore adhérent au fond. Je tâchai de le détacher & de le tirer; mais comme cela causoit trop de douleurs à la femme, je n'ôtai que ce que je tenois entre mes deux doigts, & laissai le reste qui tomba en suppuration dans la suite ; ensorte que la matrice se ferma aussitôt, & le sang cessa de couler.

La malade avoit un grand mal de tête, qui continua pendant huit jours, à cause de la quantité de sang qu'elle avoit perdu, & aussi parce qu'elle avoit le ventre constipé. Je lui fis donner des lavemens émolliens, & lui ordonnai des émulsions absorbantes, pour calmer l'effervescence du sang, & de la crême de ris dans son bouillon ; de façon que quelques jours après la malade se trouva assez bien. Comme les lochies avoient cessé de fluer dès le douzième jour, & qu'elle avoit aussi plus de forces, je lui donnai une médecine qui la purgea doucement. Ensuite elle se remit de jour en jour, & se porta très-bien.

Autre Exemple

Sur le même sujet.

Quelques jours après je fus voir une femme qui avoit un semblable accident, & me comportai de même pour le traitement.

Une partie du faux-germe qui étoit restée adhérente au fond de la matrice, suppura pendant deux mois, ensorte que cette femme appréhendoit qu'il ne lui en restât une infirmité ou un ulcère à la matrice, ainsi qu'il arrive quelquefois, quand la suppuration dure long-tems, ou qu'il se rencontre en même tems un vice particulier dans le sang, qui y donne lieu, ou à d'autres accidens. Je lui fis quelques remèdes, & la purgeai plusieurs fois, desorte qu'elle guérit parfaitement.

Quand l'arrière-faix se trouve adhérent, j'en fais de même que pour le faux-germe ; c'est-à-dire, que j'en ôte tout ce qui se peut détacher facilement avec mes doigts, sans tirailler, ni rompre ce que je tiens ; mais s'il arrive qu'il soit trop adhérent, je divise avec mes doigts tout ce que j'en peux ôter ; afin de n'en laisser que le moins qu'il se peut, ou que la superficie qui est attachée à la matrice, ce qui tombe en suppuration dans la suite, parce qu'en tiraillant, ou en voulant tout ôter, cela occasionne des accidens qui en empêchent la suppuration, & on risque aussi de blesser la matrice, ce qui est sans comparaiſon un plus grand mal, qui occaſionne des ulcères, des abcès, ou d'autres accidens encore plus fâcheux, ainſi que j'ai vû qu'il eſt arrivé à des femmes qu'une pareille manœuvre a miſes en grand danger.

XXII. OBSERVATION.

Sur une femme groſſe à terme, qui ſentoit déja de petites douleurs pour le travail, & qui tomba dans une cave à travers la trappe, &c.

EN 1752, je fus appellé à onze heures du matin, rue de la Tabletterie, à Paris, pour une Fruitière qui étoit tombée dans une cave à travers la trappe, étant groſſe de neuf mois, & ſentant déja de petits maux pour accoucher. Elle étoit jeune, aſſez replète, & fort ſanguine.

Sa tête avoit donné contre la muraille, au bas de l'eſcalier. On la releva auſſitôt, & on la porta dans ſon lit. Elle étoit ſans connoiſſance, ſans ſentiment, & ſans mouvement, le corps glacé, & preſque ſans pouls.

Je lui fis d'abord une forte ſaignée du bras, & lui fis avaler une cuillerée d'eau vulnéraire, & mettre tous les quarts-d'heure des ſerviettes bien chaudes ſur la poitrine, ſur le ventre, & aux jambes pour la réchauffer. Je fis couper ſes cheveux pour examiner l'état de la tête qui étoit remplie de contuſions & de groſſes boſſes, ſur le front & aux tempes. Je n'ouvris point les tumeurs, malgré leurs groſſeurs aſſez conſidérables, & la crépitation que j'y apperçus, ce qui n'étoit occaſionné que par l'air, & le ſang qui étoit extravaſé ſous le cuir chevelu. Je couvris la tête de compreſſes trempées dans de l'eau-de-vie camphrée, & appliquai un bandage aſſez compreſſif.

Au bout de deux heures je lui fis une ſeconde & copieuſe ſaignée, le pouls s'éleva un peu, la chaleur naturelle ſe ranima ; néanmoins elle ne recouvrit la parole & la connoiſſance que deux heures après ; c'eſt-à-dire, quatre heures après l'accident. Alors on lui donna un bouillon. Enſuite je lui fis donner deux lavemens émolliens & huileux, à cauſe des fauſſes douleurs qu'elle avoit dans le ventre & aux reins, occaſionnées par les excrémens & les vents. Je lui ordonnai une ptisanne vulnéraire, & une potion huileuse. On lui donna encore un lavement émollient sur le soir, avec du miel, ce qui fit évacuer assez de matières, dégagea le bas-ventre, & fit cesser les douleurs.

Je recommandai au mari de faire avertir la Sage-femme, par précaution, parce que je croyois que la malade accoucheroit dans la nuit ; ce qui arriva à onze heures & demie du soir, en deux ou trois douleurs. L'enfant étoit vivant, & saigna du nez aussitôt qu'il fut né, à cause de la commotion qui se fit dans le cerveau, & d'un engorgement dans les vaisseaux par la chûte de la mère, & que le sang circulant librement à cause de l'air & du mouvement du poumon, il se fit jour par le nez.

Il est certain que si cette femme, qui étoit fort sanguine, n'eut pas été saignée assez copieusement, l'enfant & la mère n'auroient pû en réchapper. Néanmoins il faut avouer que l'un & l'autre n'ont pû se tirer d'un si grand danger que par une Providence particulière ; desorte que l'accident de la chûte n'eut d'autre ſuite, après l'accouchement, qu'une grande échymoſe. Le ſang qui étoit épanché ſous la peau, & renfermé dans les tumeurs à la tête, s'extravaſa ſur la face, un peu dans les yeux, & ſur le col; de façon que cette femme avoit le viſage aſſez noir.

L'échymoſe ſe diſſipa néanmoins au bout de huit ou dix jours, par le moyen d'emplâtres d'onguent de ſtirax, & de l'eau-de-vie camphrée, que j'y appliquai tous les jours deux fois.

Enfin, l'accouchement ne fut ſuivi d'aucun accident, deſorte que la malade ſe leva, & fut parfaitement rétablie en douze jours, ſe portant très-bien, ainſi que l'enfant; deſorte qu'elle étoit déja en état de ſortir & d'agir, ce qui n'auroit pû ſe faire, ſi j'euſſe ſuivi la méthode ordinaire; c'eſt-à-dire, ſi j'euſſe ouvert d'abord les tumeurs à la tête, ainſi que le penſoit quelqu'un qui ſe trouva là par hazard dans le moment de l'accident, ce qui auroit fait une longue cure; enſorte que la malade auroit pû en avoir pour deux ou trois mois, ou peut-être davantage.

XXIII. OBSERVATION.

Suppression des règles à la suite d'une médecine qu'une Dame prit six semaines après sa couche.

EN 1742, M. Kirchbaume, Conseiller & Banquier à Dusseldorp, me fit appeller pour sa femme que j'avois accouchée d'un accouchement contre nature, il y avoit déja six semaines, dont elle s'étoit rétablie fort promptement. Elle n'avoit eu aucune sorte de fièvre par une bonne disposition de la nature, & à cause de la transpiration abondante & continuelle qui survint aussitôt après l'accouchement; desorte qu'au bout de huit jours elle étoit levée, & se portoit très-bien. Néanmoins je lui conseillai de prendre médecine à la fin de la troisième semaine. Elle ne suivit pas mon avis, & voulut attendre que les six semaines fussent passées.

Vers ce tems, & continuant de se bien porter, elle consulta un Médecin, qui lui conseilla de prendre des pillules de Stahl pour ſe purger, & lui aſſura que ce remède étant hyſtérique & purgatif, il n'étoit point contraire à l'évacuation des règles, ni des vuidanges aux femmes en couches, ce qui fit qu'elle le prit avec confiance. Il lui en donna une douzaine; deſorte que deux heures après elle s'apperçut, pour la première fois, de l'évacuation de ſes règles, après ſon accouchement.

Elle crut d'abord que c'étoit un bon effet du remède, ainſi que le Médecin le lui avoit aſſuré; mais il s'en fit une ſuppreſſion ſubite & un reflux auſſitôt que la médecine eut commencé d'opérer, ce qui fut ſuivi d'accidens très-fâcheux à la matrice, dans le ventre, au cerveau, & dans la poitrine. La médecine la fit aller ſept à huit fois aſſez copieuſement; de manière que cette Dame fut tout d'un coup attaquée de vapeurs, d'oppreſſion, de mal de tête & de mouvemens ſpaſmodiques dans les nerfs de la matrice & dans le bas-ventre, accompagnés de tranchées. Les mouvemens ſpaſmodiques ou convulſifs dans la matrice étoient ſi violens, qu'on voyoit ſoulever la couverture du lit. Il ſurvint auſſi de la fièvre, & un embarras dans la tête.

Je la mis au bouillon, & la ſaignai du pied d'abord ; je lui ordonnai une potion antiſpaſmodique & hyſtérique, & une priſanne émulſionnée, j'y ajoutai le ſel ſédatif d'Homberg, & fis appliquer ſur le ventre une embrocation d'huile roſat, & une fomentation émolliente trois fois par jour, parce qu'il étoit gonflé & douloureux, & lui fis donner tous les jours deux lavemens émolliens & hyſtériques.

Le lendemain je la ſaignai une ſeconde fois du pied, & lui donnai un vomitif qui opéra aſſez, & avec ſuccès, deſorte que la tête ſe débarraſſa par les ébranlemens & les ſecouſſes que ce remède procure, & parce qu'il facilite le cours des liqueurs dans les vaiſſeaux, & des eſprits dans les nerfs ; enſorte que la malade ſe trouva beaucoup mieux.

Il lui reſta néanmoins une foibleſſe dans les jambes, occaſionnée par les vapeurs, ou affection des nerfs de la matrice, qui ſe communique dans les nerfs des extrémités inférieures. Enſuite je purgeai la malade pluſieurs fois avec de la caſſe dans du petit lait. Elle fut quatre mois à ſe rétablir de cet accident, parce que la matrice resta assez long-tems à reprendre son évacuation périodique. Cependant les plus grands accidens avoient déja cessé au bout de quinze jours, ce qui restoit se dissipa dans la suite par l'usage d'une potion calmante & anodine, la diète, les lavemens, quelques légères purgations, & l'usage des eaux minérales & des bains d'Aix-la-Chapelle.

Enfin, cette Dame ayant ses règles au bout de trois mois, se trouva encore mieux, desorte que cette évacuation se faisant bien le mois suivant, elle se remit parfaitement, & n'eut plus aucun accident, ni aucun reliquat de cette maladie.

REMARQUE
sur le même sujet.

J'ai vû de jeunes filles attaquées de semblables accidens ; c'est-à-dire, de convulsions, de mouvemens spasmodiques & de vapeurs, pour avoir mis les mains dans l'eau froide ou glacée, en lavant du linge, dans le tems qu'elles avoient leurs règles, ce qui en avoit occasionné la suppression d'abord.

On voit aussi que cela arrive à d'autres

tres

tres par un saisissement, une peur, un mouvement de colère, ou une joie subite, &c. maladies que j'ai vû traiter avec succès par les plus habiles Médecins de Paris. Les unes ont été parfaitement guéries en un mois, d'autres en six semaines.

REMARQUE

Sur le tems de placer la purgation avec succès, aux femmes en couches.

On ne doit pas purger indifféremment, pour la première fois, les femmes en couches ; il y a des précautions à prendre, afin d'éviter différens accidens.

M. Mauriceau, le plus habile & le plus grand Praticien de son tems, conseille, avec raison, de purger les femmes en couches, dès la troisième semaine, en disant : » Qu'il ne sçauroit » s'empêcher de blâmer la mauvaise » coutume qu'ont la plûpart des femmes » mes accouchées, de ne se purger que » le trente-sixième ou le quarantième » jour de leurs couches, quoiqu'il arrive » qu'il y en ait auxquelles les règles ne » viennent que trois mois après qu'elles » sont accouchées. «

Néanmoins ſon avis eſt de ne pas attendre que les ſix ſemaines ſoient paſſées.

Le conſeil de M. Mauriceau eſt aſſûrément très-bon ; mais je penſe qu'il y a quelque exception à faire pour des cas particuliers qui ſe rencontrent aſſez ſouvent.

J'ai vû que des femmes pouvoient être purgées, avec ſûreté, dès le douzième jour de leurs couches, & même plutôt. Dans ce cas, j'obſerve ſi l'accouchée a rendu peu ou beaucoup de vuidanges, ſi elle eſt ſanguine, ou ſi les vuidanges ont flué de ſuite, & long-tems. Ces différences doivent être ſoigneuſement obſervées.

Si la femme n'eſt pas fort ſanguine, ou que les vuidanges n'aient coulé que fort peu de jours, ou qu'irrégulièrement pendant une ou deux ſemaines, je la purge au bout de la troiſième, après avoir examiné ou m'être informé auparavant du quantième, ou comment la femme étoit réglée avant ſa groſſeſſe ; ſi elle avoit régulièrement ſes règles tous les mois, ou ſi elle ne les avoit que tous les quinze jours ou toutes les trois ſemaines ; pour lors, je ſuis la route ordinaire de la nature, qui n'a pas coutume de s'en écarter, même dans le tems de la couche, pendant lequel tems elle devance le terme ordinaire de cette évacuation, plutôt que de le retarder.

Ainsi, c'est la manière dont l'évacuation de la couche se passe, joint au jour périodique des règles, qui avoit coutume d'être observé auparavant par la nature, qui me détermine à placer la médecine. Je l'ai toujours pratiqué avec succès ; desorte que j'ai purgé des femmes en couches, avec sûreté, dès le douzième jour, & même plutôt, parce qu'elles n'avoient eu que trois ou quatre jours d'évacuation de vuidanges. Elles auroient même pû l'être dès le sixième jour par cette raison. J'ai aussi été obligé quelquefois de le faire encore plutôt, pour quelques légères indispositions, & pour en prévenir de plus grandes. Enfin, j'ai trouvé des circonstances où il a fallu attendre sept à huit semaines, & davantage ; mais cela est assez rare.

Les femmes non en couches doivent aussi user de précaution ; c'est-à-dire, de ne pas prendre médecine vers le tems périodique de leurs règles, crainte de surprise, ou d'être prévenues par cette évacuation, afin d'éviter quelque accident.

Fin de la troisième Partie.

OBSERVATIONS DE MÉDECINE ET DE CHIRURGIE.

QUATRIÈME PARTIE.

MALADIES VÉNÉRIENNES.

Différentes manières de traiter les Maladies Vénériennes.

JE n'ai pas dessein de parler des maladies vénériennes en particulier, ni de la cure qui y convient, ce seroit m'écarter de mon sujet ; mais seulement de proposer mon sentiment touchant les inconvéniens de la cure par le grand remède, en procurant la salivation, ainsi que des avantages de celle qui se fait par extinction.

Par la salivation, le tems est limité, la quantité de mercure qu'on employe l'est aussi; les accidens sont évidens & fréquens. On ne peut l'administrer sans danger aux femmes grosses, aux nourrices, aux enfans, aux vieillards, & encore moins à ceux qui relèvent de grandes & longues maladies. Il arrive très-souvent qu'on n'est pas maître de prévenir ni d'empêcher qu'il ne vienne des accidens fâcheux dans la bouche & dans le bas-ventre : le malade maigrit, s'exténue & s'affoiblit. On voit tous les jours, dans les Hôpitaux & ailleurs, qu'après une seule friction, le malade vient dans une pleine salivation, & que cela arrive à d'autres pour avoir couché une nuit dans la Salle des vérolés; ce qu'on ne doit attribuer, selon le sentiment des plus habiles Praticiens, qu'à un vice scorbutique qui règne dans le sang; obstacle le plus grand pour la guérison; & cela diffère plus ou moins selon les tempéramens.

Il arrive de-là qu'un malade ne peut

ordinairement supporter que trois ou quatre frictions. Il est rare qu'il puisse en soutenir davantage, ou même qu'il en ait besoin de plus, pour lui procurer une parfaite salivation. C'est donc, tout au plus, six gros de mercure qu'il reçoit pour le traitement, & qui se trouve évacué en quinze jours ou trois semaines de tems, par la salivation.

De cette manière, la quantité de mercure n'est point proportionnée à l'ancienneté, ni à la gravité de la maladie. D'ailleurs, c'est toujours la même méthode, ou la même quantité de mercure qu'on donne pour les uns, comme pour les autres, ou trois semaines de tems pour toute la salivation & le traitement. On ne peut aussi être assuré de pouvoir continuer la cure toute la quinzaine, au même dégré de salivation, comme au commencement, parce qu'il arrive très-souvent qu'on est obligé de la cesser au bout de quelques jours, à cause des accidens fâcheux, ou des ulcères qui viennent au gosier & aux amigdales, qui sont si gonflées, qu'on craindroit d'exposer la vie du malade, s'il y restoit plus long-tems, ou à cause du flux de sang, des tranchées, & de la fièvre;

& dans ce cas j'ai toujours vû qu'on étoit obligé d'avoir recours à une voie plus douce pour finir le traitement.

Quelques-uns se servent de la panacée, d'autres de quelques frictions par extinction, & s'imaginent, par ce moyen, d'assurer la guérison du malade ; mais, au contraire, il arrive souvent qu'ils ne font que pallier la maladie, & que le malade se trouve dans un aussi mauvais état qu'il étoit auparavant.

En effet, en agissant de cette manière, quelle assurance peut-on avoir qu'un malade puisse être parfaitement guéri ? Ne doit-on pas, au contraire, être presqu'assuré qu'il ne l'est pas, ayant fait si peu d'usage de mercure, & l'ayant gardé si peu de tems ? Néanmoins on le croit bien guéri, parce que, comme j'ai dit, les accidens de la maladie ont disparu, & que le malade se reposant sur l'assurance qu'on lui donne d'une parfaite guérison, demeure tranquille. Cependant, le mal qui n'est que pallié, fait du progrès, travaille sous œuvre, & repatoît plutôt, ou plus tard, sous les mêmes symptômes, ou sous les apparences d'autres maladies qui arrivent dans la jeunesse, ou qui se montrent dans un âge plus avancé ; & ce qu'il y a encore de plus fâcheux dans ce cas, c'est que le malade & le Médecin ne se doutant pas de la cause de la maladie, on n'y fait aucun remède, ou si on en fait quelques-uns, ils sont sans effet, & le malade n'en reçoit aucun soulagement ; si, au contraire, on vient à s'appercevoir de la cause, il arrive très-souvent qu'on n'en peut tirer aucun avantage pour le malade, parce qu'il se rencontre quelquefois des circonstances qui font qu'on ne peut y remédier comme il le faudroit ; ou bien il arrive, encore plus souvent, qu'on attribue le mal à toute autre cause de maladie ; la véritable demeurant cachée, le mal fait du progrès, il devient incurable, fait périr le malade, ou le force à traîner une vie languissante le reste de ses jours. Le moins qu'il puisse encore arriver au malade, quand il est manqué, c'est de communiquer à sa famille, ou à d'autres, un vice dans le sang, qui, de personnel, devient héréditaire ou général, ce qui ne doit pas être regardé comme une chose de peu de conséquence, à cause des suites fâcheuses qui en résultent.

S'il arrive, au contraire, que les accidens aient reparu suffisamment pour faire juger du besoin que le malade a de repasser par les remèdes, deux, trois, & quelquefois jusqu'à six ou sept fois, comme j'ai vû qu'il est arrivé, c'est toujours avec aussi peu de succès que la première fois; la cure n'étant point proportionnée à l'état de la maladie, ni conforme au tempérament du malade, il est presque toujours manqué.

D'ailleurs, si les mêmes accidens reparoissent encore quelques tems après une ou plusieurs cures, on s'imagine souvent, très-mal-à-propos, que le malade n'est dans ce cas, que parce qu'il s'est exposé de nouveau dans l'occasion de gagner du mal. Il est vrai que quelques-uns peuvent y donner lieu; mais plusieurs, qui n'ont rien à se reprocher, devroient plutôt se plaindre de n'avoir pas été traités convenablement à leur état, ou à leur tempérament.

Quelle difficulté un malade ne trouve-t-il pas pour boire abondamment de la ptisanne, ayant la bouche remplie d'ulcères? Il ne peut néanmoins être guéri sans cela. Comment lui faire prendre des médecines, ou le faire vomir, ayant le mouvement de la mâchoire gêné, la langue épaisse & douloureuse ? En quel état se trouve un homme qui est quinze jours sans dormir ? Combien perd-t-il de ses forces, & altère-t-il son tempérament ? Peut-il en cet état soutenir, avec succès, un traitement, que les forces d'un homme robuste & en santé, pourroient à peine supporter ? La nature, les fonctions de l'œconomie animale affoiblies, peuvent-elles assez agir de concert avec le remède, pour se délivrer d'un ennemi qui l'accable quelquefois depuis de longues années, & souvent depuis la naissance ?

La seconde manière de traiter la maladie vénérienne par le grand remède; c'est-à-dire, l'application du mercure en frictions, par extinction, me paroît plus sûre, plus douce, la moins gênante, & nullement susceptible d'accidens. Elle se fait sans danger pour les vieillards, comme pour les jeunes gens; pour les femmes grosses, comme pour les nourrices; pour les enfans, comme pour ceux qui relèvent de grandes & de longues maladies, si le cas & les circonstances l'exigent.

On peut la cesser, la prolonger; & employer autant de mercure qu'il est nécessaire, selon l'ancienneté de la maladie, les forces & le tempérament du malade, puisqu'il est vrai que cette cure ayant une fois été réglée & administrée comme il faut, on ne voit jamais qu'on ait été obligé de la recommencer, pour avoir manqué de guérir radicalement le malade, du premier traitement.

De cette manière le mercure roule, & demeure long-tems dans le sang; il agit paisiblement, sans fatiguer, ni troubler la nature; il ne dérange & n'altère point les fonctions de l'œconomie animale; il agit, & passe par les glandes cutanées; il pousse & chasse l'humeur peccante à la circonférence du corps, & l'évacue en excitant plus de transpiration & les sueurs; desorte que le mercure agissant puissamment & paisiblement dans toutes les glandes, il procure, non-seulement par lui-même, mais aussi par le moyen des purgations, & l'abondance de la boisson, l'évacuation des humeurs. Ces dernières entraînent & charient aussi avec elles le vice dominant de la masse du sang, non-seulement par la voie des selles, mais aussi par l'évacuation des urines qui sont très-abondantes, & qui se trouvent fort chargées d'humeurs.

J'ai traité de cette manière quelques malades qui rendoient tous les jours, par la voie des urines, assez d'humeurs de mauvais caractère; desorte que tous les jours il s'en trouvoit dans le pot la hauteur de deux ou trois travers de doigts, & cela pendant quinze jours ou un mois, ce qui est occasionné par la dépuration du sang & le dégorgement des glandes, qui se fait paisiblement la nuit & pendant le sommeil.

J'ai aussi remarqué qu'à mesure que la cure s'avançoit, & que le sang du malade se bonifioit, sa santé augmentoit, & son tempérament se fortifioit; de manière qu'en sortant des remèdes, il étoit plus replet, plus robuste & plus vigoureux qu'avant d'y entrer, ce qui n'arrive jamais & ne peut se faire par la salivation.

La cure qui se fait par extinction, non-seulement corrige, détruit, chasse & évacue le vice vénérien par différentes voies, mais aussi procure en même tems, comme j'ai dit, l'évacuation des humeurs excrémenteuses superflues & inutiles du corps, qui entraînent aussi avec elles la plus grande partie du mal vénérien, puisqu'il est vrai qu'il est répandu dans tout le corps, & mêlé avec toutes les humeurs, de quelque nature qu'elles soient, ce qui altère leur qualité, & empêche qu'elles ne puissent servir à l'usage auquel elles sont destinées.

Le vice vénérien s'évacuant, comme j'ai dit, par les mêmes voies que les humeurs ; c'est-à-dire, par les sueurs, & par la transpiration abondante qui se fait aussi intérieurement, par les urines, & par les glandes des intestins, qui sont les voies naturelles de la nature, il procure une évacuation considérable d'humeurs, particulièrement par les selles, qui sont plus ou moins abondantes pendant deux ou trois mois, ou davantage, selon le cas & la nécessité, ou selon que l'exigent les circonstances de la maladie. Il arrive de-là, que les humeurs générales, & toute la masse du sang se trouvent corrigées, & comme renouvellées, & que le suc nourricier étant de meilleure qualité, plus abondant, & les sécrétions se faisant mieux, ainsi que toutes les fonctions de l'œconomie animale, il faut, de toute nécessité, que le malade se trouve avoir plus de vigueur, de force & d'embonpoint qu'auparavant.

Par la salivation, le vice vénérien s'évacue seulement avec la salive par la bouche, ce qui est une voie forcée & nuisible ; mais les humeurs générales demeurent cantonnées dans différentes parties du corps, dans les viscères, dans les glandes & dans les vaisseaux. Le malade ne prenant point de sommeil, il n'est pas étonnant qu'il maigrisse, qu'il s'affoiblisse, qu'il perde de ses forces, & que son tempérament s'altère. D'ailleurs, il ne se fait point d'autres évacuations que celles qui se font par la bouche ; on ne travaille qu'à procurer & à entretenir la salivation, parce que toutes autres évacuations qui se feroient, ou qu'on procureroit par ailleurs, y seroient contraires. Ainsi, de cette manière, le vice vénérien ne s'évacuant qu'avec la salive, les humeurs restant dans les glandes, & ailleurs dans le corps, il est certain que la masse du sang s'en trouve presqu'aussi chargée après le traitement, que si le malade n'eût point été traité.

Or je demande, s'il est possible que cette mauvaise supefluité d'humeurs qui reste pendant, & après le traitement, ne se trouve encore altérée, viciée, & chargée d'une partie ou d'un reliquat de vice vénérien. Il est donc certain que la cure du grand remède, qui se fait par extinction, n'expose point le malade, qu'elle est moins gênante & moins douloureuse, plus sûre & plus efficace que celle qui se fait par la salivation. En effet, par cette dernière voie, ces sortes de malades font, en hiver, leurs affaires dans leur chambre ; en été, ils peuvent sortir très-souvent. Cette cure s'accommode si bien à toutes sortes de températmens & d'âges, qu'on la fait sans danger d'altérer la santé, ni le tempérament de ceux à qui elle convient, pour toute autre raison que pour cause de maladie vénétienne ; bien au contraire, il est sûr qu'ils ne s'en trouvent point incommodés, & qu'ils en tirent presqu'autant d'avantages que ceux pour qui elle doit, de nécessité, être employée, & cela est si vrai, que les plus habiles Maîtres en Médecine & en Chirurgie, conviennent, comme moi, que la cure du grand remède, doit quelquefois être mise en usage, dans de certains cas, pour la guérison de toute autre maladie, que celle pour laquelle ce souverain remède est particulièrement destiné.

Malgré tout ce que j'ai pû avancer, & dont j'ai fait l'expérience, je laisse aux habiles Praticiens à décider laquelle de ces différentes manières de traiter & de guérir la grande maladie vénérienne, mérite la préférence ; mais je pense que je ne me désisterai jamais de l'usage des frictions par extinction, non-seulement parce que cette méthode m'a toujours réussi, mais aussi parce que je la crois la plus efficace & la plus sûre, pour les raisons que j'ai dites.

Enfin, je dois cette reconnoissance à celui qui, le premier, l'a proposée & mise en usage avec succès, & je ne le peux faire plus dignement, qu'en publiant une partie des grands avantages que j'en ai tirés, pour des maladies vénériennes très-invétérées, désespérées ou abandonnées.

I. OBSERVATION.

Sur une maladie vénérienne de vingt-cinq années, accompagnée de fièvre maligne vermineuse, de gangrenne des parties génitales, & de plusieurs grands accidens.

LE 30 Janvier, je fus appellé pour M. le Baron de * * *, âgé d'environ cinquante ans. Il gardoit le lit depuis trois semaines, à cause d'une enflure des bourses, à la suite d'une maladie vénérienne de vingt-cinq années, & d'une gonorrhée qui avoit été négligée & mal traitée depuis quatre mois.

Les Médecins avoient fait appliquer sur les bourses des fomentations répercussives : ils croyoient que cet accident n'étoit simplement occasionné que par la suppression du flux hémorrhoïdal ; ils firent aussi saigner au pied le malade, & appliquer des sangsues sur les bourses. Ces remèdes, au lieu de le soulager, augmentèrent la douleur & l'inflammation des parties ; de manière qu'il s'éleva des phlictaines sur le scrotum, la gangrenne s'y manifesta, & gagna le périné jusqu'à l'anus; enfin, les bourses étoient plus grosses que la tête d'un homme.

J'examinai le malade, je trouvai qu'il avoit été négligé, que les Médecins s'étoient trompés, & qu'ils n'avoient point connu la maladie. Le malade voyant que je m'appercevois bien de la cause du mal, me fit l'aveu & le détail de ce qui lui étoit arrivé, & me dit qu'il y avoit vingt-cinq ans qu'il avoit gagné du mal vénérien; c'est-à-dire, une gonorrhée, des chancres au prépuce, & un poulin qu'on avoit dissipé par résolution, que les chancres avoient toujours subsisté depuis qu'il avoit eu une dartre au visage qui avoit disparu après avoir passé trois fois par le grand remède, à la manière ordinaire; c'est-à-dire, par la salivation; que malgré cela, l'écoulement & les chancres avoient subsisté; que depuis quatre mois il avoit gagné une seconde gonorrhée, qu'on avoit tâché d'arrêter par des injections.

Je dis au malade que son état étoit dangereux, & qu'il falloit mettre ordre à ſes affaires, ce qu'il exécuta auſſitôt.

Je lui dis auſſi de faire venir en conſultation M. Genin, premier Médecin de l'Armée de M. le Maréchal de Maillebois, & M. Dupleſſis, Chirurgien-Major en Chef de l'Armée, qui étoient dans la Ville. Ils vinrent le lendemain matin, & examinèrent le malade. Après nous être conſultés, ils penſoient qu'il pourroit bien ne pas vivre encore trois jours; néanmoins ils furent de mon avis; c'eſt-à-dire, de faire ſur les bourſes pluſieurs grandes & profondes ſcarifications, ce que je fis dans l'inſtant. La gangrenne avoit fait un ſi grand progrès, que le malade n'en ſentit aucunes. Je les panſai, & les remplis de charpie imbibée dans l'eſprit de thérébenthine, & appliquai une emplâtre d'onguent de ſtirax, & des compreſſes trempées dans de l'eau-de-vie camphrée, bien chaude, chargée de ſel armoniac, & un ſuſpenſoir pour ſoutenir les bourſes & l'appareil, & en outre, un paquet de linge ſous les bourſes qui étoient fort peſantes, afin d'empêcher le tiraillement. Enſuite j'ordonnai au malade le régime, une ptiſanne ſimple, & le mis au bouillon.

Le lendemain après avoir levé l'appareil, je trouvai que la charpie étoit ſortie des plaies, & que les inciſions s'étoient affaiſſées & réunies. J'en fis une douzaine d'autres, ſans que le malade les ſentît, & panſai les plaies comme la veille.

Le quatrième jour la gangrenne avoit fait encore du progrès ſur le périné, j'y fis auſſi quelques petites ſcarifications, ou mouchetures. J'ordonnai au malade une potion cordiale animée, & une ptiſanne diaphorétique, avec le ſel de nitre antimonié, parce qu'il y avoit aſſez de tranſpiration, & pour l'entretenir. Le membre viril enfla, il y vint un long phimoſis & de gros chancres.

Le ſixième jour les plaies commencèrent à rendre un peu d'humidité, la ſéparation des parties ſaines d'avec la gangrenne commença à ſe faire. Les bourſes tombèrent en lambeaux. La ſuppuration s'établit, & devint très-abondante quelques jours après. Une partie des eſcarres étant tombées, la membrane vaginale du teſticule gauche fut à découvert, & formoit une eſpèce de poche aſſez conſidérable. Je l'ouvris. Il en ſortit une chopine de ſéroſité noire, puante & purulente. Le teſticule étoit fort gros & corrompu ; il y avoit aussi un abcès au milieu. Le lendemain je fis l'extirpation du testicule qui infectoit de puanteur. Le cordon spermatique étoit enflé, & gros comme le doigt jusqu'au dessus de l'anneau. J'y fis deux ligatures ; il se flétrit & s'affaissa ; de manière que deux heures après, le sang s'échappa sous la ligature. J'en fis une troisième qui réussit. Je m'apperçus que la gangrenne avoit creusé, que le mal travailloit sous œuvre, & qu'il sortoit beaucoup de matière par une ouverture qui s'étoit faite au périné ; desorte que l'urine de la vessie y passoit, ainsi que par l'anus.

Je trouvai que la vessie étoit percée de trois ouvertures par la gangrenne. L'une étoit située à la partie inférieure du col de la vessie, vis-à-vis les prostates ; l'autre, à la partie latérale supérieure du corps de ce viscère, elle donnoit passage aux urines dans l'aîne du côté gauche ; la troisième ouverture étoit à la partie inférieure du corps de la vessie, & perçoit l'intestin rectum, ce qui faisoit une ouverture de communication par laquelle la plus grande partie des urines s'écouloit & sortoit par l'anus ; il ne s'en faisoit aucune évacuation par l'urèthre.

J'enlevai un lambeau de chair pourrie, proche l'anus, qui s'étoit séparé par la gangrenne ; le périné tomba en mortification, & fut entièrement détruit. Les prostates furent découvertes, ainsi que les vésicules séminaires, qu'on voyoit facilement. Les plaies rendoient par différens sinus une grande quantité de matière virulente, verte & jaune alternativement, & d'une odeur si forte, qu'on s'en appercevoit à l'étage supérieur & inférieur de la maison, lorsqu'on ouvroit la porte de la chambre, & parce qu'on n'en pouvoit ouvrir les fenêtres, à cause du froid ; ce qui dura pendant trois semaines. L'infection ou la puanteur étoient si considérables, que le malade se trouvoit mal ou tomboit en foiblesse à chaque pansement, quoiqu'il flairât de l'eau des Carmes, & qu'il se bouchât le nez avec son mouchoir ; personne ne pouvoit rester dans la chambre que celui qui avoit soin du malade, & qui m'aidoit à le panser, quoiqu'on y brûlât du genièvre. J'étois aussi obligé de changer d'habit après le pansement ; de manière qu'après la seconde ſemaine, il me vint des ulcères au goſier, accompagnés de ſalivation, à cauſe des parties âcres & corroſives de la matière qui couloit des plaies comme des ruiſſeaux, & à cauſe des parties charnues putréfiées & gangrennées qui exhaloient comme une eſpèce de fumée qui s'élevoit & me montoit au goſier pendant le panſement; deſorte que j'étois forcé de la reſpirer, ce qui m'avoit communiqué & introduit dans le ſang des parties ſubtiles, âcres, putrides & corroſives par les vaiſſeaux du poumon, ainſi que par l'eſtomac. Je me délivrai néanmoins de cet accident en huit jours avec une ſaignée & deux purgations, & quelques autres remèdes dans la ſuite. Il eſt certain que j'ai beaucoup riſqué pour ma ſanté, & preſqu'autant que ſi j'euſſe traité ou panſé un peſtiféré.

Je continuai de donner au malade la potion cordiale, pour corriger la malignité, ranimer les forces, & fortifier le cerveau. Je lui ordonnai auſſi une ptiſanne deſſicative & ſudorifique, afin de procurer par la tranſpiration l'évacuation d'une partie de la malignité virulente, répandue dans le ſang, & mêlée avec les humeurs. Je lui fis donner

ner des lavemens émolliens & purgatifs pour entretenir la liberté du ventre, & lui ordonnai des apozèmes amers pour corriger les humeurs de la fièvre, occasionnée en partie par la suppuration & la dépuration du sang. La fièvre étoit accompagnée de frisson de tems en tems, & continuoit depuis la fin de la première semaine. Le malade avoit des mouvemens spasmodiques, parce que le genre nerveux étoit agacé par la putridité, l'âcreté & la malignité des humeurs. J'ajoutai aux apozèmes, de deux jours l'un, de la manne, de la casse & du tamarin dans les deux premiers verres le matin, afin de purger le malade, d'évacuer les humeurs, & d'abaisser la fièvre.

La partie des muscles du bas-ventre qui forme les anneaux, tomba en suppuration à la suite de l'inflammation des parties, & de la disposition gangreneuse qui gagna jusqu'aux flancs. La suppuration ayant détruit les anneaux, les intestins qui n'étoient point retenus, sortoient du bas-ventre de chaque côté à chaque pansement; desorte que j'étois obligé de les faire rentrer & de les assujettir par le bandage. La gangrenne gagna aussi jusques sur le coccix, & détruisit une partie des chairs des environs de l'anus.

Après la seconde semaine, la gangrenne ne faisant plus de progrès sur les parties génitales, l'inflammation & la disposition gangreneuse qui avoit gagné dans les flancs, s'étendit sur le pubis ; il se fit un dépôt considérable de matière dans cet endroit. J'y appliquai un cataplasme résolutif, aromatique & confortatif, de même que sur tout le bas-ventre, pour résoudre & dissiper les humeurs qui cherchoient à se fixer, où à faire quelqu'autre dépôt.

Je fis faire le cataplasme avec de la lie de bon & vieux vin rougé, les quatre farines résolutives, & les herbes aromatiques en poudre ; c'est-à-dire, du thym, de la lavande, de l'hyssope, de la marjolaine, de la petite sauge, bouillies ensembles pendant deux ou trois heures, & jusqu'à ce que les farines fussent bien cuites. Sur la fin de la cuisson, j'ajoutai de l'onguent de stirax, le populeum, l'onguent d'althea, & l'esprit de thérébenthine, du camphre & du sel armoniac, en suffisante quantité.

J'appliquai ce remède bien chaud deux fois par jour sur la partie à nud, ce qui fit dissiper en peu de tems la rougeur & la douleur sourde que le malade ressentoit dans la partie, ainsi que la disposition à la gangrenne.

Le dépôt de matière qui se forma sur le pubis, dans l'épaisseur des muscles, se manifesta en-dehors par une tumeur plate. Je l'ouvris ; il en sortit une pinte de matière blanche, & assez louable, parce que la gangrenne & la fièvre n'étoient plus si considérables, ce qui contribue beaucoup à donner à la matière un caractère de putridité. La matière s'évacuoit & passoit aussi à l'endroit des anneaux, & par plusieurs autres sinus, sous l'arcade des os pubis, qui s'ouvroient à côté de la racine de la verge, & aussi par d'autres au périné. L'épaisseur des muscles droits & les pyramidaux étoient consommés ; l'abcès pénétroit dans le bas-ventre ; la matière s'épancha dans la région hypogastrique, ce qui avoit aussi consommé le tissu cellulaire du péritoine qui enveloppe la vessie ; desorte que je pouvois porter aisément la main derrière la vessie.

La cavité du dépôt étoit presqu'aussi

grande que la cavité de la forme d'un chapeau. Je la remplis avec de gros bourdonnets de charpie, liés d'un long fil qui restoit en-dehors, afin de pouvoir les ôter, & qu'il n'en restât pas au fond. Je mis beaucoup de morceaux de linge fin, de la charpie brute, & des compresses par-dessus. Je pansai aussi les plaies d'à côté, & celles des parties génitales, avec un digestif animé, & appliquai un bandage. Ensuite je répandis par-dessus le tout de la meilleure eau-de-vie de vin du Rhin, bien chaude, camphrée, & chargée de sel armoniac, en manière de fomentation, ce que je continuai de faire tous les jours deux fois, pendant tout le tems que la gangrenne a subsisté.

La membrane élitroïde ou vaginale qui enveloppe le testicule droit, tomba aussi en suppuration. Le testicule étoit sain, & se trouvoit à nud. Il ne put être conservé, quoique je l'enveloppasse tous les jours deux fois d'un linge fin, trempé dans de l'esprit de thérébentine, à cause qu'il étoit continuellement couvert de matière; desorte qu'il se flétrit & tomba en mortification. Je l'amputai, ainsi que j'avois fait de l'autre. Ces deux castrations ne furent suivies d'aucun accident, excepté quelques petites tranchées pendant trois ou quatre heures, occasionnées par la ligature qui ne tomba qu'au bout de quinze jours.

Le membre viril fut couvert de très-gros & larges chancres, depuis la racine de la verge jusqu'au bout du prépuce, ce qui avoit paru dès la deuxième semaine de la maladie. Je les pansai avec l'onguent brun, ou le précipité rouge, mêlé avec du suppuratif, & mis par-dessus une emplâtre d'onguent de stirax. Le prépuce qui étoit très-gonflé & allongé, menaçoit de se corrompre ou de tomber en gangrenne, à cause de la quantité de gros chancres dont il étoit couvert. J'en fis l'opération, & mis le gland à découvert, parce qu'il y avoit des porreaux ou verrues qu'il falloit couper.

Quelques-uns diront peut-être : mais pourquoi n'a-t-on pas saigné le malade dans le cours de tous ces accidens ? En voici la raison ; c'est à cause de la gangrenne & de la disposition gangreneuse du sang, jointe à l'état de foiblesse où se trouvoit le malade qui n'avoit pas en apparence des forces assez suffisantes pour soutenir une maladie compliquée d'un si grand nombre d'accidens. Il est même ſurprenant qu'il ait pû les ſoutenir. Ils étoient d'une eſpèce à le faire ſuccomber à un ſeul, ſans une Providence particulière.

Ce fut ce qui nous engagea MM. Genin, Dupleſſis & moi, à rejetter la propoſition que nous fit le Médecin Allemand, de faire ſaigner le malade, le jour même de la Conſultation. Nous regardions dès-lors la ſaignée, non-ſeulement comme déplacée, mais auſſi comme mortelle.

La fièvre étoit beaucoup diminuée à la fin de la troiſième ſemaine, le progrès de la gangrenne avoit entièrement ceſſé. La matière n'étoit plus ſi abondante, ni de ſi mauvaiſe qualité qu'au commencement. Il eſt certain qu'il s'en eſt évacué plus de ſix pots pendant cinq à ſix ſemaines, & que la gangrenne & la fièvre avoient beaucoup contribué à augmenter ſon caractère de putridité & de malignité.

Je trouvai qu'alors on pouvoit travailler à remédier & à corriger le vice vénérien d'une manière palliative, en attendant que cela pût ſe faire plus efficacement dans la ſuite, ou lorſque le malade ſe trouveroit en état de ſupporter les remèdes. Les bords des plaies étoient durs, calleux & élevés, & ne purent se cicatriser qu'après que le sang fut corrigé.

Je mis le malade à l'usage de la panacée mercurielle, de l'æthiops minéral, & de la poudre de cloportes en bols.

En pareil cas je me sers aussi de l'onguent Napolitain composé, j'en fais prendre au malade deux ou trois fois la semaine, un gros chaque fois, fait au double de mercure. J'y ajoute quelques purgatifs appropriés, pour faire passer le mercure par le bas, & empêcher qu'il ne porte à la bouche, ce qui fait à peu près le même effet que le remède souverain de M. Belosté, avec lequel il a fait de si grandes cures.

Le trente-sixième jour de la maladie le malade fut attaqué de sueurs froides, la fièvre augmenta avec un peu de transport & d'agitation la nuit, accompagné de redoublement, de dévoiement, & d'une grande faim. Deux ou trois jours après, il lui vint de fréquentes foiblesses, des mouvemens spasmodiques dans les nerfs, des convulsions dans le visage & aux yeux, desorte qu'il avoit la vue égarée & le pouls intermittent. Le malade étoit en si grand danger qu'on en désespéroit, & moi-même je ne croyois pas le trouver en vie le lendemain; mais je fus extrêmement surpris, lorsqu'à mon arrivée on me montra un gros ver vivant, long d'un pied, qu'il avoit rendu dans la nuit, ce qui avoit occasionné tous les accidens qui étoient arrivés la veille & les jours précédens, parce que cet insecte avoit piqué l'estomac ou quelqu'un des intestins. Le malade ne l'eut pas sitôt rendu, que les accidens cessèrent. J'ordonnai au malade les remèdes convenables en pareil cas; desorte que quinze jours après, il en rendit un second qui étoit mort & aussi gros que le premier; ce qui fit cesser la faim & le dévoiement.

Le malade se trouva mieux de jour en jour. Je lui fis continuer pendant deux mois l'usage des remèdes anti-vénériens, comme auparavant.

Pendant ce tems le sinus de communication entre la vessie & le rectum, se ferma, & aussi celui du pli de la cuisse dans l'aine. J'y avois appliqué un petit trochisque de minium à l'entrée, pour fondre & détruire la callosité. Le sinus inférieur, vis-à-vis les prostates, se ferma de même. Les prostates furent couvertes de bonnes chairs, le périné se rétablit, & fut couvert d'une bonne cicatrice, ensorte que les urines prirent leur cours par la voie naturelle de l'urèthre. Les anneaux des muscles du bas-ventre se rétablirent dans leur intégrité, & continrent les intestins.

La plaie autour de l'anus, ainsi que celle au-dessus du pubis, se remplirent, se fermèrent, & furent bien cicatrisées. Les chancres du membre viril se dissipèrent entièrement, & il ne parut plus de porreaux sur le gland.

Enfin, toutes les plaies, trous & sinus se trouvèrent fermés & couverts d'une bonne & solide cicatrice au bout de trois mois. Néanmoins la cicatrice étoit un peu dure en quelques endroits, ce qui se ramollit dans la suite, par l'usage de quelques frictions mercurielles, par extinction.

Le malade se fortifioit de jour en jour, prenoit des forces, & se rétablit en peu de tems.

Dans la convalescence il lui vint une ébullition, & beaucoup de petits boutons sur le corps, accompagnés d'une grande démangeaison, que je regardai comme une suite & un bon effet de l'usage du mercure. Je lui fis une saignée du bras, le purgeai, & lui fis prendre pendant quinze jours, le matin, une pinte de petit lait avec de la casse, ce qui dissipa les boutons & la démangeaison.

Lorsque le malade fut rétabli assez, je lui proposai la cure du grand remède par extinction; mais comme il se trouvoit délivré, & hors de tout danger, il ne voulut point y consentir.

Je l'engageai néanmoins de faire venir & de consulter une seconde fois MM. Genin, Duplessis, & M. le Vacher, Chirurgien-Major-Consultant de l'Armée, & en chef de l'Hôpital Militaire de Besançon.

Ces Messieurs firent observer au malade qu'il devoit faire la cure du grand remède par extinction, & que s'il la négligeoit, il retomberoit dans les accidens & dans le même danger dont on l'avoit tiré si heureusement; que la cure ou les remèdes qu'on lui avoit fait, n'étoient que des remèdes palliatifs & relatifs à l'état dangereux & pressant où il s'étoit trouvé; qu'il falloit qu'il prît les bains, qu'on lui fît des frictions éloignées en petite dose, & pendant bien du tems; que le nombre des frictions pourroit bien être poussé jusqu'à une soixantaine, ou peut-être davantage; qu'il faudroit lui donner beaucoup de lavemens, & beaucoup de boisson; qu'on le purgeroit aussi de tems en tems, selon le besoin; que le traitement seroit continué aussi longtems qu'il seroit nécessaire, pour assurer sa parfaite guérison; que cela étoit nécessaire à cause de l'ancienneté & de la grièveté de sa maladie, qui avoit été compliquée de tant d'accidens.

Le malade se rendit, & convint d'entrer dans les remèdes.

Je le mis à l'usage du lait, de la viande blanche, & du vin en petite quantité. Au bout de quelques mois, il eut une santé si parfaite, & tant d'embonpoint, qu'il étoit méconnoissable.

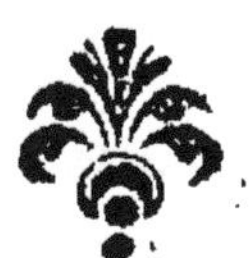

II. OBSERVATION.

Mal vénérien d'ancienne date, &c.

AU mois de Mars 1743, je fus consulté par un Officier de Cavalerie de l'Électeur Palatin, âgé de trente-cinq ans, attaqué de maladies vénériennes depuis douze ans.

Je l'examinai ; il avoit des ulcères assez profonds au gosier, qui avoient consommé une partie de la luette ; il avoit une voix rauque, des chancres au prépuce, une gonorrhée, un bourdonnement d'oreilles continuel, une grande chaleur dans la poitrine, qui l'empêchoit de dormir, une espèce de salivation ou de crachotement nuit & jour ; il avoit eu un poulin, qu'on avoit dissipé par résolution. Ces accidens ne s'étoient multipliés & aggravés qu'à mesure que le mal vénérien avoit fait du progrès par ancienneté, & aussi parce qu'il n'avoit pas été traité convenablement à son état, ni à son tempérament, qui se trouvoit affoibli, ainsi que sa fanté ; deforte que le malade avoit un vifage pâle, abattu, & un air fouffrant, il étoit épuifé & amaigri.

Il me dit que depuis douze ans, on lui avoit fait prendre beaucoup de mercure, en différens tems ; qu'il en avoit confommé plus de deux livres, fans avoir pû obtenir de guérifon, ni de foulagement ; au contraire, qu'il lui en étoit refté l'efpèce de falivation qu'il avoit. Soit que cela vînt auffi d'un vice fcorbutique, dont il eft vrai qu'il n'avoit aucun autre figne apparent, ou bien que cela fût une fuite du mal vénérien, d'un fang diffout, & d'une lymphe trop fluide, occafionnée, comme j'ai dit, par la quantité de mercure qu'il avoit pris ; je crois que cette raifon, jointe au mal vénérien d'ancienne date, avoit pû caufer cet accident, ainfi qu'une partie des indifpofitions que le malade avoit ; c'eft-à-dire, d'entretenir ou d'augmenter les ulcères au gofier, le mauvais état de la poitrine, & l'affoibliffement du tempérament, & enfin un grand dérangement dans les fonctions du corps & de la fanté.

Je lui confeillai de faire la cure du grand remède, par extinction, après toutefois les préparatifs nécessaires pour le mettre en état de la soutenir avec succès.

Je saignai & purgeai le malade, & le mis au lait pour toute nourriture pendant un mois, afin d'adoucir le sang, & de rétablir la poitrine. Je le purgeai encore une seconde fois, il se trouva mieux, & dormoit bien. Je le mis à l'usage de la viande blanche, & lui fis prendre les bains assez tempérés, & avec ménagement. Je lui ordonnai des bouillons amers & rafraîchissans; il prenoit aussi des lavemens tous les jours, ensorte qu'au bout de six semaines, j'employai les frictions mercurielles, par extinction; c'est-à-dire, que je fis passer le mercure par le bas, par la transpiration, & par les urines. J'administrai les frictions par petites doses, & avec ménagement, non-seulement parce qu'on lui avoit fait prendre tant de mercure en différens tems, mais aussi parce qu'il avoit beaucoup de disposition à la salivation, ce qui n'auroit pas manqué d'arriver sans ces précautions, ou de lui faire prendre tous les jours deux lavemens, & de le purger souvent, & de lui faire boire abondamment de la prisanne, parce qu'elle s'évacue en partie par la transpiration, par les sueurs, sur-tout la nuit, & par les urines, ainsi qu'il est arrivé.

Le malade, traité de cette manière, & fort doucement, pendant cinq mois, s'apperçut qu'à mesure que la cure avançoit, que le sang se bonifioit, & que la cause du mal se dissipoit, son tempérament se fortifioit, & profitoit de manière que sur la fin du traitement, il se trouva avoir gagné de l'embonpoint & des forces.

Enfin, je finis la cure comme je l'avois commencée; c'est-à-dire, par l'usage du lait, que le malade prit pendant un mois; de façon qu'au bout de cinq, il n'avoit plus aucunes des indispositions qu'il avoit auparavant. Il avoit bon teint, bonne voix, un certain embonpoint qui augmenta encore dans la suite. Il vint me voir un an après, parce que le Régiment passa à Dusseldorp; il étoit dans un état de santé si parfaite, & si replet, qu'à peine je le reconnus du premier abord.

III. OBSERVATION.

Gonorrhée virulente à une petite fille, âgée de cinq ans.

En 1744, une femme me vint consulter au sujet de sa fille, âgée de cinq ans, qui avoit une gonorrhée virulente, & de petits chancres à la partie interne des aîles de la vulve. La mère s'imaginoit que c'étoit une évacuation de fleurs blanches, ou un abcès dans le bas-ventre, qui s'évacuoit par la partie naturelle.

Je lui dis que ce pourroit bien être une maladie vénérienne. Cette femme retourna promptement chez elle, & interrogea sa fille, qui lui dit qu'on l'avoit mise sur une chaise, & qu'on lui avoit fait du mal dans la nature. La mère revint d'abord m'en rendre compte. Je fus aussitôt chez elle, & examinai l'enfant. Je trouvai ce que j'ai dit : l'enfant avoit la partie enflée, l'hymen déchirée, des chancres, & une gonorrhée virulente. La matière couloit assez abondamment, elle étoit puante, ſanieuſe & verte.

Je la fis ſaigner deux fois, & appliquai un cataplaſme anodin ſur la partie. Je lui ordonnai une priſanne deſſicative émulſionnée, la diète, & les remèdes convenables, proportionnés à l'âge & à la maladie. Enſuite je la purgeai pluſieurs fois, deſorte qu'au bout de deux mois, elle guérit parfaitement.

Je propoſai enſuite à la mère de faire prendre quelques bains à l'enfant, & de lui faire quelques frictions mercurielles par extinction, deux fois la ſemaine, pendant deux mois, toutefois d'une manière proportionnée à l'âge & à l'accident, parce que je croyois que cela étoit néceſſaire par précaution, & pour éviter des ſuites fâcheuſes dans un âge plus avancé. La mère ne voulut point y conſentir.

On ne doit pas s'imaginer qu'il ait pû ſe faire aucune introduction, & que cela ſoit néceſſaire pour communiquer le mal vénérien. Les parties étoient trop diſproportionnées. Il ſuffit aſſez que le virus ſoit éjaculé avec la ſemence à l'entrée du conduit de la nature, cela eſt plus que ſuffiſant pour donner la vérole, on n'en voit que trop d'exemples.

J'ai vû pareil accident à un enfant de deux ans & demi, & à un autre de trois.

IV. OBSERVATION.

Gonorrhée virulente.

UN Officier du Palatinat, âgé de trente ans, me vint consulter en 1745, pour une gonorrhée qu'il avoit depuis six ans, accompagnée d'une douleur sourde au col de la vessie, après avoir rendu l'urine ; la matière étoit jaune & verte alternativement.

Cette maladie avoit été mal traitée dès le commencement, & même dans la suite. Le malade se servoit d'une bougie de cire qu'il introduisoit tous les jours dans l'urèthre, à cause de quelques petites carnosités, & pour faciliter l'écoulement de la matière. Il rendoit les urines en manière d'arrosoir. On lui avoit fait prendre plusieurs fois des eaux minérales, &c.

Je commençai par lui interdire l'usage de la bougie, & lui ordonnai une saignée du bras, une diète blanche sans vin, & des lavemens. Je lui fis prendre une ptisanne adoucissante, légèrement apéritive, & le purgeai avec de la casse dans du petit lait. Je lui donnai tous les soirs un bol de thérébenthine avec la panacée & le baume de copahu. Il prit aussi des émulsions & le petit lait; je le saignai & purgeai une seconde fois.

Le malade ayant fait usage de ces remèdes pendant un mois, se trouva déja si soulagé, que la douleur qu'il sentoit après avoir uriné étoit dissipée. Il faut remarquer, comme je viens de le dire, que la maladie étoit ancienne, & que ce n'étoit pas là le premier accident de cette espèce qu'il eût eu. Comme il vouloit être assuré de son état, à cause des suites, je lui fis prendre les bains pendant quinze jours, & le purgeai pour la quatrième fois. Je lui fis faire des frictions mercurielles entre les cuisses, aux aines, & sur le périné, deux fois la semaine, pendant deux mois, & le purgeai souvent. Ensuite je le mis à l'usage d'une opiate astringente, balsamique, antivénérienne & purgative, & d'une ptisanne dessicative, avec la teinture d'antimoine, & lui permis de boire un peu de vin rouge à ses repas.

La matière de l'écoulement diminua, & devint de meilleure qualité. Elle n'avoit plus de mauvaise odeur; elle étoit blanche & épaisse. Le malade rendoit ses urines à plein canal. J'avois aussi appliqué sur le membre viril, à l'endroit de la carnosité, une emplâtre fondante pour l'amollir & la dissiper.

Remarque.

Le malade, avant cette cure, étoit d'une très-mauvaise santé, mélancolique, & sujet aux maux de gorge; il avoit toujours le ventre constipé, & ne pouvoit aller à la selle que par le moyen des lavemens, ce qui n'étoit occasionné que par l'épaississement de la lymphe dans les glandes des intestins, & le vice particulier qui régnoit dans le sang.

Je lui fis continuer l'usage de l'opiate, même après le traitement, pendant deux mois, afin d'assurer la guérison; de façon qu'après ce tems, son tempérament & sa santé se rétablirent très-parfaitement.

Il ne falloit pas moins de tems pour détruire à fond une maladie aussi ancienne, qui avoit vicié les humeurs, altéré la santé & le tempérament du malade,

& pour ne laiſſer aucun reliquat qui auroit pû, dans la ſuite, occaſionner de nouvelles indiſpoſitions.

Quant à la couleur de la matière, dans ces maladies, on ne doit pas trop s'y arrêter ; cela dépend aſſez ſouvent de la différence du tempérament, plutôt que de la malignité, ſur-tout parmi ceux qui ſont bilieux ou mélancoliques, auxquels la matière reſte jaunâtre ou verdâtre pendant long-tems.

Pluſieurs bons Praticiens de Paris aſſurent qu'il n'eſt pas toujours néceſſaire d'attendre que la matière devienne blanche, pour arrêter l'écoulement dans ces maladies. C'étoit le ſentiment de M. Petit. J'ai remarqué que cette couleur jaune ou verte ne changeoit entièrement, ou ne devenoit blanche qu'après avoir bien purgé le malade, purifié le ſang, & évacué à fond les humeurs bilieuſes & mélancoliques.

Je penſe néanmoins que c'eſt toujours mieux d'attendre, autant que faire ſe peut, que la matière ſoit devenue bonne & louable, avant que d'arrêter l'écoulement ; mais il eſt rare que cela puiſſe ſe faire en peu de tems, quoi qu'en diſent certaines gens qui entreprennent & se font fort de guérir ces sortes de maladies en quinze jours ou trois semaines. Je doute aussi qu'ils puissent répondre que le malade n'aura point de reliquat ou d'autres accidens de cette espèce dans la suite ; c'est pourquoi, si j'avois un conseil à donner, c'est de ne se point fier à leurs promesses.

V. OBSERVATION.

Sur le même sujet.

ETant à Paris en 1751, un Marchand de la Ville de *** me fit appeller pour une gonorrhée virulente & cordée, dont il souffroit beaucoup depuis huit jours, sur-tout la nuit dans les érections. La matière étoit assez abondante, verdâtre, & fort puante. Je lui fis les remèdes convenables ; il fut guéri au bout de six semaines.

Le malade étoit surpris de la manière dont cet accident lui étoit arrivé, parce qu'il se servoit d'un certain moyen qu'il regardoit comme un préservatif assuré contre le mal vénérien. C'est une espèce de gaine dont il se servoit depuis longtems dans ces occasions ; d'ailleurs il sçavoit qu'il n'avoit point fait d'introduction entière, & qu'il s'étoit retiré presqu'aussitôt.

Je lui dis qu'il ne devoit pas être surpris de ce qui lui étoit arrivé ; mais que je l'étois de ce qu'il n'avoit pas plutôt gagné la vérole, parce que le virus vénérien étant d'une nature très-subtile, il peut pénétrer assez facilement à travers les pores de cette peau, qui est aussi mince qu'une vessie, & qui se trouvant mouillée ou détrempée par l'humidité de la partie, relâche ou dilate les pores, de manière à laisser passer à travers des parties subtiles virulentes, qui, s'introduisant dans les vaisseaux, se mêlent d'abord dans le sang, ce qui est plus que suffisant pour communiquer le mal vénérien, la disposition particulière du tempérament y contribuant beaucoup ; desorte que le plus sûr préservatif, selon moi, c'est de ne point s'y exposer. L'expérience qu'il avoit faite, & ce que je lui dis, le déterminèrent à suivre mon avis.

VI. OBSERVATION.

Sur le même sujet.

UN jeune homme de Paris me vint consulter pour un écoulement de matière entre le gland & le prépuce, occasionné par un engorgement & un épaississement de l'humeur sebassée des glandes qui environnent la base du gland, par lesquelles le virus vénérien prenoit son cours, (ce que je nomme gonorrhée externe virulente, pour la distinguer de celle qui vient des prostates, qui est interne, & qui s'écoule par le canal de l'urèthre.)

Il y avoit rougeur, inflammation & douleur au gland & au prépuce. Le malade avoit eu un poulin un an avant, qui avoit été mal traité, & qui s'étoit dissipé par résolution.

L'écoulement de cette espèce de gonorrhée étoit aussi considérable que celui qui se fait par l'urèthre. La matière étoit jaune & verte alternativement; il n'y avoit point de chancres à la base du gland;

gland ; l'ouverture des canaux excréteurs des glandes n'étoit point ulcérée, mais seulement dilatée ; desorte que les glandes étoient dures, gonflées, & beaucoup plus grosses que dans l'état naturel ; en les pressant, il en sortoit beaucoup de matière.

J'y fis les mêmes remèdes que pour l'écoulement qui se fait par l'urèthre ; c'est-à-dire, saignées, prisanne, émulsions, le régime, des bols mercuriels, des purgations avec la casse & le petit lait, l'opiate astringente, balsamique, purgative & antivénérienne, comme celle dont je me sers pour la gonorrhée. Je recommandai aussi au malade de tremper le gland dans du lait tiède trois fois par jour, & de tenir relevé le membre viril sur le pubis, par le moyen d'une petite bande, quoiqu'il n'y eût point de phymosis ni de gonflement à l'extrémité du prépuce ; mais seulement afin de prévenir l'inflammation & l'enflure. Le malade se fit quelques petites frictions d'onguent Napolitain aux aines, & aux environs des parties génitales ; ensuite l'écoulement ou la matière devint blanche & louable, de bonne consistance & qualité ;

desorte qu'il fut guéri parfaitement. Les glandes du couronnement se dégonflèrent, l'inflammation se dissipa, les canaux excréteurs se resserrèrent, & l'écoulement s'arrêta.

Je conseillai néanmoins au malade de faire usage de la cure du grand remède par précaution, & pour plus de sûreté, avant de s'établir ou de se marier.

VII. OBSERVATION.

Sur le même sujet.

En 1751, un Garçon Marchand à Paris, me vint consulter sur un semblable accident. Il avoit un écoulement entre le gland & le prépuce, qui venoit des glandes de la base du gland par lesquelles l'humeur virulente de la masse du sang prenoit son cours.

Ce jeune homme avoit vû une femme qu'il croyoit saine, & qui en avoit aussi l'apparence. Elle croyoit même l'être effectivement, parce que son mari qui la voyoit, n'avoit aucun accident, quoiqu'elle fût néanmoins assez gâté pour communiquer du mal à d'autres, ainsi qu'il est arrivé. Quatre jours après l'acte, le jeune homme s'apperçut d'une légère inflammation au gland, & à la partie interne du prépuce, accompagnée d'un écoulement de matière blanche comme du lait, qui venoit des glandes de la base du gland. La matière qui étoit âcre, lui causoit beaucoup de démangeaison, ce qui se dissipa en un mois par une saignée, la purgation, & quelques rafraîchissans. Cet accident se renouvella néanmoins au bout de quinze jours, & continua environ un an. Le malade avant de venir me trouver, avoit consulté un des plus habiles Chirurgiens de Paris, qui lui conseilla de ne pas négliger de se faire guérir à fond.

Il vint chez moi ; je l'examinai, & trouvai ce que j'ai dit ci-dessus.

Comme il avoit dessein de s'établir, & de se marier, il me demanda ce que je pensois qu'il dût faire pour sa parfaite guérison. Je lui conseillai de faire usage du grand remède par extinction, pour plus de sûreté, ce qui parut lui faire plaisir, & m'avoua alors que M. Morand le lui avoit aussi conseillé.

Je commençai par le traiter des accidens externes, avant que d'en venir à la cure efficace, & lui ordonnai un bon régime. Il fut saigné & purgé deux fois. Je le mis à l'usage d'une prisanne dessicative émulsionnée, & lui dis de se bassiner la partie avec du vin astringent, & ensuite avec une légère eau de vitriol. Je lui fis prendre des bouillons amers & rafraîchissans. Ces remèdes servoient aussi en même tems de préparation pour le grand remède. Enfin je lui ordonnai une opiate astringente; desorte que cinq à six semaines après, il se trouva presque guéri, ou du moins le mal local étoit dissipé. Ensuite je lui ordonnai les bains, lui fis des frictions éloignées d'onguent Napolitain. Je le purgeai aussi de tems en tems; il buvoit beaucoup de ptisanne simple, & prenoit des lavemens très-souvent. Comme c'étoit en été, il pouvoit vacquer assez aisément à ses affaires; de manière que ses parens ne s'en apperçurent aucunement. Au bout de trois mois, je l'assurai qu'il n'avoit plus rien à craindre pour les suites. Il s'est marié, & s'est toujours bien porté depuis neuf ans que cela est arrivé.

VIII. OBSERVATION.

Espèce de gonorrhée externe, non-virulente.

Un Prince Allemand me fit venir chez lui pour me consulter, à cause d'un accident qu'il avoit à la base du gland; & pour lequel un Chirurgien-Major d'un Régiment François lui conseilloit, ainsi qu'à la Princesse sa femme, de passer le grand remède par la salivation.

Je l'examinai. Il avoit une légère inflammation & suppuration aux glandes sebassées de la base du gland, qui étoient gorgées sans ulcération; desorte qu'en les pressant il en sortoit un peu de matière jaunâtre & épaisse. Je considérai que cet accident ne venoit que d'une grande chaleur & d'une plénitude d'humeurs, sans cause vénérienne. Il avoit aussi une ébullition ou des boutons sur le corps. Les glandes ciliaires des paupières étoient gorgées, elles rendoient une espèce d'humeur ou de chassie.

épaisse, qui venoit de la même cause, c'est-à-dire de l'épaississement de la lymphe dans les glandes ciliaires & cutanées de l'habitude du corps, qui occasionnoit les petits boutons.

Le Prince fut saigné & purgé deux fois. Je le mis à l'usage du petit lait avec de la casse, & lui ordonnai des bouillons amers & rafraîchissans, avec une ptisanne dessicative. Je lui dis de baigner le gland dans du lait tiède, & ensuite de le bassiner avec du vin chaud, légèrement astringent. Je lui interdis l'usage du vin. Les humeurs étant corrigées & évacuées, tous les accidens cessèrent en quinze jours, sans aucune récidive depuis douze ou quinze ans.

Je visitai & examinai la Princesse ; elle n'avoit aucune indisposition, ni accident de maladie vénérienne ; néanmoins on avoit résolu de lui faire essuyer le même traitement qu'au Prince son époux.

Pour les assurer ensuite de leur état, & que je ne m'étois pas trompé, je priai le Prince de consulter les plus habiles Médecins ou Chirurgiens de Paris. On lui répondit de ne point faire d'autres remèdes que ceux qu'il avoit déja faits.

J'ai guéri aussi parfaitement, & en un mois, un Conseiller, âgé de soixante & quinze ans, qui avoit une rougeur ou suppuration assez considérable aux glandes de la base du gland, ce qui venoit de la même cause que j'ai dit ci-dessus.

Cet accident n'est pas rare, j'en ai guéri plusieurs de la même manière.

Il arrive quelquefois que des malades s'adressent à des gens peu expérimentés, ou qui manquent de bonne foi, & qui passent les malades par le grand remède sans nécessité. Quelquefois il arrive aussi que l'on traite légèrement ceux qui en ont le plus de besoin, ou qu'on les laisse en pire état qu'ils n'étoient avant que d'y faire quelques remèdes. Pour éviter ces deux inconvéniens, il faut s'adresser aux plus habiles, & sur-tout à ceux qui joignent aux plus grands talens la réputation d'une probité reconnue.

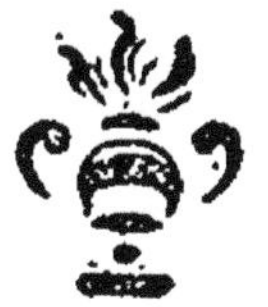

IX. OBSERVATION.

Comment se communique le mal vénérien.

IL y a beaucoup d'exemples de vice vénérien dans le sang, sans aucune fréquentation d'un sèxe avec l'autre. On n'a point d'exemple que la gonorrhée, le chancre, & le poulin, se soient manifestés sans avoir eu auparavant de commerce avec un sèxe différent. On peut apporter la vérole en naissant, ou la tenir de parens mal sains, ou d'une nourrice; une nourrice la peut recevoir de l'enfant qu'elle allaite. On a encore des exemples qu'on peut l'avoir de bien des manières.

J'ai vû un jeune homme qui l'avoit gagnée pour avoir mis la langue dans la bouche d'une femme gâtée; d'autres pour avoir couché quelque tems dans le même lit avec des vérolés. Le vice vénérien s'est communiqué dans leur sang, ce qui se fait par la transpiration des humeurs d'un corps à l'autre. Il exhale d'un corps gâté des parties virulentes qui passent par les pores de la peau d'un corps sain, pénètrent dans le sang, se mêlent avec les humeurs, en vicient toute la masse, altèrent le tempérament & la santé. C'est ce que j'ai observé très-souvent parmi les Soldats qui couchent avec des camarades infectés de vérole, ou de vieilles maladies vénériennes.

Il faut ajouter à ces différentes manières de gagner le mal vénérien, la disposition des tempéramens, puisqu'on voit qu'une femme qui est gâtée, communique souvent du mal à un homme pour une seule fois qu'il la voit, pendant que son mari qui habite souvent avec elle, ne paroît aucunement atteint de cette maladie. D'ailleurs, aussi il se voit très-souvent que de quatre jeunes gens qui habitent avec une vérolée, il n'y en a quelquefois qu'un qui gagne du mal, ou qui a des signes d'être infecté, ou bien il y en aura trois qui auront gagné du mal, & un seul qui paroît en être exempt. Il arrive encore assez fréquemment que parmi ceux qui auront gagné du mal avec la même vérolée, on trouve en eux différens accidens qui montrent qu'ils n'ont pas tous le même dégré de virus, ce qui fait voir encore que cela dépend du tempérament, de la disposition & de la facilité que le virus a de s'insinuer plus ou moins aisément dans le sang, par l'analogie ou le rapport que les humeurs du corps ont avec le virus vénérien.

Je doute néanmoins que ceux qui, après s'être exposés, paroissent n'en avoir aucun symptôme, en soient entièrement exempts. Qui les assurera que, dans la suite, le dégré de virus qu'ils ont reçu, venant à se développer, ne se montrera pas sous les apparences de maladies, ou au moins d'indispositions dont la cure sera d'autant plus difficile que la cause demeure cachée ou équivoque ? Je n'en citerai qu'un seul exemple, laissant à un autre tems d'en donner un plus grand nombre, pour dissuader bien des gens de se croire exempts de mal vénérien, parce qu'ils n'en ont aucun signe apparent après s'être beaucoup exposés.

X. OBSERVATION.

EN 1738, j'ai vû un Seigneur dans ce cas, qui fut vingt-cinq ans sans aucun signe de vérole; enfin elle se manifesta par une exostose à la cuisse, avec carie. L'os devint si gros que la cuisse avoit une aune de circonférence. La cavité de l'os qui renferme la moëlle étoit de la largeur de la cavité de la forme d'un chapeau. L'os dans toute sa longueur avoit des pointes & des inégalités comme un bâton d'épine; il étoit vermoulu & brisé entièrement au-dessous du grand trocanter. La cavité de l'os étoit remplie de chairs fongueuses & d'excroissances charnues de la hauteur d'un pied, ce qui le fit périr au bout de quatre mois, pour n'avoir pas voulu subir la cure du grand remède que lui avoit proposée un très-habile Chirurgien de Paris, vingt-cinq ans avant cet accident.

FIN.

TABLE
DES OBSERVATIONS
Contenues dans cet Ouvrage.

PREMIÈRE PARTIE.

MALADIES INTERNES.

SECONDE PARTIE.

MALADIES CHIRURGICALES.

TROISIÈME PARTIE.

MALADIES DES FEMMES EN COUCHES, Accouchemens laborieux, & contre nature, &c.

VI. OBSERVATION.

QUATRIÈME PARTIE.

Maladies Vénériennes.

Fin de la Table.

ERRATA, ADDITIONS, & fautes principales qu'on a négligé de corriger dans cet Ouvrage.

PREMIERE PARTIE.

PAge 15, *ligne* 17, deux pots, *lisez* deux pintes.

Page 18, *ligne* 13, *effacez* Je, *lisez* &.

Page 19, *ligne* 21, *effacez* Je.

Page 20, *ligne* 4, *effacez* Je.

Page 21, *ligne* 3, *effacez* Elle.

Ibid. ligne 13, *effacez* Elle, *ajoutez* de sorte qu'elle ne.

Page 22, *ligne* 4, *effacez* Je, *ajoutez* &.

Page 23, *ligne* 23, *effacez* Elle, *ajoutez* &.

Page 25, *ligne* 2, *effacez* & ce.

Page 26, *ligne* 23, *effacez* elle, *ajoutez* &.

Page 33, *ligne* 24, passoit, *lisez* passa.

Page 35, *ligne* 16, de deux heures en deux heures, *lisez* de deux en deux heures.

Page 36, *ligne* 6, aisément, *lisez* facilement.

Ibid. ligne 16, Je, *lisez* &.

Page 37, *ligne* 13, *effacez* &.

Page 41, *ligne* 12, pour, *lisez* dans.

Page 42, *ligne* 9, Harmand, *lisez* Hermend.

Ibid. ligne 22, je trouvai ces malades, *lisez* je les trouvai.

Page 47, *ligne* 9, je, *lisez* &.

Page 49, *ligne* 11, la fièvre diminua, *ajoutez*, ainsi que l'embarras dans la tête, & le transport qui cessa entièrement.

Ibid. ligne 21, *effacez* ce.

Page 57, *ligne* 15, antelmhintique, *lisez* anthelminthique.

Page 58, *ligne* 21, *effacez* eu.

Page 60, *ligne* 20, antelmhintique, *lisez* anthelminthique.

Page 64, *ligne* 18, *effacez* très.

Page 66, *ligne* 2, fort, *lisez* assez.

Page 67, *ligne* 4, *lisez* ou.

Ibid. ligne 22, *lisez ensuite* On a vu des personnes avoir rendu par le bas un ver solitaire, long de huit aunes, & que d'autres en ont rendu qui avoit trente aunes de long.

Page 72, *ligne* 9, & lui, *effacez* &.

Page 80, *ligne* 6, Je, *lisez* &.

Ibid. ligne 28, *effacez* &.

Page 81, *ligne* 2 *de la Réflexion*, remontée, *lisez* déplacée.

Poge 90, *ligne* 19, *effacez* par.

Page 93, *ligne* 4, *ajoutez* M. l'Abbé Vernier.

Page 97, *ligne* 28, *effacez* &c.

Page 99, *ligne* 11, *ajoutez* par les pores & les ſutures du crâne.

Page 100, *ligne* 20, & qui lui tomboit, *lisez* qui tomboit.

Ibid. ligne 24, & qu'il ſe ſentoit prêt, *lisez* deſorte qu'il ſe ſentoit prêt.

Page 101, *ligne* 12, *de peur*, *lisez crainte.*

Page 102, *ligne* 7, Je, *lisez* &c.

Page 104, *ligne* 19, *effacez* &c.

Ibid. ligne 26, *effacez* &c.

Page 107, *ligne* 16, ſe renouvella, *lisez* ſe renouvelloit.

Page 109, *ligne* 6, *effacez* ce.

Page 110, *ligne* 26, je lui, *lisez* & lui.

Page 111, *ligne* 11, Je lui donnai un, *lisez* & un.

Ibid. ligne 12, *effacez* &c.

Ibid. ligne 16, deux pots, *lisez* deux pintes.

Page 113, *ligne* 18, deux pots, *lisez* deux pintes.

Page 117, *ligne* 2 *de la* 24e. *Obſervation*, la femme, *lisez* la fille.

Page 117, *ligne* 29, à m'envoyer, *lisez* à venir me.

Page 118, *ligne* 16, *ajoutez* joint à ce que le ventre étoit assez serré par un bandage ; mauvaise coutume qu'ont les Sages-femmes, & qu'on ne sçauroit trop désapprouver, de serrer le ventre des femmes accouchées, pour empêcher, disent-elles, que la femme n'ait un gros ventre après la couche, ce qui est très-préjudiciable lorsque la matrice est en fluxion, ou qu'il se rencontre la moindre dispotion. à l'enflure, à la douleur & à l'inflammation des parties du bas-ventre ou de la matrice, ainsi qu'il est arrivé à cette femme.

Page 118, *ligne* 19, *effacez* aussi.

Page 120, *ligne* 7, sinon, *lisez* hors.

Ibid. ligne 10, occasionnoit, *lisez* y occasionnoit.

Ibid, ligne 11, *effacez* dans le bas-ventre.

Ibid, ligne 26, on, *lisez* son mari me.

Page 133, *ligne* 2, trochisque, *lisez* trochisqué.

Ibid, ligne 6, de fenouil verd, *lisez* des herbes de rue, de sauge.

Ibid, ligne 9, canelle en bâton, *lisez*

bois ou écorce de casse aromatique, c'est une espèce de canelle.

Ibid. ligne 10, semence de fenouil doux, *ajoutez* de rue, de chacun deux gros.

Ibid. ligne 11, céleri, *lisez* silaris montani, un gros.

Ibid. ligne 20, Eufraise, *ajoutez* deux gros.

Page 134, *ligne* 6, canelle, *ajoutez* deux espèces.

Ibid. ligne 7, graine de cubebe, *lisez* des cubebes.

Ibid. ligne 16, vingt-quatre prises, *lisez* vingt prises.

Ibid. ligne 18, & avant la fumigation, il faut la raser, & la frotter avec une serviette chaude, *lisez* il faut la raser, & chaque fois avant la fumigation, la frotter avec une serviette chaude.

Page 160, *ligne* 26, deux pots, *lisez* deux pintes.

Page 165, *ligne* 7, Hermand, *lisez* Hermend.

Page 177, *ligne* 15, beaucoup, *ajoutez* de ptisanne.

Page 198, *ligne* 18, anthelmhintique, *lisez* anthelminthique.

Page 206, *ligne* 23, lorsque, *lisez* à moins que.

SECONDE PARTIE.

Page 220, *ligne* 8, esquiles, *lisez* esquilles.

Page 226, *ligne* 17, mirthe, *lisez* mirrhe.

Page 229, *ligne* 2 *de l'Observation* 2, Beverenne, *lisez* Bevrenne.

Page 231, *ligne* 17, de quatre heures en quatre heures, *lisez* de quatre en quatre heures.

Page 249, *ligne* 10, *effacez* &c.

Page 256, *ligne* 5, *effacez* &c.

Page 277, *ligne* 9, résolu, *lisez* résout.

Page 284, *ligne* 12, table externe, *lisez* table interne.

Page 286, *à la dernière ligne*, l'enfoncement, *lisez* l'enfoncement sur le sommet de la tête.

Page 289, *ligne* 10, *effacez* aussi.

Page 304, *ligne* 14, antelmhintique, *lisez* anthelminthique.

Page 323, *ligne* 17, & le sondai une heure après, *lisez* & le sondai dans le bain une heure après, &c.

Page 325, *ligne* 11 *de l'Observation* 29. &, *lisez* ou.

Page 326, *ligne* 24, & je, *lisez* & lui.

Page 327, *ligne* 28, & j'ajoutai, *lisez* & ajoutai.

Page 344, *ligne* 3, de moitié plus petite que le bout de l'épée, *lisez* que la plaie n'étoit pas plus grande que la pointe de l'épée.

Page 357, *ligne* 11, du facialata, *lisez* l'aponevrose du muscle du *fascia-lata.*

Ibid. ligne 18, facialata, *lisez fascia-lata.*

Ibid. ligne 19, épais, *lisez* épaisse.

Page 362, *ligne* 5 *de l'Observation* 41, *effacez* aussi.

Ibid. ligne 6, *après* Bourbonne. *lisez* Je l'examinai.

Page 364, *ligne* 19 *de l'Observation* 43. *effacez* &.

TROISIÈME PARTIE.

Page 419, *ligne* 20, anthelmintique, *lisez* anthelminthique.

Page 425, *ligne* 2, antelmhintique, *lisez* anthelminthique.

QUATRIÈME PARTIE.

Page 497, *ligne* 4, *ajoûtez* Cette méthode qui, à la vérité, n'est connue que de quelques habiles Médecins & Chirurgiens, paroît néanmoins avoir été fort négligée jusqu'à présent. Et pourquoi? C'est ce qu'on ignore. Cependant je ne la propose qu'après l'avoir mise en pratique, & en avoir vû des effets merveilleux, tant dans ces sortes de maladies les plus invétérées que dans d'autres, où l'application du mercure m'a paru nécessaire ; les fréquentes expériences que j'en ai faites, sont donc une preuve suffisante de la bonté de la méthode, ce qui fait qu'à tous égards, je lui donne le premier rang sur toute autre. Je crois aussi qu'insensiblement on la mettra en pratique, comme plus sûre, plus efficace, moins suivie d'accidens, plus douce pour le traitement, & beaucoup plus avantageuse au malade.

Approbation du Censeur Royal.

J'AI lû par ordre de Monseigneur le Chancelier un Manuscrit intitulé : *Observations sur différens cas singuliers, relatifs à la Médecine-pratique, à la Chirurgie, aux Accouchemens, & aux Maladies Vénériennes* ; par M. FLÉCHY, Médecin, &c. & je n'y ai rien trouvé qui puisse en empêcher l'impression. A Paris, ce 16 Novembre 1760.

MACQUART.

PRIVILÈGE DU ROI.

LOUIS, PAR LA GRACE DE DIEU, Roi de France & de Navarre : A nos amés & féaux Conseillers, les Gens tenans nos Cours de Parlement, Maîtres des Requêtes ordinaires de notre Hôtel, Grand-Conseil, Prévôt de Paris, Baillifs, Sénéchaux, leurs Lieutenans Civils, & autres nos Justiciers qu'il appartiendra, SALUT. Notre amé le Sieur FLÉCHY, ancien Médecin de nos Arinées, Nous a fait exposer qu'il desireroit faire imprimer & donner au Public un Ouvrage qui a pour titre : *Observations de Médecine & de Chirurgie, d'Accouchemens & de Maladies Vénériennes*, s'il Nous plaisoit lui accorder nos Lettres de Permission pour ce nécessaires. A CES CAUSES, voulant favorablement traiter l'Exposant, Nous lui avons permis & permettons par ces Présentes de faire imprimer ledit Ouvrage autant de fois que bon lui semblera, & de le faire vendre & débiter par tout notre Royaume, pendant le tems de trois années consécutives, à compter du jour de la date des Présentes. Faisons défenses à tous Imprimeurs, Libraires, & autres personnes, de quelque qualité & condition qu'elles soient, d'en introduire d'impression étrangère dans aucun lieu de notre obéissance : à la charge que ces Présentes seront enrégistrées tout au long sur le Registre de la Communauté des Imprimeurs & Libraires de Paris, dans trois mois de la date d'icelles. Que l'impression dudit Ouvrage sera faite dans notre Royaume, & non ailleurs, en bon papier & beaux caractères, conformément à la feuille imprimée attachée pour modèle sous le contre-scel des Présentes ; que l'Impétrant se conformera en tout aux Réglemens de la Librairie, & notamment à celui du 10 Avril 1725 ; qu'avant de l'exposer en vente le Manuscrit qui aura servi de copie à l'impression dudit Ouvrage, sera remis dans le même état où l'approbation y aura été donnée, ès mains de notre très-cher & féal Chevalier, Chancelier de France, le Sieur Delamoignon, & qu'il en sera ensuite remis deux Exemplaires dans notre Bibliothèque publique, un dans celle de notre Château du Louvre, & un dans celle de notre très-cher & féal Chevalier, Chancelier de France, le Sieur Delamoignon ; le tout à peine de nullité des Présentes. Du contenu desquelles Vous mandons & enjoignons de faire jouir ledit Exposant & ses ayans cause, pleinement & paisiblement, sans souffrir qu'il leur soit fait aucun trouble ou empêchement. Voulons que la copie des Présentes qui sera imprimée tout au long au commencement ou à la fin dudit Ouvrage, foi soit ajoutée comme à l'Original. Commandons au premier notre Huissier ou Sergent sur ce requis de faire pour l'exécution d'icelles tous Actes requis & nécessaires; sans demander autre permission; & nonobstant clameur de Haro, Chartre Normande, & Lettres à ce contraires: Car tel est notre plaisir. DONNÉ à Marly, le vingtneuvième jour du mois de Juin, l'an de grace mil sept cent soixante-un, & de notre Règne le quarante-sixième. Par le Roi en son Conseil, *Signé* LE BÉGUE.

Régistré sur le Registre XV. de la Chambre Royale & Syndicale des Libraires & Imprimeurs de Paris, N°. 166. *fol.* 193. *conformément au Réglement de* 1723, *qui fait défenses*, *Article* 41, *à toutes personnes, de quelque qualité & condition qu'elles soient, autres que les Libraires & Imprimeurs, de vendre, débiter, faire afficher, aucuns Livres, pour les vendre en leurs noms, soit qu'ils en soient les Auteurs, ou autrement, & à la charge de fournir à la susdite Chambre neuf Exemplaires, prescrits par l'Article* 108. *du même Réglement. A Paris, ce* 4 *Juillet* 1761.

Signé, SAILLANT, Adjoint.

www.ingramcontent.com/pod-product-compliance
Ingram Content Group UK Ltd.
Pitfield, Milton Keynes, MK11 3LW, UK
UKHW020255230726
13925UKWH00001B/54